本书得到国家自然科学基金项目（批准号：72204251）资助

医共体与分级诊疗的
探索与实践

李乐乐　著

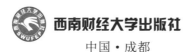西南财经大学出版社

中国·成都

图书在版编目(CIP)数据

医共体与分级诊疗的探索与实践/李乐乐著.—成都:西南财经大学
出版社,2024.1
ISBN 978-7-5504-5933-5

Ⅰ.①医… Ⅱ.①李… Ⅲ.①县—医疗卫生服务—研究—中国
Ⅳ.①R199.2

中国国家版本馆 CIP 数据核字(2023)第 252518 号

医共体与分级诊疗的探索与实践
YIGONGTI YU FENJI ZHENLIAO DE TANSUO YU SHIJIAN

李乐乐 著

策划编辑:乔 雷 冯 梅
责任编辑:乔 雷
责任校对:余 尧
封面设计:墨创文化
责任印制:朱曼丽

出版发行	西南财经大学出版社(四川省成都市光华村街 55 号)
网 址	http://cbs.swufe.edu.cn
电子邮件	bookcj@ swufe.edu.cn
邮政编码	610074
电 话	028-87353785
照 排	四川胜翔数码印务设计有限公司
印 刷	郫县犀浦印刷厂
成品尺寸	170mm×240mm
印 张	16
字 数	374 千字
版 次	2024 年 1 月第 1 版
印 次	2024 年 1 月第 1 次印刷
书 号	ISBN 978-7-5504-5933-5
定 价	88.00 元

序一

　　人民健康是民族昌盛和国家富强的重要标志。党中央、国务院坚持以人民为中心的发展理念，切实把保障人民群众生命安全和身体健康放在优先发展的战略地位。医共体建设与分级诊疗改革是我国医疗卫生体制改革的重要组成部分，是应对我国医疗卫生体系面临的各种挑战，打造更加公平、高效、可持续的医疗卫生服务体系的重要举措。

　　近年来，国家卫生健康委、国家医保局等部门印发了一系列相关政策文件，为医共体建设与分级诊疗改革提供了路线图和行动纲领。全国各地结合实际情况，立足"强县域、强基层"的发展目标，在管理体制、运行机制、服务模式等方面深化改革、细化措施，取得了积极成效。但是，在公立医院进入高质量发展的新阶段，医共体与分级诊疗改革面临新的挑战，呈现出医疗资源分布不均、医疗费用上涨、医疗服务质量参差不齐等问题，影响了我国医疗卫生体制改革的进程。因此，如何深化医共体与分级诊疗改革，促进医疗卫生资源优化配置，降低医疗卫生服务费用，提高医疗卫生服务质量，成为我国医疗卫生体制改革面临的重要议题之一。

　　《医共体与分级诊疗的探索与实践》是我的博士研究生李乐乐对我国医共体与分级诊疗改革进行持续多年研究的重要成果。本书是他在前期学术研究的基础上，结合大量的实践调研所撰写的学术著作。首先，本书系统梳理了大量的国内外医共体和分级诊疗建设现状的文献。其次，本书结合大量的案例分析，探索医共体和分级诊疗建设路径和影响机制。最后，本书提出医共体建议和分级诊疗改革的政策建议，为我国深化医疗卫生体制改革提供思路。

　　李乐乐博士始终坚持学术为民的情怀，在医疗服务价格改革、医保支付方式改革、医共体与分级诊疗改革等领域的研究具有丰富的学术成果和实践经验，对我国医疗卫生体制改革的研究做出了重要贡献。李乐乐博士开展的相关研究工作和研究成果得到了相关政府部门的肯定，并在开展改革的相关城市得到了成功运用，在实际改革中发挥了关键作用。

中国医疗卫生体制的改革任重而道远，需要持续进行探索和研究。希望李乐乐博士能够结合我国国情和改革的实际需要，继续扎实推进研究工作，为中国医疗卫生事业的发展贡献更多的智慧和力量。

俞乔
清华大学21世纪发展研究院学术委员会主任、教授
四川大学公共经济与智能治理研究中心主任、文科讲席教授

序二

　　健康是人民群众最基本的生活需求，医疗卫生事业的发展一直是社会各界关注的重要问题。党的十八大以来，习近平总书记就我国医疗卫生事业的发展作出了一系列重要指示，为我国医疗卫生事业的发展指明了方向。党的二十大报告强调，"要深化医药卫生体制改革，促进医保、医疗、医药协同发展"。医共体建设是深化医疗卫生体制改革，提升县域医疗卫生服务能力的重要举措。医共体能纵向统筹县域内部的医疗资源，促进医疗资源的合理流动与布局，提高基层群众医疗资源的可及性，让群众就医更有"医靠"。

　　公立医院进入高质量发展的新阶段以后，人民群众"看病难、看病贵"问题面临新的挑战，"大医院人满为患，小医院门可罗雀"的现象普遍存在，相信每一个去过医院的人对此都深有体会。我国医疗资源不平衡、不充分的发展和人们日益增长的健康需求之间的矛盾是导致这一现状的主要原因之一。医共体建设是深化医疗卫生体制改革的重点工作，建立分级诊疗制度是合理配置医疗资源、促进基本医疗服务均等化的重要举措。此举对于促进医药卫生事业长远健康发展，增强人民群众的健康获得感和安全感，提高人民群众健康水平，保障和改善民生具有重要意义。

　　李乐乐博士基于前期大量的研究成果和工作实践，撰写了《医共体与分级诊疗的探索与实践》一书。本书通过理论与实证相结合的方式，聚焦医共体与分级诊疗的探索与实践，系统阐述了医共体与分级诊疗的相关理论基础和国内外实践经验，并深入剖析我国县域医共体与分级诊疗建设中存在的主要问题，归纳出我国县域医共体与分级诊疗的发展路径。同时，本书结合我国县域医共体与分级诊疗的具体实践案例，进一步分析了我国县域医共体与分级诊疗的制度实践，探索县域医共体与分级诊疗的影响机制，为我国深化医疗卫生体制改革提供理论依据和实践参考。

　　李乐乐博士长期扎根中国医疗卫生体制改革的实践沃土，以严谨的治学态度从事医疗卫生领域的学术研究，调研过全国很多县域的社会保障制度和医疗卫生体制改革，积累了丰富的第一手数据和资料，其研究成果也得到了政府相关部门和医疗机构的肯定和采纳，为中央和地方深化医疗卫生体制改革提供了决策参考。

　　目前，我国医疗卫生体制改革正在进入"深水期"，需要持续研究、探索与实践。希望在此基础上，李乐乐博士能够继续开展医共体与分级诊疗改革方面的研究工作，为推动健康中国建设和公立医院高质量发展做出更大的学术贡献。

郭瑜

中国人民大学劳动人事学院副院长、教授

前　言

　　健康是人民最具普遍意义的美好生活需要，人民健康是民族昌盛和国家富强的重要标志。习近平同志为核心的党中央坚持以人民为中心的发展思想，切实把保障人民群众健康放在优先发展的战略地位，解决人民群众"看病难""看病贵"问题。为深化医药卫生体制改革，优化医疗资源配置，需要统筹推进大医院优势医疗资源下沉到基层医疗机构，建立医疗、护理和康复有序衔接的医疗卫生服务体系，构建"基层首诊、双向转诊、急慢分治、上下联动"的分级诊疗模式。2017年4月，国务院办公厅印发《国务院办公厅关于推进医疗联合体建设和发展的指导意见》，明确提出要开展医疗联合体（下文简称"医联体"）建设，通过建设医联体，统筹整合医疗资源，推进医疗资源区域均衡布局。2019年5月，国家卫生健康委员会印发《关于推进紧密型县域医疗卫生共同体建设的通知》，明确提出要加快建设紧密型县域医疗卫生共同体（下文简称"医共体"）。医共体作为医联体的重要组成部分，能有效整合县域内部的医疗资源，提高医疗资源在贫困落后地区的可及性，满足更多人民群众的就医需求。

　　县域医共体是以县级医院为牵头单位，乡镇卫生院和村卫生室为成员单位，利益整合的县域医疗服务体系，能够将医疗资源进行纵向整合，促进医疗资源的合理流动。自2019年试点开展以来，县域医共体建设呈现全面推进、逐步增长的趋势，成效显著。建设县域医共体能够统筹整合基层医疗资源，是推动优质医疗资源扩容下沉和区域均衡布局的重要举措。医共体在加快分级诊疗体系构建，推进优质医疗资源合理扩容下沉，提高基层医疗资源可及性，加快医疗资源区域均衡布局等方面发挥着重要作用。

　　本书通过理论与实证相结合的方式，将医共体与分级诊疗的相关理论与典型案例紧密结合起来，主要分为理论篇和案例篇。其中，理论篇主要聚焦医共体与分级诊疗的基础理论，系统介绍医共体与分级诊疗的时代背景，医共体、医联体、整合式医疗、分级诊疗等具有时代特征的核心概念，医共体与分级诊疗的理论基础，医共体与分级诊疗的实践经验等。案例篇主要聚焦医共体与分级诊疗的中国方案，系统介绍我国县域医共体与分级诊疗的七个典型案例，对医共体与分级诊疗的中国方案进行了系统性分析，为我国医共体与分级诊疗改革提供经验参考。

本书作为医共体与分级诊疗改革研究方面的最新著作，适合对医药卫生体制改革及医共体与分级诊疗改革感兴趣的读者阅读，可作为卫生健康行政部门、医保管理机构、医疗机构、高校和科学研究机构等机构的管理者和专家学者的参考用书。当然，受作者水平所限，书中难免出现纰漏或者不足，请各位专家学者批评指正。

李乐乐

2023 年 8 月

中国人民大学求是楼

目　录

实践篇　医共体与分级诊疗的中国实践

理论篇

医共体与分级诊疗的时代

1 医共体与分级诊疗的背景

1.1 健康中国战略

1.1.1 健康中国战略的背景

新中国成立以来，我国在促进人口健康和提高医疗保障水平方面都取得了举世瞩目的成就。目前，我国基本医疗保险覆盖率已经达到95%以上，参保人数与基金规模不断扩大，福利水平不断提升，显著降低了居民的医疗负担，建成了世界上最大的医疗保障网络。同时，我国人民健康水平不断提升，人均预期寿命由2015年的76.3岁提升至2022年的77.9岁，婴幼儿死亡率也实现了下降，由2000年的28.8‰下降到2022年的4.9‰。但不容忽视的是，随着工业化、城市化的不断发展与经济模式的快速转型，自然环境、社会环境与个人生活方式对人民健康的影响也日益加重。目前，我国医疗服务领域出现了医疗费用过快增长、人口老龄化形势严峻、疾病谱变化、环境污染等问题。在人民健康方面，我国呈现出快速和深度老龄化的趋势，出现了慢性病高发等一系列健康问题。2022年我国人均预期寿命为77.9岁，但人均健康预期寿命为69岁左右，失能和部分失能老人数量超过4 000万。在医疗卫生领域，我国现有医疗基础设施仍旧薄弱，医疗费用过快增长、人口老龄化形势严峻、疾病谱变化、环境污染等问题导致我国居民健康水平仍无法达到理想水平。除此之外，我国仍旧存在大型三甲医院挂号难、医生检查时间短、诊疗周期长等问题[①]，"看病难"的现状难以满足人民群众长期、连续性的医疗需求，居民集中到大型

---

① 焦雅辉，胡瑞荣. 看病难现状及其影响因素浅析 [J]. 中国医疗保险，2012 (3)：35-37.

医院就诊也不利于医疗服务可及性的提高与医疗资源配置的优化。此外，群众健康意识不足，医疗保健、健康教育等医疗服务供应不足，医疗系统难以提供多样化、个性化的医疗服务。

健康是促进人的全面发展的必然要求，是经济社会发展的基础条件。人民健康是民族昌盛和国家富强的重要标志，也是全国各族人民的共同愿望。2015 年，国务院政府工作报告首次提出"打造健康中国"，初步确定了健康中国的内涵与实现路径。2016 年，习近平总书记在全国卫生与健康大会上指出"要把人民健康放在优先发展的战略地位"，并对健康中国建设做出了全面部署。中共中央、国务院印发《"健康中国 2030"规划纲要》，这是推进健康中国建设的宏伟蓝图和行动纲领，提出了普及健康生活、优化健康服务、完善健康保障、建设健康环境、发展健康产业五项发展重点。2017 年，习近平总书记在党的十九大报告中指出，实施健康中国战略，要完善国民健康政策，为人民群众提供全方位全周期健康服务。推进健康中国建设，是全面建成小康社会、基本实现社会主义现代化的重要基础，是全面提升中华民族健康素质、实现人民健康与经济社会协调发展的国家战略，是积极参与全球健康治理、履行 2030 年可持续发展议程国家承诺的重要举措。

1.1.2 健康中国战略的基本内容

1.1.2.1 普及健康生活

随着工业化的发展与人口老龄化的加剧，我国民众面临的主要健康风险已经由传染类疾病转变为慢性非传染性疾病，亚健康人群规模迅速上升[1]。根据《2022 中国卫生健康统计年鉴》数据，心脏病、慢性心血管病、糖尿病等慢性疾病已成为我国居民的主要致死疾病种类。这既需要我们建立覆盖全民的公共卫生健康体系，完善疾病预防措施、慢性病管理措施，提供居民所需的各项健康医疗服务，也需要我们从微观层面入手，培养居民个人的健康生活方式，从根本上预防慢性疾病的发生。相关研究表明，不良生活方式更易导致亚健康状态，相对于健康生活方式，其致病率高出43倍[2]。因此，我国仍需要不断普及健康知识、提高人民群众的健康

---

[1] 戴剑波. 中国健康转型研究 [J]. 宁夏社会科学，2017 (3)：111-116.

[2] 陈洁瑜，余克强，孙晓敏，等. 健康促进生活方式对亚健康状态转化的影响 [J]. 南方医科大学学报，2017, 37 (2)：184-191.

意识，引导并鼓励居民形成良好的生活方式，这也是建设健康中国的基本要点。

1.1.2.2 优化健康服务

健康已经成为人民群众最为关注的问题。我国已经建成了覆盖全体民众的医疗保障体系，但医疗服务的个性化、多样化不足，难以满足人民日益增长的健康需求。目前，我国健康服务模式不够成熟，疾病预防、慢性病护理等方面的医疗服务供给模式较为单一，医疗资源与患者均集中于大型医院，基层医院的影响力较低，医疗服务供给体系不完善、不均衡。因此，我国需要优化健康服务的供给模式，增加健康服务的类型，发展医养结合，注重疾病预防，丰富健康服务的内涵并从多方面提高居民健康水平。

1.1.2.3 完善健康保障

目前，我国医疗卫生资源分布不均衡，区域、群体间差异极大。碎片化的医保体制损害了医保制度的公平性，使得部分弱势群体难以享受正常的医保权益，如农民工群体，在外务工导致的流动性和医保权益的不可携带性将其长期置于尴尬境地，医保的保障作用几乎无法实现，从而损害了其维护健康与提升健康水平的权利，也降低了医保运行的效率。实现社会健康水平的提高，建立全面、有效的健康保障体系是必经之路，保障居民在面对衰老、伤病时能获得相应的医疗服务，是促进居民健康水平提升的关键要素[1]。因此，我国需要整合城乡资源，建立覆盖居民全生命周期的健康保障体系[2]，健全医疗保障体系和药品供应保障体系，提高医保系统的健康保障能力，建成公平、统一、可持续的医疗保障体系。

1.1.2.4 建设健康环境

世界卫生组织的相关研究指出，环境因素是导致健康问题的重要因素。近24%的疾病是因为环境因素，23%的死亡病例受到了环境问题的影响，同时环境污染也提升了儿童的死亡率[3]。目前，我国的大气污染、水污染问题较为严重，损害了居民的健康生活，也阻碍了健康中国的建设。

---

① 张研，张亮. 健康中国背景下医疗保障制度向健康保障制度转型探索 [J]. 中国卫生政策研究，2018，11（1）：2-5.

② 李玲. 全民健康保障研究 [J]. 社会保障评论，2017，1（1）：53-62.

③ 段纪俊，曾晶，孙惠玲. 全球疾病负担的环境因素归因研究 [J]. 中国社会医学杂志，2008（5）：301-303.

因此，我国需要牢固树立健康发展理念，加强对环境污染的治理与食品、药品安全方面的监督管理，营造健康环境，最大限度地减少环境对健康的危害，提升居民的生活质量与健康水平。

1.1.2.5 发展健康产业

随着居民健康观念的建立与经济水平的提升，我国居民对健康服务的需求也在不断增加，医疗产品、保健用品、营养食品、医疗器械、保健器具、休闲健身、健康管理、健康保险、健康咨询等生产和服务领域具有良好的发展前景。因此，要大力发展健康产业，将社会力量与政府力量有机融合，既要不断优化医疗市场结构、提升医疗保障能力，又要通过健康产业的不断发展，实现促进就业、拉动内需的经济目标。

1.1.3 健康中国战略的内涵及意义

1.1.3.1 将健康放在优先发展地位，保障全民健康

公平的医疗服务对实现社会公平具有重要意义。Rawls（1971）在《正义论》中提出了正义社会遵循的自由与平等两大原则。其中，平等原则一方面要求社会去除带有歧视性质的准入壁垒，保证机会对所有人平等；另一方面允许个体间存在一定程度的不平等，并通过积极措施矫正劣势群体的处境。Daniels 将 Rawls 的正义理论扩展到医疗健康领域，提出人们在生命周期内能够充分发挥其正常的生理功能，免遭疾病、残疾或过早死亡等风险，这是正义原则得以成立的必要前提。医疗通过预防、治疗疾病与残疾，保障了人们充分参与社会政治、经济生活的能力，进而促进机会公平的实现。健康是最基本的民生，建设健康中国，要让所有人共享社会发展成果，并享受健康生活。

1.1.3.2 构建健康生存环境，完善医疗保障体系

环境因素是导致健康问题的重要因素。要实现全方位、全周期地保障人民健康，不仅需要医疗卫生部门提供相应的医疗卫生服务，更需要从影响人民健康水平的各项因素入手，将健康要素融入所有社会政策中。习近平总书记指出，"推进健康中国建设，是我们党对人民的郑重承诺。各级党委和政府要把这项重大民心工程摆上重要日程，强化责任担当，狠抓推动落实"，从健康产业、健康环境、健康服务等方面入手，引导广大人民养成良好的生活习惯，积极改善医疗服务质量，助力健康中国战略的实现。同时，习近平总书记要求，"坚持正确处理政府和市场关系，在基本

医疗卫生服务领域政府要有所为，在非基本医疗卫生服务领域市场要有活力"，正确处理政府和市场的关系，坚持政府在建设健康中国过程中的主导地位，市场补充为辅助，建立起高效、可持续的医疗卫生机制，建成具有中国特色的医疗保障体系。

1.1.3.3 加强疾病预防，提高医疗质量

随着经济与社会的发展，人民对健康的要求也日渐提高。在医疗资源日益丰富、医疗技术水平不断发展的当下，健康保障不应该局限于事后治疗，而应该做到主动出击、积极预防。2016年，习近平总书记在全国卫生与健康大会上进一步明确提出了"大健康、大卫生"理念，指出要注重疾病预防工作并积极拓展健康服务的范围，尤其要关注尚未患病的老人、儿童、亚健康人群等疾病易感人群。"十四五"规划强调"保障人民健康处于优先发展的战略地位，坚持预防为主的政策"，指明了我国医疗健康发展的方向。只有加强疾病预防，将疾病消灭在萌芽状态，人们才能更好地发展出有利于健康生活的模式，形成更好的经济社会发展模式和治理模式，最终实现健康和经济社会的健康协调发展。

目前，健康中国已成为国家战略，加强疾病预防应该是全社会的共同责任。推进健康中国战略，要求我们改革健全疾病防治制度，提高公众长期医疗水平，关注问题和新挑战，增强早期预警能力，努力全面提高疾病预防供给和服务水平，控制疾病，满足人们对美好生活的需求。同时，加大宣传力度，开展爱国主义健康运动，增强公众的疾病预防意识。此外，我们应该学习疾病防控的科学知识，坚持健康的生活方式，从根本上提高自身的卫生知识水平。

1.1.3.4 加快医疗保障体制改革，促进医疗卫生事业协调发展

医疗保障体制改革是深化医疗卫生体制改革和落实健康中国战略宏伟目标的重要环节，是优化医疗资源配置和提高医疗服务质量的重要杠杆。目前，我国人民群众的医疗卫生和健康需求日益增长、人口老龄化进程加快、人均医疗费用日益增长，我国的医疗卫生体制的保障能力面临严峻挑战，因此，医患保三方的利益平衡和医疗体系的可持续健康发展要求我们不断优化制度设计和政策支持。医疗保障体系设计要求不断优化医疗费用支出结构，合理保障不同群体的医疗需求，降低人民群众因病致贫和因病返贫的风险。同时，我国基础医疗体系之中仍存在较为明显的医疗资源分配不均的问题，这种情况制约着我国健康中国战略的推进。据统计，我国

80%的医疗卫生资源集中在城市,其中,城市中80%的资源又集中在大、中型医院(如三甲医院)。这种不合理的分配现状导致了"大医院人满为患、小医院无人问津"的社会现象,从而使得大、中型医院"看病难"的问题尤为严重。因此,合理优化分配有限的医疗资源是践行健康中国战略,满足人民美好生活需要的必然要求。

1.1.4 健康中国战略下的医共体与分级诊疗

1.1.4.1 医共体与分级诊疗的建设情况

目前,我国天津、河北、山西、内蒙古、江苏、浙江、安徽、福建、山东、河南、贵州、云南、陕西、青海14个省(自治区、直辖市)明确提出实施医保总额预付制医共体(医疗服务共同体)或医联体(医疗联合体)[1]。总体而言,医共体是在一定的医疗区域内整合各级医疗机构的分工协作机制,其以二、三级医院为龙头,以乡镇卫生室与村卫生室为基础,形成区域内的医疗服务体系并统一管理。在具体实施过程中,各地区的医共体模式存在细微差距,主要表现在以下几个方面:

第一,医保支付方式方面。浙江省实行医保资金总额预算管理模式,在实行过程中以上一年度的医保基金收支情况为基础,参考区域内的经济发展水平、医疗服务能力、政策目标或政策调整等因素,由各级医保、财政、卫生部门共同商定本年度医保基金总额预算。云南省则将医保基金收入的90%~99%打包至医共体,剩余资金作为调剂或奖励基金。

在具体的支付方式上,浙江省试点县域建立并推广与医共体模式相适宜的疾病诊断相关分组(diagnosis related groups,DRG)系统,住院服务按照DRG模式支付,家庭医生所提供的门诊服务按人头支付,并逐步探索适合其余门诊病例的支付方式。安徽省实行统一的打包支付模式,新农合医保基金需要承担当年新农合参保居民的门诊费用、住院费用、家庭医生签约费用以及县域外住院费用等,医共体内部则大力推行按病种付费和按临床路径付费模式。

在资金分配方面,不同省市的分配方式存在一定差别。浙江省建立了医共体内机构一体化体制,并不具体划分各级医院的基金比例,仅以实际发生的医疗费用占比分配资金。云南省试点地区为了防止上级医院过度吸

---

① 李芬,陆士辰,顾淑玮,等. 我国医共体医保制度改革进展及其影响分析[J]. 卫生经济研究,2020,37(8):30-33.

纳资金，规定了拨付给基层医院的最低比例。山西省则确定了各级医院的具体拨付比例。

第二，资源整合方式方面。首先，在医疗资源方面，在医共体内建立统一的管理中心，统一基本建设、物资采购、设备配置等，规范医共体内的管理机制，降低管理成本。其次，在人力资源方面，医共体内建立统筹使用机制，由医共体统一招聘医务人员并进行统一分配、管理，设计合理的轮岗制度，鼓励县级医院的医生积极支援基层医疗机构，适度在薪酬、晋升等方面向基层倾斜。最后，在财务管理方面，医共体内部拥有统一的财务管理中心，实行集中核算、统筹运营。

第三，监管激励模式方面。医疗机构深化医务人员薪酬制度，使其付出与薪酬水平相符合，打破医院级别、职级限制，从做得多不多、做得难不难、做得优不优三方面展开评价；按照框架体系的设计维度，针对医院发展过程中关注的管理指标，引导医务人员诊疗行为，实现"优劳优得、高质量发展、效率优先"，调整医院收入结构，追求公益性和经济性的平衡。同时，各地均允许将结余资金留用，由医共体自主将结余资金分配给医务人员，实现有效激励。

1.1.4.2 医共体与分级诊疗的影响机制分析

医疗市场具有信息高度不对称的属性，患者所需医疗服务的种类和数量并不能由其决定，而要通过医务人员专业化的知识技能衡量，因此极易出现医疗服务的供给方利用信息优势谋求利益最大化的行为。一般而言，作为市场中最主要的参与者，需求方与供给方之间可以通过竞争市场直接交易。但在我国的医疗市场中，医疗服务的供给需要经过四方主体来实现[1]。第一，患者并不直接为自己所享有的医疗服务买单，而是作为医疗保险的缴费者委托政府职能部门购买医疗产品，同时，患者通过缴纳各项税费委托地方政府对医疗市场进行管理。第二，作为医保资金的运营管理者，地方政府无法直接为患者提供医疗服务，而是需要委托医疗机构诊治患者。第三，医疗机构受政府监督为患者提供医疗服务这一过程需要依托医务人员完成。因此，政府、患者、医疗机构与医务人员四方主体间形成了复杂的利益传输机制，并通过相互之间的委托代理关系实现医疗服务的

---

① 张卫东，李华.基于双层多任务委托代理模型的公立医院公益性研究 [J].中国医院管理，2014（4）：21-23.

传输①。但在实际运行过程中，由于地方政府对医疗机构的财政投入不足，地方政府与医疗机构之间出现了利益不一致的现象。地方政府需要医疗机构保持一定的公益性并控制资金消耗，医疗机构需要提供公益性的医疗产品却无法得到足够的经济支持，难以维持其正常运作②。同时，由于在医疗服务的提供方面，医疗机构不具有控制医疗服务数量的动力③，其更倾向于提高自己的市场份额，即通过提供过量的医疗服务以维持自身的高利润，因此极易出现大型医院过量吸纳人才、设备资源，基层医疗机构难以发展的情况，从而阻碍医疗体系的有效运行。除此之外，医疗机构出于经济压力在委托医务人员进行诊疗活动时会希望其能通过诱导医疗等方式来增加收入。加之我国医疗市场中，医疗费用存在较大程度的价格扭曲，导致医务人员的劳务价值难以体现，医务人员被迫通过增加不必要的医疗成本来获得与其付出等价的经济收益，从而进一步损害了医疗服务的公益性，导致医疗市场委托—代理关系的失效④。

从理论与实践方面而言，整合医疗是解决医疗市场委托—代理关系失效的重要手段，其通过一体化的手段来解决医疗市场中由于信息不对称而导致的各项道德风险与逆向选择行为，尽量使医疗市场中的各方主体利益一致，从而达到效率结果。具体而言，整合医疗有纵向整合和横向整合两种模式。纵向整合指将不同环节的医疗服务综合起来，从预防到护理，为患者提供一套完整的医疗服务。横向整合指将处于同一诊疗环节的医疗机构综合起来，使其形成一个利益共同体，根据患者的具体需求和医疗机构的自身优势科学分配患者，最大程度地发挥各个医疗机构的优势并节约医疗资源⑤。医共体则是横向整合的具体实现形式，其将区域内县级医院与基层医院联合起来，实现区域内医疗资源与信息的互联互通，从而促进基层医疗机构诊疗能力的提升，引导患者下沉，实现分级诊疗格局的形成。其具体影响机制主要包括以下几个方面：

第一，医院层面。首先，医共体能有效提升基层医疗机构诊疗能力。

① 姚宇.控费机制与我国公立医院的运行逻辑 [J].中国社会科学, 2014 (12)：60-80, 206.
② 王前强.激励相容与中国医改 [J].中国医院管理, 2009 (3)：1-5.
③ 曾国华, 蒋翠珍, 吴雯雯, 等.总额预付制对医疗供给行为的作用效应研究述评 [J].中国卫生政策研究, 2018, 11 (9)：8-14.
④ 林光汶, 郭岩, 吴群红.中国卫生政策 [M].北京：北京大学医学出版社, 2009：85.
⑤ 郭凤林, 顾昕.激励结构与整合医疗的制度性条件：兼论中国医联体建设中的政策思维模式 [J].广东行政学院学报, 2015 (5)：8-14, 28.

组建医共体后，龙头医院可对基层医疗机构实行帮扶，并进行统一的人力、财力、物力管理。县级医院能够定期下派资历较高的专业医务人员到基层医院进行会诊等医疗活动，通过定期举办讲座和接纳进修、培训基层医生的方式实现医共体内部的人员流转，从而促进区域内基层医疗机构的技术进步，协调区域内医疗资源。其次，医共体可以促使县级医院主动下转病人。长期以来，提供高利润率项目的医院会比提供低利润率项目医院的竞争力更强。由于医院等级评审制度的施行，原本具有资源优势、区位优势的医院得以迅速发展，但某些缺乏优势的医院，特别是基层医院难以获得资源，形成了医疗界的"马太效应"，从而造成医疗资源分布不均，医疗资源与患者过度集中等问题。但在医共体体制下，医保基金实行总额预算管理制，超支风险由医共体内医疗机构共同承担，结余资金也可以自行分配，医疗机构就具有了主动控费的动力。龙头医院由于规模大、医疗成本高，在常见病例的诊疗上并不具有成本优势，因此，其会更多地选择接收重症患者，使轻症病例、常见病例流向基层医疗机构，从而促进医疗效率的提升和分级诊疗制度的实现。

从我国各地试点情况来看，医共体的实施促进了基层医疗机构的发展。例如，福建省三明市医共体成立后，县级医疗机构共投资了1 500多万元用于乡镇、村等基层医疗机构的建设，并定期组织医师到乡镇卫生院进行诊疗培训与急诊手术援助[①]。江苏省江阴市在实行医共体战略后，县级医院开展培训、讲座的次数显著增多，下级医院参加培训的人数也呈现明显的上升趋势[②]。

此外，医共体模式也显著促进了各级医疗机构的转诊次数的增长。江苏省江阴市在实施医共体后，乡镇卫生院上转患者数量不断增多，2017年上转患者人数是2016年上转患者人数的2.1倍；同时，县级医院下转患者数量也有显著增加，2017年下转患者人数达到了2016年下转患者人数的1.8倍，打破了长期以来下转不足的僵局。2020年江苏省常熟市共实现向下转诊21 322人次，其中门诊下转18 347人次，住院下转3 975人次，总

---

① 黄严，张璐莹. 激励相容：中国"分级诊疗"的实现路径：基于S县医共体改革的个案研究 [J]. 中国行政管理，2019 (7)：115-123.

② 曹嘉婧，张华，孙军卫. 基于医共体的分级诊疗协作机制的探讨 [J]. 江苏卫生事业管理，2018，29 (9)：982-984.

转诊人次较 2019 年增长 0.8%①。

第二，医务人员层面。医共体可以有效盘活县域内人员流动，有效促进分级诊疗政策的落实。技术下沉是落实分级诊疗制度的关键，医共体在绩效机制、晋升机制等多个方面激励县域医务人员积极帮扶基层医疗机构。多地试点县域根据地区内的需求制定了相应的下沉规划，要求龙头医院下派医务人员到基层医疗机构并根据完成情况给予医务人员劳务补贴。同时，部分医疗机构给予下沉人员优待，其在职称晋升等方面可以享受一定的加分，激发了医务人员支援基层医院的积极性，最大限度地发挥了龙头医院人力资源的作用。此外，医共体内多实行工资总量核定办法，同时多地允许将各项基金扣除成本后的剩余用于医务人员奖励，自主分配的薪酬机制减弱了医务人员诱导医疗的可能性。

在实际运行过程中，医共体显著促进了居民首选基层就医。在医共体建设后，2017 年三明市乡镇卫生院门诊就诊人次较 2016 年上升 15.7%，手术次数上升 12.9%，家庭医生签约覆盖率也达到了 30%，重点人群覆盖率达 70%。安徽省试点地区的家庭医生签约率也上升至 20%，患有糖尿病等慢性疾病的重点人群覆盖率达 30%②。2021 年，浙江省慈溪市基层首诊率达到 71.1%，县域就诊率达到 87.9%，其重点人群的家庭医生签约率也增长了近 12.4%③。

第三，患者层面。在疾病诊疗方面，患者在基层医院就诊的便捷性能够克服大型医院距离遥远而导致的患者出行不便问题，从而有效地促进患者的医疗服务利用。在心理方面，患者更加倾向于由熟悉自己病情的医生为自己进行全程健康管理④。社区卫生服务具有公益性质，与大型医院相比价格更为低廉，能有效减轻患者经济负担。同时，通过家庭医生接受诊疗的流程相对简单，能够有效避免患者长途奔波⑤。

---

① 徐霞. 县域医共体慢性病分级诊疗体系建设的探讨 [J]. 中国农村卫生，2022，14 (2)：14-17.

② 尹红燕，谢瑞瑾，马玉龙，等. 安徽省医共体模式的探索和实践 [J]. 中国卫生政策研究，2017，10 (7)：28-32.

③ 朱国泉，赵幼儿，韩帅，等. 浙江慈溪：医共体医保支付闭环管理 [J]. 中国卫生，2022 (4)：80-82.

④ 何丽芳，廖淑梅，郑玉仁. 社区老年慢性病患者患病及卫生服务利用现状 [J]. 护理学杂志：综合版，2008，23 (4)：3.

⑤ 肖筱，袁立，周昌明，等. 推行家庭医生签约对社区卫生服务利用的影响 [J]. 中国卫生资源，2015，18 (1)：64-67.

此外，社区在医疗诊治之外，还能广泛开展疾病预防、康复服务等医疗活动，为患者群体建立健康档案，将其纳入健康管理的关注对象，形成长期连续的疾病监测体系，为患者提供个性化、综合性的医疗服务①。因此，兼具便捷性、综合性的基层医疗机构的发展可以有效提高患者群体的依从度，从而提高居民在基层医院接受首次诊疗的意愿②，通过双向转诊平台和新型就医链条的建立，极大地促进医疗资源的合理配置③，逐步培养起"社区首诊、双向转诊、逐级就诊"④的良好就医习惯，促进居民就医模式向"小病在社区、大病在医院"的方向进行转变⑤，极大地促进了分级诊疗体系的形成。

医共体建设促进了居民良好就医习惯的形成。在医共体建成后，2016年安徽省定远县农村居民在县域内住院的比重达到80.3%，较医共体模式实施前增加了3.3%，县域内门诊比重达99%。其中，乡镇卫生院接诊人次涨幅超过28%，且高于县级医院涨幅，证明基层医院首诊率出现明显提升⑥。与之类似，浙江省德清县2019年基层门诊就诊人次增长8.2%，县级医院门诊就诊人次增长率仅为1.7%；2020年其医共体内基层门诊就诊

---

① 吴军，史庆. 家庭医生签约服务与医保支付方式改革工作的思考［J］. 中国全科医学，2013，16（34）：3346-3350.

② ZHANG，Y，YIN W，YAN Y，et al. The willingness of the first consultation in primary health care institutions of the residents in China：A meta-analysis［J］. Chinese Journal of Evidence-Based Medicine，2021，21（7）：796-802.

③ SUN H，TIAN H，DU Y. Impact of the implementation of contracted family doctor services on residents' healthcare-seeking behaviors：an empirical study based on propensity score matching［J］. Chinese General Practice，2020，23（19）：2396-2400.

④ "转诊"通常以医院的等级进行划分，除了同等级综合医院之间的转诊外，还可以将转诊分为纵向转诊和横向转诊。纵向转诊包括正向转诊和逆向转诊，正向转诊指由下级医院向上级医院逐级转诊，逆向转诊指由上级医院向下级医院转诊。横向转诊指向同级别专科医院转诊。在我国医疗体制改革进程中，双向转诊是在社区首诊基础上建立的扶持社区医疗机构，解决"看病难、看病贵"的一项重要举措。双向转诊制度的好处：小病分流到社区医疗机构以后，可以降低病人的医疗费用，社区医疗机构医疗资源闲置的现象得到改善；大医院由于康复期病人"压床"造成的医疗资源紧缺导致的矛盾也会得到一定程度的缓解。双向转诊实质上是由政府牵头对城市医疗资源进行优化整合的一种医改方法。

⑤ 王敏，李鹏，何志宏，等. 北京市西城区社区居民签约家庭医生式服务的现状及影响因素分析［J］. 中国社会医学杂志，2016，33（2）：162-165.

⑥ 刘双，王芳，田淼淼，等. 县域医共体对新农合参合居民就诊流向的影响分析：以安徽省定远县为例［J］. 中国卫生政策研究，2018，11（4）：45-49.

率达到 69.7%，分级诊疗成效明显①。

1.1.5　健康中国战略实施过程中存在的问题及对策

目前，在推进健康中国战略实施的过程中，我国面临着国民健康认知水平低、危害国民健康因素多、医疗保障制度不健全、医疗卫生资源供给不足且分布不均衡等多重难题，亟须多部门、多主体协同治理解决。建立分级诊疗制度是合理配置医疗资源、促进基本医疗卫生服务均等化的重要举措，也是实现健康中国战略的必经之路。要实现普及健康生活、优化健康服务、完善健康保障、建设健康环境、发展健康产业五项发展目标，必须从顶层设计入手，改变多级委托代理关系失效的现状，从根本上解决问题。

第一，均衡区域医疗资源，实现协调发展。目前，我国各级医疗机构之间资源差距极大且难以相互流动，县级与基层医疗机构之间资源的严重不平衡导致了医疗体系整体效率的不足。因此，除需要为基层医务人员提供必需的技术培训外，政府也应向目前发展较为薄弱的基层医院实施适度的资源倾斜，促进其诊疗能力的提升。同时，各级医疗机构间医保目录的差异也是阻碍分级诊疗政策实施的重要因素。未来可以通过建立中心药房的方式，由县级医院统一进行药品、器械等的议价、采购与配送，使医共体内药品报销目录保持一致，促进转诊过程中诊疗效率的提升。

第二，完善分级诊疗制度，落实疾病预防工作。引导患者有序就医是实现分级诊疗政策的关键，其有效实施既需要政府打造合理的诊疗机制，也需要基层社区医院积极提升自身的诊疗能力与服务态度。其中，家庭医生是基层医疗服务的重要组成部分，其服务价值与效率直接影响着患者的依从性与满意度。因此，持续提升家庭医生的服务质量对于医保目标的实现具有重要意义。未来仍需要不断引进与培养全科医生，积极开展相关培训，在诊治患者的同时做到主动出击，如定期为老年居民测量血压、血糖，监测、预防慢性病等，做到防治结合，不断提高老年居民的健康水平。同时，各级医疗机构需明确自身的定位与职责，构建良好的协作关系，完善转诊标准与流程，并加大监管力度，保证落实。

---

① 朱振国. 县域医共体下两慢病全周期健康管理推进分级诊疗的做法和初步成效 [J]. 中国乡村医药，2021，28（15）：60-61.

第三，建立信息共享平台，完善整合式医疗体系。信息不对称是造成医疗市场代理人问题的主要原因①，在医共体内建立良好的医疗、管理信息同步平台，是有效提升医共体医疗效率的关键。医院相关部门可以加大对大数据应用的研究，建立医共体内部的信息共享平台，实现基本医疗信息的互通共享，如患者基本资料、病史、诊疗情况、相关检验报告等，减少患者检查次数，从而提升医疗质量与医疗效率。

第四，激励各级医务人员，提升医疗效率。医务人员是医疗服务的直接供给者，实现对医务人员的有效激励是实施健康中国战略的关键。首先，政策设计需要实现对县级医院的医务人员的合理引导，促使其提高自身诊疗水平并不断支援基层医疗机构建设。在绩效考核方面，可以纳入主治病例病种难度系数、支援基层医院情况等考核指标，综合评定县级医院医务人员绩效，激励其主动接收、诊治疑难病例与帮扶基层医疗机构。其次，我国存在基层医生难招、难留的困境。未来政府可通过补贴、优待等方式灵活招聘基层医生，激励其长久留在基层医疗机构工作。政策上可以对基层医务人员实行适度优待，如提供相应的交通补贴、住房补贴、进修机会等，不断提升基层医疗机构的诊疗能力。

1.2　公立医院高质量发展

1.2.1　公立医院高质量发展的背景

健康是人民群众最基本的生活需求。党的二十大报告指出，把保障人民健康放在优先发展的战略位置，完善人民健康促进政策。要实现好保障人民健康的战略任务，必须推进公立医院高质量发展。2021 年发布的《国务院办公厅关于推动公立医院高质量发展的意见》旨在推动公立医院高质量发展，以更好满足人民群众日益增长的医疗卫生服务需求，这为我国公立医院高质量发展提供了改革框架。

近年来，我国公立医院的发展取得了一定的成效，医疗资源总量不断增加，质量不断改善，危急疑难重症诊疗、突发事件医疗处置和紧急救援

---

① 郭其友，李宝良. 机制设计理论：资源最优配置机制性质的解释与应用：2007 年度诺贝尔经济学奖得主的主要经济学理论贡献述评 [J]. 外国经济与管理，2007（11）：1-8，17.

等不断进步，公立医院在我国医疗体系的建构发展中发挥了关键性的作用。尽管我国公立医院的发展取得了显著成效，但是我国医疗卫生体系的建设发展仍然存在较多问题：优质医疗资源难以下沉基层，城乡区域间医疗资源的布局和分配有待进一步优化；基层缺乏优秀的医疗人才和先进的医疗卫生设备，基层医疗卫生服务能力较低；各级各类公立医院存在定位模糊的问题，各级医疗机构间存在利益冲突和缺乏协同联动的问题，医疗卫生服务体系整体效率有待进一步提高。总而言之，我国医疗卫生领域的发展仍然存在不平衡和不充分的问题，加快公立医院高质量转型发展，改善医疗卫生体制迫在眉睫。《国务院办公厅关于推动公立医院高质量发展的意见》提出了公立医院高质量发展的总体要求：要以健全现代医院管理制度为目标，以推进高质量发展试点医院建设为抓手，坚持以人民健康为中心，加强公立医院主体地位；坚持政府主导、公益性主导、公立医院主导；坚持医防融合、平急结合、中西医并重；坚持改革创新、"三医"联动。同时，《国务院办公厅关于推动公立医院高质量发展的意见》还要求强化体系创新、技术创新、模式创新和管理创新，力争通过5年努力，公立医院发展方式从规模扩张转向提质增效，运行模式从粗放管理转向精细化管理，资源配置从注重物质要素转向更加注重人才技术要素，为更好提供优质高效医疗卫生服务、防范化解重大疫情和突发公共卫生风险，建设健康中国提供有力支撑。

公立医院改革发展是深化医改的重点和难点，直接关系解决"看病难、看病贵"问题的成效，深刻影响人民群众的获得感、幸福感、安全感。推动公立医院高质量发展是新时代的新要求，激活各方面的内生动力才能真正实现高质量发展。

1.2.2 公立医院高质量发展的基本内容

公立医院是我国医疗服务体系的主体，公立医院高质量发展是卫生健康高质量发展的关键。近年来，特别是党的十八大以来，公立医院改革发展作为深化医药卫生体制改革的重要内容，取得了重大阶段性成效，为持续改善基本医疗卫生服务公平性可及性、防控新冠病毒感染等重大疫情、保障人民群众生命安全和身体健康发挥了重要作用。《国务院办公厅关于推动公立医院高质量发展的意见》对公立医院高质量发展做出部署和要求，从六个方面部署了推动公立医院高质量发展的重点任务。各省也在积极部署，结合当地实际情况发布工作方案，主要包括以下几个方面的内容：

第一，构建公立医院高质量发展新体系。①打造国家级和省级高水平医院。例如，《山西省深化医药卫生体制改革 2022 年重点工作任务》指出，深度对接华中科技大学同济医学院附属同济医院、中国医学科学院肿瘤医院、中国中医科学院西苑医院，夯实山西白求恩医院、山西省肿瘤医院、山西中医药大学附属医院 3 个国家级区域医疗中心项目，争取太原市中心医院纳入第 4 批国家项目。②发挥公立医院在城市医疗集团中的牵头作用，推动区域医疗中心建设，提高省域诊疗能力，减少跨省就医。③发挥县级医院在县域医共体中的龙头作用，重点强化县级医院的能力建设，以人才、技术和专科建设为核心，积极推进县域医共体建设，按照网络化布局，探索一体化管理，为居民提供预防、治疗、康复、健康促进等服务，促进优质医疗资源下沉、工作中心下移，推动分级诊疗和医防融合。④建立健全分级分层分流的重大疫情救治体系。例如，广东省人民政府办公厅印发的《广东省人民政府办公厅关于推动公立医院高质量发展的实施意见》指出，构建大湾区优质医疗卫生资源共享合作机制，优化粤澳合作中医药科技产业园发展路径。

第二，引领公立医院高质量发展新趋势。加强临床专科建设，推进医学技术创新，推进医疗服务模式创新，强化信息化支撑作用。例如，天津市"四管齐下"引领公立医院高质量发展的新趋势。《天津市推动公立医院高质量发展实施方案》指出，将以满足重大疾病临床需求为导向，推动国家临床重点专科、市级医学重点学科和临床重点专科建设，重点发展重症、肿瘤、心脑血管、呼吸、消化、感染、儿科、麻醉、影像、病理、检验、营养、康复、精神卫生等专科。围绕重大疾病防控、重点人群健康保障、突发公共卫生应急等重点领域，加强应用基础、临床和科技成果转化研究，推动原创性疾病预防诊断治疗新技术、新产品、新方案和新策略等的产出。推广多学科诊疗新模式、新理念；持续推行日间服务模式，提高日间手术占择期手术的比例；推动公立医院建立患者综合服务中心（窗口），提供健康管理、健康教育、疾病预防、预约诊疗、门诊和住院等一体化服务；开设药学门诊或用药咨询中心，开展精准用药服务，为患者科学用药提供指导；推进院前医疗急救网络建设，创新急诊急救服务模式，有效提升院前医疗急救服务能力；推进医院、疾病预防控制机构和基层医疗卫生机构协作开展慢性病筛查干预与健康管理项目；逐步推广中西医结合医疗模式，建立中西医多学科诊疗体系。推动云计算、大数据、物联网、区块链、第五代移动通信（5G）等新一代信息技术与医疗服务深度融合；推进电子病历、智慧服务、智慧管理"三位一体"的智慧医院建设和医院信息标准化建设；鼓励医疗机构发展互联网诊疗、互联网医院、远程医疗、"互联网+护理服务"等成效显著、创新引领性强、可复制推广的"互联网+医疗健康"模式；建立药品追溯制度，探索公立医院处方信息与药品零售消费信息互联互通。

第三，提升公立医院高质量发展新效能。健全运营管理体系，加强全面预算管理，完善内部控制制度，健全绩效评价机制。例如，《北京市关于推动公立医院高质量发展的实施方案》指出，要完善医疗卫生项目功能建设标准清单，加强对项目规模和成本的管控。健全公立医院科学决策和运营管理体系。探索建立公立医院专家委员会和公众参与委员会，完善治理机制。强化预算约束，构建全面预算绩效管理体系。定期公开医院相关财务信息，主动接受社会监督。完善内部控制制度，加强风险评估和内部控制评价，规范重点领域、重要事项、关键岗位的流程管控和制约机制，及时防范化解各类风险。完善绩效评价体系。坚持和强化公益性导向，落实国家二、三级公立医院绩效考核。优化公立医院内部绩效考核办法，将考核结果与薪酬分配挂钩。完善医疗联合体评价指标，促进优质医疗资源下沉，提高基层服务能力和居民健康水平。

第四，激活公立医院高质量发展新动力。首先，改革人事管理和薪酬分配制度，健全医务人员培养评价制度。医务人员是医疗服务的直接提供者，是人民健康的守护者，在严重威胁人民生命安全和身体健康的新冠病毒感染疫情防控中发挥了中流砥柱的作用。调动医务人员的积极性，需要进一步深化人事管理和薪酬分配制度。其次，健全医务人员培养评价制度，提高医务人员的能力和水平。例如，黑龙江省人民政府办公厅印发的《黑龙江省人民政府办公厅关于推动公立医院高质量发展的实施意见》强调，要落实公立医院内部分配自主权、加强医务人员培养和完善人才评价机制。最后，深化医疗服务价格和医保支付方式改革。医疗服务价格是广大人民群众最关心、最直接和最现实的利益问题，也关系着公立医疗机构和医疗事业的高质量发展，调整医疗服务价格是促进技术发展，改善人民就医成本的关键措施，医保支付方式是促进医院合理配置资源，提供优质医疗服务的纽带①。医疗服务价格动态调整和医保支付方式优化分别是针对供给方和购买方的重要改革思路，两方面改革均有助于提升医疗体系改革成效②。目前，我国已经确立了医疗服务价格的五项机制，分别为更可持续的总量调控机制、规范有序的价格分类形成机制、灵敏有度的价格动态调整机制、目标导向的价格项目管理机制和严密高效的价格监测考核机制③。

目前，我国医保改革需要做好以下几个方面的工作：一是推行以按病种付费为主的多元复合式医保支付方式，开展按疾病诊断相关分组付费国家试点，开展区域点数法总额预算和按病种分值付费试点，探索按床日付费、门诊按人头付费等。二是科学制定医保总额预算，合理确定、动态调整按病种、按床日、按人头等的付费标准；建立医保药品支付标准，鼓励各地探索符合中医药特点的医保支付方式。三是规范医保协议管理，明确结算时限，细化结算规则，确保基金及时、足额拨付。四是积极探索对紧密型医联体实行总额付费，加强监督考核，结余留用、合理超支分担。五是建设公立医院高质量发展新文化。大力弘扬伟大抗疫精神和崇高职业精神，建设特色鲜明的医院文化，强化患者需求导向，关心关爱医务人员。要进一步引导医院加强顶层设计，以文化兴院、文化强院为目标，凝练文化共识，将文化建设纳入医院整体发展的长期规划，注重医院优秀历史文化的沉淀与传承，弘扬伟大抗疫精神和崇高职业精神，将医院文化与制度流程、行为规范贯穿融合，塑造特色鲜明的现代医院文化。同时以构建友好、尊重、互信、合作的医患关系和有温度的医院人文环境为目标，积极探索医院文化建设的新模式，提升患者的就医体验。公立医院在探索新文化的过程中，越来越注重患者满意度和职工满意度。随着医疗卫生服务能力的逐步改善，患者的满意度稳中有升，医务人员的满意度也有所提高，但是也存在工作压力和工作强度大、工作流程烦琐的问题。在新文化建设过程中，各家医院建设守正创新。例如，北京协和医院建立了协和特色的思政教育体系，帮助青年职工和学生坚守崇高职业精神，以培育新时代医

---

① 黄和国. 我国医疗服务价格与医保支付方式改革政策协同性分析研究 [J]. 财经界，2021 (8)：181-182.

② 许光建，乔羽堃. 我国医疗服务价格调整与医保支付方式改革的联动机制研究 [J]. 中国卫生政策研究，2021，14 (5)：8-14.

③ 于保荣，王庆. 中国医疗服务价格管理的历史、现状及发展：兼言《深化医疗服务价格改革试点方案》[J]. 卫生经济研究，2021，38 (10)：3-7.

学大家为己任，深化教育教学体系改革，提升教育质量，进一步提升医疗质量和文化建设内涵。上海交通大学医学院附属仁济医院探索形成了以科普文化为导向的医院新文化建设思路。六是坚持和加强党对公立医院的全面领导。党的二十大报告指出，我们要落实新时代党的建设总要求，健全全面从严治党体系，全面推进党的自我净化、自我完善、自我革新、自我提高，使我们党坚守初心使命，始终成为中国特色社会主义事业的坚强领导核心。在公立医院的建设过程中，需要全面执行和落实党委领导下的院长负责制，加强公立医院领导班子和干部人才队伍建设，全面提升公立医院党组织和党员队伍建设质量，落实公立医院党建工作责任，以高质量党建引领公立医院高质量发展。例如，首都儿科研究所党委不断加强党的建设，以新的发展理念定向，以新的发展格局聚力，围绕中心，服务大局，注重党建与业务工作融合，探索出一条以高质量党建引领公立医院高质量发展的有效路径。首都儿科研究所党委深入学习贯彻新发展理念，并与自身实际发展相结合，确立了"123"发展理念，1："一个坚持"——坚持党的全面领导；2："两个中心"——"以人民为中心"的发展思想和"以健康为中心"的工作理念；3："三个发展"——坚持创新发展、公益性发展和高质量发展。总而言之，推进公立医院党建与业务深度融合发展，不断加强高质量党建工作的引领带动，是公立医院高质量发展的必要保证。公立医院要加强党的建设，全方位推动其高质量发展。

1.2.3　公立医院高质量发展下的医共体与分级诊疗

构建公立医院高质量发展新体系的任务要求，就是要规划公立医院建设、改革和发展，进一步发挥公立医院主力军作用。公立医院高质量发展与县域医共体和分级诊疗的建设相辅相成。《国务院办公厅关于推动公立医院高质量发展的意见》明确指出，要突出区域均衡布局，加强上下联动，功能整合协同，实现公平可及。发挥公立医院在城市医疗集团的牵头作用，按照网格化布局管理，组建由三级公立医院牵头，若干家医院、基层医疗卫生机构、公共卫生机构等为成员的紧密型城市医疗集团，发挥县级医院在县域医共体中的龙头作用，按照县乡一体化、乡村一体化原则，发展以县级医院为龙头的紧密型县域医共体。

例如，《云南省人民政府办公厅关于推动公立医院高质量发展的实施意见》指出，全面推进以县级医院为龙头的紧密型县域医共体建设，加强县级医院对基层医疗卫生机构的统筹管理，发挥基层医务人员的技术支撑作用，提升居民健康"守门人"能力。支持边境县、市公立医院适度提标扩容，加强边境口岸城市公立医院建设。提升省际边界县级公立医院服务能力。到 2025 年，95%以上的县级公立医院建成"五大中心"（胸痛、卒中、创伤、危重孕产妇和危重新生儿救治中心），60%以上的县域有一所县级公立综合医院达到《县医院医疗服务能力推荐标准》要求，50%以上的县级中医医院达到《县级中医医院医疗服务能力推荐标准（试行）》要求，提高县域和基层就诊率。云南省也在积极探索县域医共体建设，并取得了显著的成效。云南省医改领导小组印发《关于全面推进紧密型县域医共体建设的实施意见》，明确到 2022 年年底，全省不低于 90%的县（市、区）建成管理、服务、责任、利益"四位一体"的紧密型县域医共体，每个州（市）至少建成一个紧密型县域医共体，大部分县（市、区）开展医保资金打包付费改革的工作目标。其中，云南省临沧市云县医共体的建设是全国医共体建设的典范，在推进县域紧密型医共体高质量发展中发挥了重要的示范引领作用。近年来，云县充分利用人力资源与绩效改革，协同推动优质医疗资源和管理"双下沉"，形成了医共体模式下医保总额打包支付方式改革促进以医防融合为核心的大健康管理与服务的"云县模式"。该模式通过建立医共体医疗质量控制体系标准，实行同质化管理，确保医疗质量与安全；创新实施医防融合和慢病规范化管理，实现健康水平不断提升；通过数字赋能建设智慧医共体，实现智慧管理、智慧医疗、智慧服务，有效解决了老百姓"看病难、看病贵"问题。"云县模式"为欠发达地区深化县域综合医疗卫生体制改革提供了可推广的解决方案。

1.3 医共体的发展

1.3.1 医共体的相关政策

20 世纪 80 年代起，我国就有地区自发开始医联体建设的探索。2009 年我国开展新一轮医改，"基层首诊、急慢分诊、双向转诊、上下联动"的分级诊疗制度成为我国医疗卫生事业发展中的重点问题。为了促进分级诊疗的构建，提升基层医疗组织的服务水平，自 2013 年开始我国发布了一系列的政策文件推动医联体的建设，以大型公立医院的技术力量带动基层医疗卫生机构能力提升和共同发展，同时形成倒逼机制，促进相关部门完善管理、补偿、运行、监管等配套政策。这些政策的出台为医联体和医共体的建设提供了指引和体制保障。本书总结我国出台的政策文件，从而为政策的制定和优化提供借鉴。随着我国医疗卫生体制改革进入"深水期"，国家出台了较多的有关医联体建设的政策。表 1-1 展示了医联体政策文件的基本情况。2017—2022 年出台的医联体政策相对集中，说明我国医联体的建设在此时进入到快速发展时期。政策发布的主体以国务院为主，政策内容主要涉及深化医药卫生体制改革、推进分级诊疗制度和医联体及医共体建设、提升基层医疗服务质量、完善医保政策、完善绩效考核制度和加快信息化建设等。

表 1-1　医联体政策文件基本情况

分类维度	文件数量/份	占比/%
出台时间		
2009—2012 年	3	10.00
2013—2016 年	9	30.00
2017—2022 年	18	60.00
出台机构（部分重合）		
国务院	20	58.82
原国家卫生计生委员会	3	8.82
国家卫生健康委	6	17.65
国家中医药局	5	14.71
文件主要内容		
深化医药卫生体制改革	10	33.33
推进分级诊疗制度和医联体及医共体建设	11	36.66
加强基层医疗服务质量	3	10
完善医保政策	2	6.67
完善绩效考核制度	2	6.67
加快信息化建设	2	6.67

通过梳理和归纳，医联体和医共体建设的政策发展分为以下几个阶段。

第一，改革初始阶段：改革开放初期至 20 世纪 90 年代。

新中国成立初期，我国医疗卫生水平低下、医疗资源匮乏、管理体系不健全。20 世纪五六十年代，随着医疗卫生事业的发展，医疗机构根据各自的规模和水平开始分层，根据区域性医疗卫生属地将医疗机构划分为三级，分别为市级医院、县级医院、乡镇级医院。医联体在我国作为一种卫生改革措施最早出现于 1978 年。党的十一届三中全会以后，全国各地陆续展开了对卫生事业经济管理体制改革的探索，哈尔滨、沈阳等城市的医疗机构创建了医疗联合体，这是我国对于医联体建设探索的开始。在这一阶段中，面对"看病难、住院难、手术难"问题，沈阳市开始改变政府医疗服务社会供给模式，建立了第一个医疗协作联合体。此外，哈尔滨市几所医院也共同建立了"哈医大一院医疗联合体"。但此时的实践仅局限于地方，尚未上升至全国层面。

在改革初始阶段，医联体打破了原有的卫生体制，挖掘了医疗机构的潜力，促进了医疗机构之间的交流。同时，它还给医院带来了经济效益，调动了医务人员的积极性。但是由于整体支持力度小、时间短、经验少、政策不完善，医联体呈现出乡（镇）卫生院领导缺乏管理专科医院的知识和能力、医务人员在技术上不稳定的特点，影响了政策的实施。

第二，酝酿萌芽阶段：20 世纪 90 年代至 2012 年。

20 世纪 90 年代，我国市场化改革不断深化。同时，随着对外开放程度的加深，我国进一步参考其他国家的先进经验，国内出现了各种医疗连锁机构和医疗集团组织。2009 年，中共中央、国务院发布了《中共中央国务院关于深化医药卫生体制改革的意见》，促进公立医院医疗资源的重组，我国医联体的建设开始萌芽。1996 年，"南京鼓楼医院集团"正式建立，标志着我国医院集团联合体正式拉开帷幕。2000 年，国务院办公厅转发《关于城镇医药卫生体制改革的指导意见》，明确指出"鼓励各类医疗机构合作、合并"。2010 年，上海市卫生局发布了《关于本市区域医疗联合体试点工作指导意见》，提出要通过医疗机构管理模式、医疗保险支付模式和市民就医模式的综合改革，探索构建以区域医疗联合体为基础的新型城市医疗服务体系。2011 年起，全国各地开始独立探索医联体建设的地方模式。

但是这个阶段只是医联体的初步萌芽阶段，医联体的数量少，主要是县镇联合，在实施进程中成效不明显。同时，政府尚未出台具体的政策文件指引医联体的建设，各地主要根据实际情况进行独立探索。这种特点的原因主要有：一是由于缺乏对医疗市场的全面认知、缺乏科学的资源配置方法，集团成员强弱失衡，或强强垄断。二是在管理体制上存在很多弊端，没有一个有效的办法来进行统一的运作，造成管理结构松散、运行上问题众多的局面。三是医联体内的各级医疗机构之间联系较少，且分工不明确，造成医疗资源的优化配置和医疗功能的结构调整作用很难得到充分发挥。此外，医联体运行中存在基层医疗机构与上级医疗机构对接能力不足，对下转患者的接纳能力不够的问题，从而造成优质资源无法共享。

第三，探索发展阶段：2013—2016 年。

2013 年全国卫生工作会正式指出"要积极探索和大力推广上下联动的医疗联合体制机制"。患者就近享受优质医疗服务的重要途径是医疗联合体的建设。2015 年 9 月，国务院办公厅印发《关于推进分级诊疗制度建设的指导意见》，指出要探索建立包括医疗联合体、对口支援在内的多种分工协作模式。从此医联体建设正式开始在全国层面推开。

2013 年，全国各地统一开始尝试构建医疗联合体，涉及的地区主要有上海、北京、辽宁、安徽、山东等。但是各级医疗机构之间联系较少，截至 2014 年 6 月底，北京市各县（区）初步成立了 23 个医联体，基本覆盖了辖区内全部居民。2015 年 8 月，北京医院与北京市隆福医院正式成立北京市首家老年医联体，进行了新的尝试。大连市中心医院创建了独具特色的远程医疗系统医联体模式。安徽省妇幼保健医联体成功构建了专家库，培育了大批人才，建立了专业的信息化平台。山东省医联体实现县乡一体化管理或建立起区域医疗合作的比例占 75%，实现乡（镇）村卫生组织一体化管理的占 79%，并且有 84% 的单位成功建立了医院信息网络管理系统。

这一阶段我国开始了医联体建设的实践探索。其中，上海、北京、辽宁、山东等省市的探索获得了初步的成功。但是距离实现改革目标仍需许多努力，首先是在公立医联体治理体制与组成结构面、内部管理利益分配与运营等方面争议性较大，同时还存在一些显著的问题，比如我国实行的管理体制是不同层级财权与事权统一分级，三级医院归属于市级，二级医院和社区医院归属于县级，使医联体的发展受到限制。其次，医联体内医疗资源分配不均也是一大问题。此外，卫生信息平台尚不完善，而只有实时采集与共享医联体内部卫生信息，才能将不同层级的医疗机构服务过程进行整合。

第四，发展完善阶段：2017 年至今。

2017 年，国务院办公厅发布《关于推进医疗联合体建设和发展的指导意见》，原国家卫计委也发布《关于开展医疗联合体建设试点工作的指导意见》，明确要求启动医联体建设的试点工作，三级公立医院要全部参与并发挥引领作用，同时提出了四种医联体建设模式。

2018 年国家卫生健康委发布《关于印发医疗联合体综合绩效考核工作方案（试行）》和《关于进一步做好分级诊疗制度建设有关重点工作的通知》，从顶层设计层面，对医联体建设提出了统一绩效考核标准、考核流程和考核要求。截至 2018 年年底，我国已经构建了城市医疗集团 1 860 个、县域医共体 3 129 个、跨区域专科联盟 2 428 个、远程医疗协作网 5 682 个，改革成果斐然。

此外，我国进一步深化改革，开始大力推进更紧密的县域医共体的建设。2019 年，国家卫生健康委发布的《关于推进紧密型县域医疗卫生共同体建设的通知》和《关于印发紧密型县域医疗卫生共同体建设试点省和试点县名单的通知》，标志着紧密型县域医共体在全国范围内进行试点。2020 年，国家卫生健康委发布《关于印发紧密型县域医疗卫生共同体建设专家组人员名单和工作职责的通知》和《关于印发紧密型县域医疗卫生共同体建设评判标准和监测指标体系（试行）的通知》，进一步完善了医共体建设的人员管理和考核管理。

综上所述，这一阶段是医联体发展的高峰期和加速期。在此阶段，国家的政策文件相继出台，不仅为医联体的建设提供了制度规范，还进一步推动了紧密型医共体的建设。在国家政策的指导下，各地也进一步扩大了试点范围，全国各地各级医院纷纷响应，取得了更大的成效。医联体建设开始在各个地方开始全面推进，在改革过程中涌现了更多优秀的地方实践，促进了医联体体系的完善。

1.3.2 医共体的相关实践

1.3.2.1 安徽省的医共体实践

计划经济时期，我国在农村地区建设三级卫生网，依托组织机构设立行政区划。但随着社会主义市场经济体系的建设，县—乡—村上下级之间原有的管理机制不再适应新的发展需要。以安徽省为例，根据《安徽统计年鉴2021》数据，安徽省59个县域地区经济总量约为19 132亿元，占全省经济总量的44.5%；县域地区常住人口约3 865万人，占全省常住人口的63.3%。可见，作为农业大省的安徽省农村人口众多，农村的发展关乎全局。安徽省农村三级医疗卫生网络呈现"县级不强、乡级不活、村级不稳"的特点，影响分级诊疗的建设。为了满足人民群众日益增长的对高质量医疗卫生服务的需求，安徽省深化县域医改，整合县域医疗卫生服务体系，合理配置医疗资源，提升农村居民的就医体验。

2009年，安徽省委省政府印发《中共安徽省委、安徽省人民政府关于深化医药卫生体制改革的实施意见》，开始推进医药卫生体制改革和公共卫生服务均等化建设，新一轮医改启动。2010年，在《中共安徽省委、安徽省人民政府关于基层医药卫生体制综合改革的实施意见》的指导下，安徽省围绕"保基本、强基层、建机制"的要求着力破除以药补医机制，提升基本医疗服务能力。《安徽省2018年政府工作报告》数据显示，2013年，安徽省31%的县外就诊患者使用了55%的县域医保资金。在这种情况下，安徽省借鉴美国凯撒集团的经验，指出要促进县、乡、村医疗卫生机构一体化发展，提出了县域医共体改革思路。2015年，安徽省《关于开展县域医疗服务共同体试点工作的指导意见》发布，15个县率先进行试点，同年年底增加了25个试点县，2017年又增加了27个试点县（市、区），其中以天长市成效最为明显。2018年，安徽省继续扩大试点范围。2019年，安徽省人民政府办公厅印发《安徽省人民政府办公厅关于推进紧密型县域医共体建设的意见》，探索"两包三单六贯通"的特色建设路径，并在37个县进行试点。到2020年，安徽省已实现了紧密型县域医共体全覆盖，全省县域内就诊率达80%以上，个人卫生支出占比降到29%以下，"15分钟就医圈"基本形成。

安徽省天长市的县域医共体建设成效突出，是典型的"区域整合"模式，其改革发展历程可以分为以下五个阶段。

第一，基层医药卫生体制改革阶段。2009年，中共中央、国务院印发《关于深化医药卫生体制改革的意见》，安徽省委省政府印发《中共安徽省委、安徽省人民政府关于深化医药卫生体制改革的实施意见》，安徽省开始逐步推进基层医药卫生体制改革。2010年，天长市启动基层医改工作，改革主要包括：整合医疗卫生资源，将原有的34个乡镇卫生院和4个社区卫生服务中心合并重组为14个镇卫生院和2个社区卫生服务中心；改革补偿机制，对医务人员进行严格、规范的考核和管理，不仅提升了医疗服务提供者的服务水平和服务效率，改善了群众的医疗福利，而且为县域医共体的建立打下了坚实的基础。

第二，县级公立医院综合改革阶段。2012年《关于县级公立医院综合改革试点的意见》发布，天长市作为首批4个试点县（市、区）之一，根据地方情况出台了具体的实施方案，先后经历了取消药品加成、实行药品零差率销售、调整医疗服务价格、基于临床路径下的按病种付费等几个阶段，取得了一些成效。但就县域而言，基层医疗服务能力弱、医疗技术水平不高、病人无序就诊、医保基金保障不足、信息化水平低等问题依然突出。

第三，总额预付制下的县域医共体改革阶段。2015年，安徽省发布《关于开展县域医疗服务共同体试点工作的指导意见》。天长市作为第一批试点地区启动县域医共体试点工作，以期实现整合县乡村医疗服务资源、推动分级诊疗建设、为广大人民群众提供全过程全周期健康管理服务的目标。在改革中，天长市以市人民医院、中医院和天康医院为牵头单位，与基层医疗卫生机构组建了3个医共体，实行"总额预付、超支不补、结余留用"的机制，进一步明确各级医疗卫生机构功能定位；大力推进信息化建设，探索"基层检查、医院诊断"服务模式，取得较为显著的成效，为县域医共体的建设提供了"天长方案"。

第四，城乡居民医保纳入县域医共体总额预付制阶段。2016年，国务院印发《关于整合城乡居民基本医疗保险制度的意见》，指出要将城镇居民基本医疗保险和新型农村合作医疗保险整合为城乡居民基本医疗保险。天长市于2018年年底将城镇居民基本医保和新农合整合为城乡居民基本医保。2019年，天长市成立医保局，提出县域医共体总额预付制的范围扩大至城乡居民基本医保，重点加强对医共体内部医保基金使用情况的监管与考核，规范医务人员诊疗行为。

第五，县域医共体转型升级阶段。2019年，安徽省提出"两包三单六贯通"的建设路径。"两包"指按照"先预拨、后结算"的原则将基本医保基金和基本公共卫生服务经费预拨给医共体牵头医院。"三单"指建立政府办医责任清单、医共体内部运行管理清单和外部治理综合监管清单。同时，市卫生健康委将镇卫生院重要的人事权和财务管理权下放给牵头医院。在药品保障方面，以牵头医院为基础建立医共体中心药房。在公卫服务方面，全面推开基本公共卫生服务"两卡制"，大力开展家庭医生签约服务。这些改革举措有力地推动了县域医共体在天长市的发展。

1.3.2.2 山西省的医共体实践

由于发展资源更多地向城市地区倾斜，农村整体发展较为迟滞，加之我国农村地区原有的卫生健康服务"三级网络"发展模式存在较大弊端，农村地区的医疗卫生事业发展存在医疗生态脆弱、医疗基础薄弱、健康服务供需结构性矛盾的重大问题。山西省就是一个典型。一方面，山西省农村地区存在大量适龄劳动力外出工作现象，留守者多为老弱病残等弱势群体，容易感染疾病，且缺乏良好的健康意识，使得农村地区医疗生态脆弱。另一方面，基层医疗机构发展空间小、福利待遇差，导致其对医务人员吸引力不足，地区整体医疗实力薄弱。同时，县乡村三级同质化竞争导致"梯度挤压"，出现"基层医疗机构服务水平低—患者不信任—患者不在基层完成临床服务—机构对高素质医务人员吸引力不足 基层医疗机构服务能力更弱"的恶性循环，亟须进行改革。

2016年，山西省高平市率先开启紧密型县域医共体建设试点。2017年，山西省119个县级医疗集团全部挂牌运行，实现面上全覆盖。2017年，山西省发布《山西省深化医药卫生体制改革领导小组关于全面推开县乡医疗卫生机构一体化改革的指导意见》，这是山西省医共体建设从试点到全面推开的转折点。2018年，山西省医共体建设进入分类指导、示范引领、重点突破、全面深化新阶段。2019年，山西省被确定为紧密型县域医共体建设的两个试点省份之一（山西与浙江），启动了《山西省县域医疗卫生一体化改革促进办法》的立法流程。2020年，山西省通过《山西省保障和促进县域医疗卫生一体化办法》，这是全国首部关于"紧密型县域医共体建设"的地方性法规。在实施过程中，山西省针对过程中的难点，印发了《县域医疗卫生一体化改革"提质增效年"实施方案》；后又发布了《山西省推动公立医院高质量发展实施方案》，对推进医共体建设进行了实化和细化。

1.3.2.3 浙江省的医共体实践

浙江省作为沿海发达省份，其医疗水平处于全国前茅。但基层医疗水平不强一直是制约浙江省卫生健康事业高质量发展的一块短板，浙江省医疗事业存在供给端、需求端和治理端发展不平衡、不充分的矛盾。从供给端看，一方面，浙江省基层医疗资源总量不足，浙江省乡镇卫生院床位数、卫生技术人员较少。另一方面，浙江省基层医疗机构资源内部结构不合理。浙江省的乡镇卫生院和社区卫生服务中心无住院服务，且基层医务人员学历较低，部分医务人员只有中专和高中学历。这些都导致浙江省基层医疗服务水平较低，群众在基层医疗机构治疗小病的比例只有 50% 左右，一些基层医疗机构每年诊疗数只有五百多人次。从需求端看，一方面，浙江省人口老龄化问题日益凸显，老年人的医疗保健需求迅速增加，进一步暴露了医疗服务方面的短板。另一方面，浙江省的慢性病发病率较高，因慢性病死亡人数占总死亡人数的比例超过 85%，慢性病带来的负担越来越重。从治理端看，浙江省与医疗相关的职能部门习惯做调配资源的"总院长"而非过程和结果的"监管者"；习惯做检查评比的"裁判员"而非协调推动的"施工员"；习惯用行政命令而非采用经济、法律和行政的综合手段。为了解决这些问题，提升基层医疗服务水平，更好地满足人民群众的医疗服务需求，浙江省把建设县域医共体作为一个重要的改革抓手。

2013 年，浙江省将"双下沉、两提升"（城市医疗资源和医务人员下沉、县域医疗服务水平和群众满意度提升）作为发展目标，推动医疗、医药、医保三医联动改革，通过打造三甲医院与县域医院联合办医模式，提升基层医院的服务水平。浙江省共有 15 家省级三甲医院、39 家市级三甲医院和 122 家县域医院联合办医，共有 89 个县被三甲医院的优质医疗资源覆盖。浙江省于 2017 年探索新升级与新突破，提出要打造浙江医改的医共体"金名片"，出台了《浙江省医改办关于开展县域医疗服务共同体建设试点工作的指导意见》，正式进行县域医共体试点工作，试点取得了初步的成功，其中成效较为显著的试点地区之一是湖州市德清县。浙江省于 2018 年印发《关于全面推进县域医疗卫生服务共同体建设的意见》，全面推动县域医共体的建设。到 2022 年，浙江省已经将所有牵头医院建设成为县级强院，县域就诊率达到了 90% 以上。

德清县是浙江省首批县域医共体建设试点县，也是浙江省首批"三医联动""六医统筹"集成改革工作试点县，其县域医共体建设特点鲜明、成果突出。2017 年，德清县作为第一批试点县，开始整合全县医疗资源，建成了 2 个紧密型医共体（武康健保集团和新市健保集团），推动管理服务提质、人员双向流动和信息共享互通。德清县探索并建立了健康共同体和医疗保障办公室，为医共体建设提供坚实的制度保障。由于改革成果显著，德清县被评为 2017 年度浙江省公立医院综合改革考核第一名及全国公立医院综合改革成效明显地区。2018 年，浙江省委、省政府在德清县召开全省县域医共体建设现场推进会，号召各地学习德清经验。2019 年，《德清县基本医疗保险医共体付费考核办法》发布，进一步规范了医共体建设过程中付费及其考核问题。同时，《浙江省卫生健康委关于县域医共体建设中做好基层卫生有关工作的意见》出台，进一步明确县域医共体建设中基层卫生组织的职责，推动德清医共体改革向着"保基本、强基层、建机制"的方向快速发展。

1.3.2.4　医共体的实践对比分析

安徽省、山西省和浙江省是医共体改革时间较早且经验较为丰富的省份。本节分别从法人构成及法人治理结构、人事制度及薪酬制度、财政补偿制度、医保支付制度四个方面对三个省份的医共体实践进行对比分析。

第一，法人构成及法人治理结构。

在法人构成方面，医共体一般有法人机构统一和法人代表统一两种模式。法人机构统一要求医共体内只有一个法人，所以需要取消其他法人。法人代表统一则是多元法人，各组成单位可以保留各自的法人地位，但所有单位的法人代表都是医共体整体的法人代表（通常为牵头医院的院长）。安徽省、山西省和浙江省医共体法人构成及法人治理结构如表 1-2 所示。

表 1-2　安徽省、山西省、浙江省医共体法人构成及法人治理结构

省份	模式	具体做法
安徽省	法人代表统一	成员保留机构设置和名称，乡镇卫生院变为"分院"，但保留法人资格。所有职工身份不变、财政供给渠道和标准不变、成员资产属性不变，乡镇卫生院实行"事业一类保障、二类绩效管理"
山西省	法人代表统一	辖区县级医院、乡镇卫生院、社区卫生服务中心整合为独立的法人，实行财政、人员、资金、业务、绩效、药械统一管理。医疗集团院长为法定代表，所属成员法人资格、单位性质、人员编制、政府投入、职责任务、优惠政策、原有名称不变
浙江省	常山县等少数县：法人机构统一；其他大部分地区：法人代表统一	可以保留成员法人资格，也可以统一法人。前者实行唯一法定代表人组织架构，由牵头医院负责人担任；后者由机构编制部门依法予以登记后取得法人资格

第二，人事制度及薪酬制度。

人事制度和薪酬制度直接影响医疗机构工作者的配合程度。目前有"打通医共体编制"和"老人老办法，新人新办法"两种模式。前者将人力资源管理集中到医共体，所有人员编入医共体，财政投入"按岗不按编"；后者则保留基层人员的编制，且不改变财政投入方式。安徽省、山西省和浙江省大部分地区采取了第二种模式，其具体做法如表1-3所示。

表1-3　安徽省、山西省、浙江省医共体人事制度和薪酬制度

省份	人事制度	薪酬制度
安徽省	成员单位职工身份不变，乡镇卫生院在编在岗人员工资由财政供给保障。医共体拥有内部人事管理自主权，实行"县管乡用""乡聘村用"。牵头医院拥有对医共体内乡镇卫生院院长任命权或推荐权和人员招聘和人才引进自主权	遵循统一的二类事业单位绩效考核原则。牵头医院负责指导、审定乡镇卫生院的绩效考核与分配方案
山西省	取消医疗机构行政级别，实行总院院长负责制。人事编制医疗集团统一管理、使用、调配	确定薪酬总额，在核定的绩效工资总量内自主分配
浙江省	医共体编制总量核定，医共体人员统一管理、县招乡用，遵守按需设岗、按岗聘用、竞聘上岗、人岗相适的原则，完善职称评聘制度，优先保证基层发展	实行集团工资总额制，建立"多劳多得、优绩优酬"的分配机制，并与药品、耗材和检查检验收入脱钩。同时实行院长年薪制

第三，财政补偿制度。

国家对基层医疗机构的财政投入一般分为财政专项补助和政府购买服务两部分。安徽省和山西省获得的财政支持主要为财政专项补助。而浙江省则从2017年年底起就改变了该种模式，转而由政府向基层医疗卫生机构购买医疗卫生服务。安徽省、山西省和浙江省三个省份的具体做法如表1-4所示。

表1-4　安徽省、山西省、浙江省医共体财政补偿制度

省份	财政补偿制度
安徽省	支持符合规划的公立医院的基本设施建设、学科发展、人才培养、公共卫生任务完成、长期债务化解、保障紧急救治、救灾等公共服务经费，落实乡镇卫生院一类事业单位财政经费定项补助政策，落实村卫生室补助政策

表1-4(续)

省份	财政补偿制度
山西省	政府对符合要求的公立医院的财政补偿与安徽省相似。此外，政府还积极探索由按人头或床位补助逐步转为按项目补助
浙江省	县乡医疗机构组建医共体后，按原渠道足额安排对成员单位的财政投入，并将资金统一拨付医共体，由医共体统筹。逐步化解成员单位符合条件的历史债务。乡镇要加大对所在地医共体成员单位的支持力度

第四，医保支付制度。

医保支付方式的改革对于整合医共体内部成员的利益至关重要。医共体基本上在按项目付费基础上，采用了总额控制、按人头付费、按病种付费等支付方法。安徽省、山西省和浙江省的具体做法如表1-5所示。

表1-5 安徽省、山西省、浙江省医共体医保支付制度

省份	医保支付制度
安徽省	实行按人头总额预付的方式，医保费用打包支付给医共体，结余部分由牵头医院、乡镇卫生院和村卫生室按照6:3:1的比例进行分配
山西省	实行总额预算、按月预付、年终结算的方式，90%的资金打包预付给集团，结余资金40%用于发展业务，60%用于提高医务人员待遇
浙江省	完善医保总额预算管理，医保总额按照"以收定支"原则，由医保机构与医共体谈判核定。建立结余留用、合理超支分担机制

1.4 分级诊疗的发展

1.4.1 分级诊疗的相关政策

目前，我国卫生健康领域的改革已取得显著成绩，医疗卫生服务体系日益健全，人民群众健康水平不断提高。但在基础医疗体系中仍存在较为明显的医疗资源分配不均的问题，制约着我国医疗卫生事业的发展。据统计，我国80%的医疗卫生资源集中在城市。其中，城市中的80%资源又集中在大、中型医院（如三甲医院）。这种不合理的资源分配状况导致了"大医院人满为患、小医院无人问津"的社会现象，从而使得大、中型医院"看病难"的问题显得尤为严重。因此，合理优化分配有限的医疗资源是全面建设健康中国，满足人民美好生活需要的必然要求。

为了推动医疗资源优质高效分配，缓解大医院医疗资源紧张的矛盾，提高基层医疗资源利用率，国务院办公厅于2015年9月发布了《关于推进分级诊疗制度建设的指导意见》，明确指出，"到2020年，分级诊疗服务功能全面提升，保障机制逐步健全，布局合理、规模适当、层级优化、职责明晰、功能完善、富有效率的医疗服务体系基本构建，基层首诊、双向转诊、急慢分治、上下联动的分级诊疗模式逐步形成，基本建立符合国情的分级诊疗制度。"2020年10月，中国共产党第十九届中央委员会第五次全体会议通过的《中共中央关于制定国民经济和社会发展第十四个五年规划和二〇三五年远景目标的建议》，再次强调，"要加快建设分级诊疗体系"。因此，分级诊疗成为我国深化医药卫生体制改革，促进基本医疗卫生服务均等化的重要举措，可以有效提升全民健康水平。我国实施新一轮医改以来，分级诊疗的发展主要包括以下几个阶段[①]。

1.4.1.1 分级诊疗制度逐步建立阶段（2009—2014年）

2009年，《中共中央和国务院办公厅 关于深化医药卫生体制改革的意见》明确提出"逐步实现社区首诊、分级医疗和双向转诊"。《国务院医药卫生体制改革近期重点实施方案（2009—2011）》明确提出"健全基层医疗卫生服务体系。建立城市医院与社区卫生服务机构的分工协作机制。同时，采取增强服务能力、降低收费标准、提高报销比例等综合措施，引导一般诊疗下沉到基层，逐步实现社区首诊、分级医疗和双向转诊"。为了推进分级诊疗的发展，提升基层医疗服务能力，国家投入大量资金支持基层社区卫生服务中心、乡镇卫生院的发展，加强基层医疗卫生服务的建设，提高基层群众的就医满意度。

《国务院医药卫生体制五项重点改革2011年度主要工作安排》强调，要"探索建立长期稳定、制度化的协作机制，逐步形成基层首诊、分级医疗、双向转诊的服务模式"。2011年7月，国务院办公厅印发《国务院关于建立全科医生制度的指导意见》，明确提出要"建立分级诊疗模式，实行全科医生签约服务"。全科医生的签约是分级诊疗的关键，全科医生能够为基层群众建立健康档案，为群众提供连续协调、方便可及的基本医疗卫生服务，缓解群众"看病难、看病贵"的状况，进而改善群众的就医体验。

---

① 魏子柠.新医改以来我国分级诊疗制度建设情况的回顾与展望[EB/OL].（2020-09-13）[2023-08-16].https://www.cn-healthcare.com/articlewm/20200913/content-1145313.html.

《国务院办公厅关于印发深化医药卫生体制改革 2012 年主要工作安排的通知》强调，"建立健全分级诊疗、双向转诊制度，积极推进基层首诊负责制试点"。《国务院办公厅关于印发深化医药卫生体制改革 2013 年主要工作安排的通知》再次强调，"推进基层首诊负责制试点，建立健全分级诊疗、双向转诊制度和机制，增强医疗服务连续性和协调性"。建立健全分级诊疗制度已经成为我国深化医药卫生体制改革的关键部分，是有效推进医疗卫生制度建设的重要抓手。2014 年国务院政府工作明确提出，"巩固完善基本药物制度和基层医疗卫生机构运行新机制。健全分级诊疗体系，加强全科医生培养，推进医师多点执业，让群众能够就近享受优质医疗服务"。分级诊疗制度的建设首次被写入政府工作报告中，标志着推进分级诊疗制度建设进入到一个新的发展阶段。

1.4.1.2 分级诊疗制度建立完善阶段（2015 年以来）

2015 年 3 月，国务院办公厅印发《全国医疗卫生服务体系规划纲要（2015—2020 年）》（以下简称《规划纲要》），其中对分级诊疗的建设作出了明确的规定，强调要"建立并完善分级诊疗模式，建立不同级别医院之间，医院与基层医疗卫生机构、接续性医疗机构之间的分工协作机制，健全网络化城乡基层医疗卫生服务运行机制，逐步实现基层首诊、双向转诊、上下联动、急慢分治。以形成分级诊疗秩序为目标，积极探索科学有效的医联体和远程医疗等多种方式。充分利用信息化手段，促进优质医疗资源纵向流动，建立医院与基层医疗卫生机构之间共享诊疗信息、开展远程医疗服务和教学培训的信息渠道。控制公立医院普通门诊规模，支持和引导病人优先到基层医疗卫生机构就诊，由基层医疗卫生机构逐步承担公立医院的普通门诊、康复和护理等服务。推动全科医生、家庭医生责任制，逐步实现签约服务"。为贯彻落实《规划纲要》精神，2015 年 9 月，国务院办公厅印发《关于推进分级诊疗制度建设的指导意见》，明确提出："到 2020 年，分级诊疗服务能力全面提升，保障机制逐步健全，布局合理、规模适当、层级优化、职责明晰、功能完善、富有效率的医疗服务体系基本构建，基层首诊、双向转诊、急慢分治、上下联动的分级诊疗模式逐步形成，基本建立符合国情的分级诊疗制度"，此举标志着我国分级诊疗制度正式建立。

2016 年 6 月，国务院医改办、原国家卫生计生委、国家发展改革委、民政部、财政部、人力资源社会保障部和国家中医药管理局印发《关于推进家庭医生签约服务的指导意见》，科学指导家庭医生签约服务的开展。

家庭医生旨在为基层群众提供连续性的医疗卫生服务，优先覆盖老年人、孕产妇、儿童、残疾人等弱势人群，以及高血压、糖尿病、结核病等慢性疾病和严重精神障碍患者。家庭医生签约在落实基层首诊方面发挥着关键性的作用，能够有效推进分级诊疗的落地实施。2017年4月，国务院办公厅印发《国务院办公厅关于推进医疗联合体建设和发展的指导意见》，提出将我国医联体分为城市医疗集团、县域医共体、专科联盟和远程医疗协作网四个部分。医联体的建设发展能够优化医疗资源的配置，畅通双向转诊渠道、提高医疗资源的利用效率，并推进基层医疗卫生机构的服务能力建设，为全面实行分级诊疗制度奠定基础。2017年和2018年，国务院办公厅印发《国务院办公厅关于深化医教协同进一步推进医学教育改革与发展的意见》和《国务院办公厅关于改革完善全科医生培养与使用激励机制的意见》，对推进全科医生制度的建设提出具体意见。优化全科医生的培养和使用激励机制，能够有效提升全科医生的工作积极性，提高全科医生的技术水平，进而为基层群众提供优质的医疗卫生服务，进一步促进分级诊疗制度的建设。

2018年4月，国家卫生健康委办公厅印发《全国医院信息化建设标准与规范（试行）》。2018年4月，国务院办公厅印发《国务院办公厅关于促进"互联网+医疗健康"发展的意见》。2018年7月，国家卫生健康委和国家中医药局联合制定了《互联网诊疗管理办法（试行）》《互联网医院管理办法（试行）》以及《远程医疗服务管理规范（试行）》等政策措施，对于重点发挥互联网技术在医疗卫生领域的关键作用提出明确意见。互联网等信息技术的发展能够推动远程医疗和在线诊疗的发展，使落后地区的群众也能够享受到发达地区优质的医疗服务，这为分级诊疗制度的建设提供了强大的支撑。

1.4.2 分级诊疗的相关实践

我国分级诊疗的探索和实践主要围绕两条路径展开：一是从医疗服务体系建设入手，以多种方式推进不同层级医疗服务机构之间展开分工协作；二是从完善医疗保障制度入手，通过差别化报销比例、支付方式及其他相关政策调整，引导患者更多地利用基层医疗资源，调动基层医疗机构的积极性①。不同地区结合各地实际，精准施策，推进分级诊疗制度体系的建设发展。

1.4.2.1 山西长治的按病种分级诊疗

2014年7月，山西省原卫生计生委印发《关于新农合实行住院按病种分级诊疗的指导意见（试行）》（以下简称《意见》），首批确定18个试点县（市、区）的县级医疗机构，选择诊断明确，合并症、并发症较少的40种常见病、多发病先行开展试点。《意见》明确指出，"试点县（市、区）要结合当地实际，建立分级诊疗转诊制度，根据专科优势指定二级医院负责分级诊疗转诊工作"。2015年7月，长治市印发《长治市新农合按病种分级诊疗工作实施方案》，明确了分级诊疗制度实施的具体时间要求、病种范围以及新农合确定的差别补偿政策。2016年，长治市原卫生计生委印发《长治市新农合分级诊疗新增病种目录及费用标准》，进一步扩大分级诊疗病种范围，新增类风湿性关节炎等60种病种。

山西长治的按病种分级诊疗模式以病种为抓手，通过逐步扩大病种的范围来推动分级诊疗建设，对于优化医疗资源配置和保障人民群众健康具有重要意义。

1.4.2.2 宁夏银川的差别化报销分级诊疗

2015年，银川市印发《分级诊疗制度建设工作方案（试行）》，指出"2016年开始，银川市计划建设6个社区卫生服务中心和10个社区卫生服务站，并通过基层人才培养、医疗资源共享等措施逐步建设基层首诊、双向转诊、急慢分治、上下联动的分级诊疗制度。"2016年，银川市卫生健康委员会发布《关于贯彻执行分级诊疗转诊转院制度有关事项的通知》，银川市人社局印发《关于做好全市参保人员分级诊疗转诊转院政策宣传及就诊引导工作的通知》，积极配合分级诊疗制度的推进落实。银川市的分级诊疗制度规定，除急诊、急救、器官移植及术后、透析住院治疗及患有恶性肿瘤、传染病、精神病等，应当直接到三级医院（含三级专科医院）住院的患者外，银川市参保职工和参保居民未经二级及二级以下定点医院（含营利性医院）转诊转院，直接到三级定点医院住院就医的，医保报销金额降至原有额度的80%。参保人员在基层医院就诊，因诊断不明、条件不足等原因需要转往三级医疗机构住院的，基层医院应予办理转诊转院手

---

① 冯文猛，葛延风. 中国分级诊疗的地方实践：从完善医疗保障制度入手［EB/OL］.（2017-10-06）［2023-08-16］.https://www.sohu.com/a/196523442_99909763.

续，其后参保人员在三级医院住院的医疗费用报销比例方可维持不变。

分级诊疗转诊转院制度的实施，不仅能够确保基本医疗保险制度规范运行，切实减轻参保人员的医疗费用负担，还能够引导参保人员根据病情需要，合理有序地选择医疗机构就诊。

1.4.2.3　青海的控费分级诊疗

2013 年，青海省率先探索实施分级诊疗制度。青海省明确提出，"住（转）院的参保患者，应在统筹地区内遵循首诊医疗卫生机构（乡镇中心卫生院和社区卫生服务中心）—二级定点医疗机构—三级定点医疗机构的分级诊疗和转诊程序。"在推进分级诊疗的过程中，青海省采取了多项控费举措，减轻群众的就医负担。青海省要求，各级医疗卫生机构将当年的医疗总费用、医保基金支付费用、次均门诊和住院费用控制在前三年平均水平；严禁分解门诊人次和住院人次；各级医疗要将住院和转院控制在前三年平均水平；住院患者在三级、二级及以下医疗机构自费医疗费用占总医疗费用的比例分别控制在 10% 和 5% 以内，超出部分由医疗卫生机构承担，严禁将住院自费费用转入门诊记账；二级以上医疗机构出入院诊断符合率不低于 95%；三级和二级综合医疗卫生机构药占比分别控制在 45% 和50% 以内，（藏、蒙）民族医疗卫生机构控制在 55% 以内；三级、二级和一级医疗卫生机构平均住院日分别控制在 12 天、9 天和 6 天以内。自青海省在省、市、县、乡四级医疗机构实施分级诊疗以来，三级医院和基层医疗卫生机构住院人次、医保基金支出均实现两升两降。目前，基层首诊、分级诊疗、双向转诊的就医新秩序在青海省已成常态。

青海省的控费分级诊疗模式在控制医疗费用的基础上，利用经济杠杆完善分级诊疗的相关制度体系，不仅可以有效减轻患者的就医负担，还可以优化医疗资源配置，建立良好的就医秩序，保障人民群众的健康。

1.4.2.4　分级诊疗的实践对比分析

分级诊疗的核心是患者依据病情合理有序地选择医疗机构就诊，合理优化医疗卫生资源的分配。如何让患者更多选择基层医疗机构，是分级诊疗制度亟须解决的问题。以经济杠杆推进分级诊疗建设，能够让更多的患者留在基层。在上述的案例中，无论是长治的按病种付费诊疗，银川的差别化报销诊疗，还是青海的控费分级诊疗，都充分运用了医保制度中的经济杠杆，让患者的无序就诊行为切实得到了有效控制，患者也更加主动地选择在基层就医，有效推进了分级诊疗制度的建设。

分级诊疗制度的建设发展是一项长期工程，需要各部门的协同配合。在建设过程中，需要充分发挥医保支付的"杠杆"作用，建立起各方联动的机制体制。山西长治的按病种付费诊疗，充分推进了医保支付方式改革，建立起了控成本的激励机制。通过实施以 DRG/DIP 付费为核心的医保预付制，能够激励医疗服务提供方在保证质量的前提下主动控制成本，在提供高质量医疗服务的同时也能够有效地进行医保控费。银川的差别化报销诊疗充分发挥了医保政策的"分流效应"，通过不同层级的报销比例，让更多的患者留在基层就医，不仅避免了将"小病"拖成"大病"，也避免了上级医疗机构过度拥挤的情况。青海的控费分级诊疗有效利用了医保控费的杠杆作用，减少了医保基金的浪费。因此，在推进分级诊疗的过程中，应充分发挥医保支付的"杠杆"作用，推进分级诊疗制度有序健康发展。

2 具有时代特征的核心概念

2.1 医疗联合体

2.1.1 概念界定

医联体是医疗卫生体系建设和改革的重要内容之一。我国目前还没有关于医联体的权威定义，很多学者通常将其解读为"不同级别、类型、性质的医疗机构通过签订协议与合同，整合各机构医疗服务、人力资源、技术特长等资源，形成覆盖范围更加广泛、医疗服务更加便捷、信息资源共享更加畅通、资源配置更加高效的医疗组织。"医联体具有三个显著特征：一是不改变医院间组织结构；二是不改变医疗组织属性和内部原有的管理架构；三是三级医院在其中主要发挥指导、帮助和支撑作用。

2.1.2 主要模式

第二次世界大战后，国外许多医院面临着医疗费用上升、政府投入不足、医疗机构内部机制落后、医疗保险制度不完善以及私营医院迅速发展的挑战。为了提高服务水平和管理效率、促进医疗机构之间资源流动和共享，许多医疗机构组成了联合体。表2-1是部分具有代表性的国家和我国台湾地区的医联体模式。

表2-1　部分具有代表性的国家与我国台湾地区医联体模式

整合结构	联合方式	
	虚拟联合	实体联合
横向整合	策略联盟代表地区：中国台湾	

整合结构	联合方式	
	虚拟联合	实体联合
纵向整合	服务等级网络代表国家：英国	实体区域医疗中心 代表国家：澳大利亚
	委托管理代表国家：新加坡、美国、日本	
横纵整合	集团式联合体代表国家：新加坡	联合兼并式医院集团 代表国家：德国、英国

从 20 世纪 80 年代开始，我国部分地区开始探索医联体的建设。2009年 3 月，《中共中央 国务院关于深化医药卫生体制改革的意见》正式印发，标志着我国新一轮医改正式启动。此后，我国加大对医疗卫生领域的投入力度，基层医疗卫生机构服务水平有所提升，但人民对医疗卫生服务的数量与质量的需求仍不断增加，优质医疗卫生资源缺乏、资源结构和分布不合理等问题仍然存在，医疗卫生资源的供需矛盾较为突出。因此，我国亟须建立"以人为本、以健康为中心、基于价值的整合性医疗卫生服务体系"。2013 年，我国开始启动医联体的建设工作，逐渐形成了四种医联体模式：城市医疗集团、县域医共体、跨区域专科联盟和偏远远程医疗，其运作模式和代表案例如图 2-1 所示。

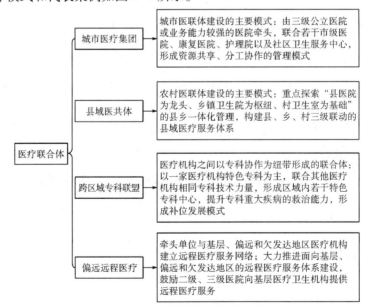

图 2-1 我国医联体建设运作模式

2.2 医疗服务共同体

2.2.1 概念界定

医疗服务共同体（以下简称"医共体"）是我国"新医改"进一步深化的产物，2017年国务院办公厅印发《国务院办公厅关于推进医疗联合体建设和发展的指导意见》，正式提出"县域医疗服务共同体"的概念。县域医共体实行以县级医院为龙头、乡镇卫生院为枢纽、村卫生室为基础的县乡一体化管理，与乡村一体化有效衔接。有学者进一步解读，县域医共体是一个区域内的医院与其他医疗服务机构和组织联系在一起，重新构建起的一个整体性的全新的医疗组织架构。其更多的是参考医疗集团的组织形式，同时运用家族模式，由核心医院承担大家长身份，整合与统筹集团内的医疗资源，重建集团内部的管理架构、组织系统和医疗服务的体系，以及相互之间的组织构成等。2019年，《关于推进紧密型县域医疗卫生共同体建设的通知》和《关于开展紧密型县域医疗卫生共同体建设试点的指导方案》相继出台，拟在试点县初步建成目标明确、权责清晰、分工协作的新型县域医疗卫生服务体系，逐步形成服务、责任、利益、管理的共同体。从"县域医疗共同体"到紧密型"县域医疗卫生共同体"，县域医共体的内涵不断丰富。

2.2.2 主要模式

目前，医共体主要形成了四种形式：服务共同体、利益共同体、责任共同体和发展共同体。它与医联体存在着显著不同的特征：一是法人代表的统一性；二是医疗组织关联的紧密性；三是明确的区域性；四是资源的整合性。

医共体的主要模式可以根据不同的特点和目标进行划分，主要有以下几种常见的分类模式：

第一，按照参与主体划分，主要分为医院型医共体、社区型医共体、专科型医共体。医院型医共体以医院为核心，将周边的社区医疗机构、诊所等纳入共同合作体系，共同为患者提供医疗服务。医院型医共体通常由大型综合医院牵头组建，可以提供高水平的医疗技术和设备支持，同时也能够实现医院之间的资源共享和协同工作。社区型医共体以社区医疗机构为核心，将周边的家庭医生、乡村医生等纳入共同合作体系，共同为社区居民提供医疗服务。社区型医共体注重基层医疗服务的提升，通过建立健康档案、定期健康检查等方式，实现对患者的全程管理和健康监护。专科型医共体以某一特定医学专科为核心，将相关的专科医院、诊所等纳入共同合作体系，共同为患者提供专科医疗服务。专科型医共体可以集中优质的专业医疗资源，提供一流的专科诊疗服务，对于疑难病症的诊治具有一定的优势。

第二，按照服务内容划分，主要分为诊疗型医共体、健康管理型医共体、康复护理型医共体。诊疗型医共体以医疗机构为核心，通过共享医疗资源、优化诊疗流程等方式，提高医疗效率和服务质量。诊疗型医共体注重患者就医体验，通过加强患者与医生的沟通和协作，提供个性化的诊疗方案，满足患者的多样化需求。健康管理型医共体以健康管理机构为核心，通过建立健康档案、升展健康教育、提供健康咨询等方式，对患者进行健康管理和预防保健。健康管理型医共体注重对患者的健康管理和疾病防控，通过定期随访和健康指导，帮助患者提高生活质量和健康水平。康复护理型医共体主要以康复护理机构为核心，通过开展康复治疗、提供康复护理服务等方式，促进患者的康复和功能恢复。康复护理型医共体注重患者的康复过程和护理需求，通过多学科的协同工作，提供全方位的康复护理服务，提高患者的生活质量和自理能力。

第三，按照地域范围划分，主要分为区域型医共体、跨区域型医共体。区域型医共体以特定地区为范围，将地区内的医疗机构、医生和患者纳入共同合作体系，共同解决患者的医疗需求。区域型医共体注重医疗资源的整合和优化配置，通过建立医共体内部的信息共享和协作机制，提高医疗服务的覆盖范围和质量。跨区域型医共体以多个地区为范围，将不同地区的医疗机构、医生和患者纳入共同合作体系，共同提供医疗服务。跨区域型医共体可以充分利用各地的优质医疗资源，通过远程医疗、会诊等方式，解决患者的就医困难，提高医疗服务的可及性和便利性。

医共体的每种模式都有其独特的特点和优势。建立医共体，可以实现医疗资源的共享和优化配置，提高医疗服务的质量和效率，更好地满足患者的多样化需求。医共体的发展是医疗体系改革的重要方向，也是实现全民健康的重要途径。

2.3 整合式医疗服务

2.3.1 概念界定

早在 1996 年，世界卫生组织（WHO）的报告《Integration of Health Care Delivery》就对比了垂直系统项目与整合医疗卫生服务的优缺点，并提出要建立一个集中于整合医院及其服务的新模型。2016 年，WHO 的报告《Framework on Integrated，People-centered Health Services》正式将整合医疗服务定义为"令人得到持续的健康促进、疾病预防、疾病诊断及治疗、疾病管理、康复服务、在医疗部门内部和外部不同层次和地点相协调的服务，以及根据人整个生命进程所需要的服务"。但是从实践层面来讲，整合式医疗是由医疗服务提供者，向特定的人群提供整合和连续的医疗服务，包括家庭保健、疗养院服务、初级和专科的门诊治疗和手术治疗、社会服务、康复、预防保健、健康教育和融资。整合式医疗服务通常采取管理式医疗护理的形式。

2.3.2 主要模式

整合式医疗服务分为策略联盟、服务等级网络、委托管理、集团式联合体、实体区域医疗中心和联合兼并式医院集团六种模式。其特征为：一是单一整合的实体，一个组织负责提供所有医疗服务；二是无缝式的连续医疗服务，即为患者提供一个经过协调和管理的所有医疗服务的固定医疗点；三是管理固定资源，风险调整后的资金支付方式，为整合型医疗卫生服务体系创造了避免重复治疗和节约医疗资源的激励机制；四是关注公众健康状况，即关注整个社区人群健康状况的改进，而不仅是参加医疗保险的人群。

目前，我国最为成熟的整合型医疗卫生服务形式是紧密型县域医共体，其核心目的就是通过体制机制改革，促进医院之间以及与基层医疗卫生机构之间形成合作及利益机制，提升双方服务能力。紧密型县域医共体作为成熟的整合型医疗服务形式在全国范围内进行试点，其建设和发展经验为基层医疗机构走出困境，促进分级诊疗提供了有益借鉴。

2.4　分级诊疗

2.4.1　概念界定

分级诊疗是指按照疾病的轻重缓急及治疗的难易程度进行分级，不同级别的医疗机构承担不同疾病的治疗，逐步实现从全科治疗到专业化治疗的医疗过程。分级诊疗制度包括基层首诊、双向转诊、急慢分治、上下联动。分级诊疗是我国新一轮医改中需要达成的重要目标之一，医联体和医共体的建设是实现分级诊疗的重要改革抓手。

目前，国外并没有与我国"分级诊疗"相对应的概念，与这一概念类似的"医疗体系服务研究"主要关注卫生服务的整合（integration）。国内已有许多研究具体阐释了分级诊疗的概念。匡莉等认为，分级诊疗是基础保健与专科服务和医院服务体系之间的分工与协作，居民将社区全科医生作为首诊，需要相应的医疗资源时，全科医生经过转诊体系，将病人转至专科服务或医院服务体系，在全科医生的组织协调下，病人在医疗服务体系中有序流动并享有连贯一体的医疗服务[1]；方少华认为，分级诊疗制度是以基层首诊、分级医疗和双向转诊为核心的全程化、无缝隙健康管理流程体系和制度安排[2]；赵云认为，分级诊疗制度是有关就医秩序、就医流程和医治行为的规范性要求[3]；方鹏骞等认为，分级诊疗即提供连续性、协同性医疗卫生服务的体系，在医疗保障机制分级引导下，通过社区首诊、双向转诊等制度，合理分流患者，使患者在合理的医疗层级、合理的医疗卫生机构寻求合理的医疗卫生服务，实现医疗资源的成本效益最大化[4]；李玲认为，分级诊疗是指将疾病按轻、重、缓、急和治疗的难易程度进行分级，不同级别的医疗机构承担不同疾病的治疗，以实现基层首诊

① 匡莉，LI L. 全科医疗特征功能视角下分级诊疗的定义及制度层次 [J]. 中国卫生政策研究，2016，9（1）：19-26.

② 方少华. 全民医保背景下实现分级诊疗的路径研究 [J]. 卫生经济研究，2014（1）：18-21.

③ 赵云. 我国分级医疗体系建构路径比较 [J]. 中国卫生事业管理，2013，30（4）：244-246，250.

④ 方鹏骞，邹晓旭，孙宇. 我国分级医疗服务体系建设的关键问题 [J]. 中国医院管理，2014，34（9）：1-3.

和双向转诊①。

事实上，上述概念皆围绕"分级"这一核心词语，结合分级诊疗实现的路径和目标开展相关阐述。"分级"一词有两重含义：一是患者病情有轻重缓急，二是医疗机构之间存在不同层级。总体来说，分级诊疗立足于患者病情分级和医疗机构分级两大基本点，通过设计连贯的诊疗体系以推动多医疗服务主体协同规范发展，最终达成医疗资源和医疗服务高效分配的目标。

2.4.2 主要模式

因国情差异和改革方向的独特性，世界各国采取了不同的整合模式，其中，取得显著成效的典型模式主要有：美国凯撒医疗集团模式、英国国家医疗服务模式、德国公共合同型服务模式、新加坡医疗集团模式和日本分工合作服务模式②。各国整合医疗服务主要涵盖以下三个方面：第一，多层级诊疗（hierarchical care）。其中，最典型的是英国的三级医疗卫生服务。1957年，WHO据此提出了三级医疗服务模式，并建议各国实施。这一模式主要涵盖以下三个内容：①基础保健，主要指围绕常见病和多发病展开的治疗性服务和预防保健服务。②二级医疗，主要承担一部分常见多发病的确诊和治疗，以及一般性疑难复杂疾病的诊断和治疗。③三级医疗，重点承担少见疾病和罕见疾病的诊断和治疗。不同层级的医疗机构有不同的功能定位，由此决定了服务对象的范围③。第二，基层首诊（first-contact）。基层首诊是指居民有健康需求（包括疾病和非疾病的照护）时，将全科医生作为自己接触医疗卫生服务体系的首诊站或初始进入点，由全科医生提供第一线照护，充分发挥全科医生的作用④。第三，转诊制度（referral system）。国外卫生政策和专业学会广泛关注的"转诊"主要发生在全科医生和专科医生或医院之间。这类转诊对卫生资源配置影响最为深

---

① 李玲. 分级诊疗的基本理论及国际经验［J］. 卫生经济研究，2018（1）：7-9.
② 叶江峰，姜雪，井淇，等. 整合型医疗服务模式的国际比较及其启示［J］. 管理评论，2019，31（6）：199-212.
③ LINDEN M, GOTHE H, ORMEL J. Pathways to care and psychological problems of general practice patients in a gate keeper and an open access healthcare system: a comparison of Germany and the Netherlands［J］. Soc Psychiatry Psychiatr Epidemiol, 2003（38）：690-697.
④ 匡莉，LI L. 全科医疗特征功能视角下分级诊疗的定义及制度层次［J］. 中国卫生政策研究，2016，9（1）：19-26.

刻，对医生之间的服务行为影响最大，对病人利用服务影响最为重要①。对于超出医疗机构功能范围的疾病，应及时进行横向或纵向转诊。但转诊并非简单地将病人上转或下转的孤立行为，而是全科医生在整个转诊过程中与病人、专科医生和医院之间的互动、责任传递与协调活动。这一系列安排包括：全科医生与患者讨论转诊的必要性；全科医生与患者商量和选择所要转介的专科医生和医院；全科医生开具转诊信并帮助预约专科医生或联系安排住院和手术；专科医生或医院完成病人的诊治后，将专科检查结果和进一步的治疗措施书面通知全科医生，全科医生将所有信息存入病人档案，并根据和参考专科医生的建议对转回社区的患者进行后续治疗和照护等②。

2.5　相互关系

前文主要论述了医联体、医共体和整合式医疗的概念及主要模式。下文将从目标、实质、内涵、组织形式等方面对医联体、医共体和整合式医疗进行对比分析，如表 2-2 所示。

表 2-2　核心概念对比分析

维度		概念		
		医联体	医共体	整合式医疗
相同点	目标	通过资源共享，增强基层医疗卫生组织的服务水平和服务能力		
不同点	实质	医疗组织形式	医疗组织架构	医疗服务网络
	内涵	整合区域内的医疗资源，形成区域内分级诊疗上下联动的互助医疗组织与系统	区域内的医院与其他医疗服务机构和组织联系在一起，重新构建一个整体性的全新医疗组织架构	由医疗服务提供者，向特定的人群提供整合和连续的医疗服务的一种组织网络

① SWEENEY B. The referral system［J］. BMJ, 1994（309）：1180-1181.
② 朱有为，柏涌海，刘宇，等. 国外双向转诊制度的启示［J］. 中国卫生资源，2014，17（3）：244-246.

表2-2（续）

维度		概念		
		医联体	医共体	整合式医疗
不同点	组织形式	城市医疗集团；县域医共体；跨区域专科联盟；偏远远程医疗	服务共同体；利益共同体；责任共同体；发展共同体	策略联盟；服务等级网络；委托管理；集团式联合体；实体区域医疗中心；联合兼并式医院集团
	特点	不改变医院间组织结构；不改变医疗组织属性和内部原有的管理架构；三级医院发挥指导、帮助和支撑作用	法人代表的统一性；医疗组织关联的紧密性；明确的区域性；资源的整合性	单一整合的实体；无缝式的连续医疗服务；经过管理的固定资源；关注公众健康状况
	对比	组织架构和管理架构不同：医共体是一个全新的医疗组织形式，它已经变成了一个医疗集团和一个重组的医疗新组织，医联体的组织结构则是各自独立的；发展目的不同：医联体的目的是充分发挥分级诊疗和区域内三级、二级与一级医院的各自独立功能，医共体需要的是发挥医疗集团化改革的作用与优势；简单来说，医联体"联"的是病，基层解决不了的病要联大医院、大专家，医共体"共"的是健康，"共"的是居民常见疾病预防健康管理、慢病康复等，前者组织间联系相对松散，根据合作协议安排一定的技术指导，后者组织间联系更为紧密，有着共同的经济目标和责任		医联体与整合式医疗的相似程度很高，可以简单理解为国内与国际的实践；县域医共体建设具有较强的实践可行性，是我国构建优质高效的整合型医疗卫生服务体系的重要组成部分

　　医联体与医共体都是我国医疗卫生领域改革中的特色实践，它们最大的共同点是都以增强基层医疗卫生组织的服务水平和服务能力为建设目标。但二者也有显著的不同：一是组织架构和管理架构不同。医共体是一个全新的医疗组织形式，它已经变成了一个医疗集团和一个重组的医疗新组织；医共体的核心医院必然要通过渗透与控制来管理这个全新的组织系统；医联体的组织结构则是各自独立的，只是围绕医疗服务的有效性而开展医疗合作。二是发展目的不同。医联体的目的是充分发挥分级诊疗和区

域内三级、二级与一级医院的各自独立功能，在一个区域内的医疗服务体系中，发挥各自的独特作用，并且通过合作共享、共建、共赢等，让区域内的医疗服务更加有效和通畅；医共体需要的是发挥医疗集团化改革的作用与优势，形成区域内全新的医疗新组织来开展崭新的医院管理与医疗服务。简单来说：医联体"联"的是病，基层解决不了的病要联大医院、大专家；医共体"共"的是健康，共的是居民常见疾病预防健康管理、慢病康复等。前者组织间联系相对松散，根据合作协议安排一定的技术指导；后者组织间联系更为紧密，有着共同的经济目标和责任。

3 医共体与分级诊疗的理论基础

3.1 医共体的理论基础

3.1.1 公共政策过程理论

公共政策过程是指从政策问题的确认开始，一直到政策评估和政策终结为止，包含问题从确认到终结的一个完整周期。公共政策过程理论强调公共政策制定实施的全过程，医共体政策和分级诊疗政策是医疗卫生政策构建的重要组成部分。已有学者对云南省云县县域医共体组织联盟改革过程进行了研究，探究了政策过程、联盟结构与内外部机制等因素对医共体绩效的影响，总结出云县医共体改革表现出的组织联盟过程既富有特色，又具备强烈的公共政策实施过程的特点①。

"自下而上"的政策执行模式要求给予政策执行机关一定的自主裁量空间，强调政策执行过程中各执行部门之间的信任与沟通。从"一体化改革"到"医共体"的探索阶段，云县医共体改革实施"自下而上"的政策实施过程。在这一过程中，云县人民政府给予了充分的政策指导和足够的信任与赋权支持，充分发挥云县人民医院院长的关键作用，鼓励云县人民医院牵头开展医共体建设。一方面，调动外部力量，整合内部资源，充分了解与协调医共体内外部利益相关者的诉求与利益；另一方面，通过识别政策目标，选择合适的改革策略促进政策成型。

除"自下而上"的改革策略外，在医共体建设初步成型、继续深化的

---

① 朱静敏，段晖. 县域医共体何以实现卫生绩效：政策企业家、再组织化联盟与激励兼容[J]. 公共管理学报，2021，18（3）：125-138，174-175.

过程中还可加入"自上而下"的政策探索。"自上而下"模型由美国学者普瑞斯曼和威戴夫斯基首创，他们认为一项政策颁布以后，高层需要明确政策目标，下级接到指令以后将目标层层分解并付诸行动。以云县医共体的建设过程为例，各相关行政部门通过让渡一部分管理权、经营权、人事权、分配权等权利，构建了财政支持、医保付费、绩效控制等一系列激励性政策工具，通过实现医共体内外部的目标兼容，优化政策效果。

3.1.2 新公共服务理论

美国著名的公共行政学家罗伯特·B·登哈特提出了新公共服务理论。基于西方社会的公民权理论、社区和市民社会的模型、组织人本主义和组织对话，登哈特夫妇提出了新公共服务的七大核心主张。第一，公共利益是公共管理者和公民共同的目标，而不是公共服务的副产品。公共管理者、行政官员和政府应当为公民提供畅所欲言、真诚表达意愿的环境，为共同利益的实现和社会愿景目标的确立提供建议。第二，应该"民主地行动"。若政策和计划要得到切实有效地贯彻和执行，公共管理者应当鼓励公民积极参与、共同协作，集中各方力量推动计划的实施和执行。还可以通过加强公民教育，培养更多公民领袖等形式，激发公民参与公共管理的责任感。第三，公共管理者应当"服务于公民，而不是顾客"。在管理与服务过程中，不能将公民视为市场关系中的顾客角色，行政管理人员在进行决策时不是对单个消费者的"需求"做出反应，而应该充分考虑所有公民的利益，做出公平、合理、科学的决策。第四，责任并不是单一的。新公共服务理论认为政府责任是复杂的，公共管理者除了要关注公民利益以外，还要通过对话、授权等方式解决问题、制定决策，并关注市场、法律、社会价值、政治规范等各方面的问题。第五，公共部门要"重视人而不只是生产率"。新公共服务理论强调要"通过人民来管理"，在日常管理、决策制定等过程中不能为了提高效率而漠视公民利益，公共部门应当尊重人民意愿，通过协作等方式接受公民的参与。第六，公务员应当"超越企业家身份，重视公民权和公共服务"。公务员是为公共利益的实现付出有意义的贡献，而企业家则是为自己的资本做出付出，因而公务员的行为是强于企业家的。新公共服务理论认为公共管理者的管理远远超过项目本身的需求和资源的许可，公共管理者是为了服务于公民，不断融入公民与社会中去的过程。但是，危机和机遇在公共管理过程中无处不在，因此公务员应当与公民进行对话，取得公民支持，而不能单独做决策。第七，公共管理者需要注重实现公民的共同利益，而非利用其权力掌控、驾驭社会。因此，公共管理者应当坚持"服务而非掌舵"的原则，这也是七大原则中最突出、最能反映新公共服务理论核心的原则。

已有学者结合新公共服务理论对宁波市县域医共体治理策略进行了梳理，发现在医共体建设中，外部治理权力仍然基本掌握在政府手中，其履行的职责中在相关决策过程中难以避免"行政管理型"决策机制①。第一，政府角色有待改变，应当适当进行放权。第二，由于医共体中各级组成单位的职责和任务存在较大差异，在重大事务决策过程中需要充分考虑这一情况，存在一定复杂性。目前在医共体内部尚未建立健全完善科学的内部治理结构，相应的民主决策机制也有待进一步开发。第三，医共体建设的内外部监督机制存在缺陷，引导相关医疗健康服务供给的相关考核与激励方案仍需完善，基于与社情民意"对话"、确保公共利益实现的社会监督机制还未建立，不利于实现"公共利益最大化"。第四，在医共体内部的人事管理机制上，有关团队合理"分权"以及团队内人员的激励机制仍然具备一定的优化空间。

因此，依托新公共服务理论的观点，有学者提出在政府监管、专业团队执行的医共体外部治理结构、居民参与的医共体社区健康治理机制、医共体内部法人治理结构下的事务决策机制和基于系统化责任分担的考核与激励机制四个方面展开进一步探索，以完善维护公共健康利益的医共体内外部监督机制。

该研究在新公共服务理论的视角下得出了许多有价值的结论。然而，由于目前新公共理论缺乏明确的分析指标，利用该理论进行研究需要学者拥有深厚的理论基础和较强的定性分析能力，且有较大概率得到片面化的结论。因此，在系统探讨医共体运行机制时，可以适当借鉴该理论，并结合其他理论进行全面综合的分析研究。

3.1.3 PEST 分析模型

PEST 分析模型是现代管理学者在分析宏观环境时常用的方法，该理论四个字母 PEST 分别对应政治环境、经济环境、社会环境和技术环境。

---

① 赵凌波. 宁波市县域医共体治理机制改革实践及优化策略分析：基于新公共服务理论视角 [J]. 中国卫生质量管理，2021，28（6）：102-105.

通过对目前我国县域医共体建设的外部环境进行分析，可以了解各个因素对医共体建设实践的影响。第一，政治环境方面，深化医疗卫生体制改革带动了医共体在我国的实践，而县级公立医院综合改革有助于发挥县级公立医院在县域医疗系统内部的龙头作用，助力医共体建设。第二，经济环境方面，我国政府医疗卫生投入逐年增加，医保支付方式改革有助于医疗机构改善服务水平。同时，我国东中西部县域经济发展水平存在一定差异，应当因地制宜，探索医共体建设的新模式。第三，社会环境方面，人口老龄化以及居民疾病谱的改变要求我国加大对慢性病的重视程度，提高基层医疗服务能力，推进医防融合。第四，技术环境方面，医院的信息化建设和新兴技术的运用能够改善医疗服务环境，提高医疗服务效率，促进医共体的建设①。该模型能够对医共体建设的外部环境作出全面细致的分析，但无法覆盖到医共体建设的内部影响因素，因而分析时仍需借鉴其他理论模型。

3.1.4　社会交换理论和交易成本理论

社会交换理论由美国社会学家霍曼斯提出，认为一个人会关注和比较其与他人的交往所得到的报酬和所付出的代价。在交往关系中，社会规则、相对资源和最小兴趣原则三个因素都会影响交往关系的平衡。社会规则往往决定着在社会交往的关系中谁的影响力最大，相对资源是指任何可以帮助交往双方获得收益或达到目的的东西，最小兴趣原则是指对建立交往关系兴趣更小的一方对双方交往关系的依赖性最小，也拥有更大的力量。当交往关系中产生矛盾时，双方需要通过协商，找到使双方都满意的平衡点以实现关系的维持。在应用到管理过程中时，该理论认为，某一项目中参与方的意愿、信任与能力能够在很大程度上影响关系机制的运行，参与方之间的交互能够产生理解、信任和认同。

交易成本理论由美国经济学家科斯提出，认为在一定的社会关系中，人们自愿交往、彼此合作，达成交易时需要支付一定的成本。由于人性因素与交易环境因素相互作用、互相影响会导致市场失灵，造成交易困难，于是交易成本产生了。2009 年诺贝尔经济学奖获得者威廉姆森指出，有限理性、投机主义、不确定性与复杂性、专用性投资、信息不对称和气氛六

---

① 任海波，张家堤，吴震，等. 县域医共体建设实施宏观影响因素的情景分析 [J]. 中国农村卫生事业管理，2021，41(5)：341-345.

个因素构成了交易成本发生的影响因素。应用到组织的研究领域,该理论认为,管理者可以通过制定规范、条款和协议等正式机制,优化联盟价值创造时的协调活动,降低联盟运转过程中的交易成本。

这两项理论均强调了医共体建设过程中关注与协调内外部利益相关者关系的重要性。在医共体改革过程中,政府卫生主管部门、医疗保障机构、医疗机构与病患群体之间是一种委托—代理关系,只有最大化各利益群体的共同目标,充分调动利益相关者的合作积极性,才能优化联盟价值创造时的协调活动。云南省云县医共体通过构建联盟外部信任与赋权下的医保基金打包付费机制,实行"去行政化"的人事制度与绩效激励机制,打造专业化团队以及知识、学习与信息共享机制,统一了医共体内外部利益相关者的目标,有助于优化资源配置和提高卫生绩效①。

3.1.5 整体性治理理论

整体性治理理论由英国学者佩里·希克斯提出,该理论从治理理念、治理结构和治理机制三个层面对组织治理展开论述,希望能够解决治理中产生的"碎片化"问题以及其他困境。

在治理理念上,该理论认为应该以公众需求为核心,追求公共利益。因此,紧密型医共体的建设应当确立"以健康为中心"的理念和目标。在治理机制上,整体性治理理论强调三个机制,分别是协调机制、激励机制以及整合机制。医共体建设中,行政体系通过协同合作能够形成良好的协调机制,同时要探索医保基金特色支付方式以及医务人员绩效奖惩制度等激励机制,并通过深度整合服务体系内部组织之间的关系从而完善治理机制,实现医共体高效运转。

整体性治理理论对治理结构的论述分为三部分内容。一是治理子系统,可以从政策、顾客、组织和机构四个方面划分子系统。因此,医共体治理体系可以划分为服务子系统和政策子系统两个系统,通过在子系统内部和子系统之间构建良好的协同关系实现整体性治理目标。医共体建设政策子系统中,在主要领导的重视下,推动跨部门合作最终实现政策协同;服务子系统的建设则主要通过组织整合与管理改革提升服务能力,重塑服务流程。此外,政策子系统与服务子系统通过权力关系的调整实现交互,

---

① 朱静敏,段晖.县域医共体何以实现卫生绩效:政策企业家、再组织化联盟与激励兼容[J].公共管理学报,2021,18(3):125-138,174-175.

形成良好协同。二是治理维度，即协同关系构建的维度。整体性治理理论提出了层次、功能、公私部门三个治理维度，从纵向、横向和公私划分三个方面对治理过程中的协同要素进行了概括总结。医共体建设中，政策子系统的构建属于层次上的横向协同，服务子系统属于功能层面的纵向整合，后者还能通过一定程度的非公参与更好地提供服务。三是治理中的功能要素，即关系治理子系统功能发挥的要素。医共体建设中政策子系统和服务子系统中的功能要素对于整合协同整体治理发挥了重要作用①。

根据整体性治理理论构建的紧密型医共体运行逻辑全面且严谨，对医共体建设的理论与实践来说具有很大借鉴价值，但其一般用于解决系统内横向组织间治理问题，但针对目前建设与实践的困境研究不够深入，只能作为初步建设的逻辑框架进行参考。

3.1.6　权变理论和资源依赖理论

已有学者利用组织理论中的权变理论和资源依赖理论对整合式医疗模式进行了分析解读。权变理论由美国当代著名心理学和管理学家弗雷德·菲德勒提出，是组织理论应用于卫生保健领域的一次创新。权变理论认为，组织是在不确定的条件下运作的，它们试图通过适应来减少这种不确定性。当权变变量介入到一个平衡中时，它们试图使自己"适应"新的环境。该理论运用在商业领域时，组织对外界刺激的反应可以保护它们的存在，并且帮助它们实现利益最大化。

使用权变理论可以用来解释分析整合发生时医疗卫生组织的变化过程。整合式医疗模式的实行是对政府政策调整作出的反应。当整合政策应用到医疗保健领域时，医疗机构最主要的目标是确保组织完整性，重建与员工之间的平衡关系，而非改善医疗服务水平。也就是说，整合式医疗模式最初建立时，应该注重增强组织内部的合作稳定性，医疗质量的提高只是伴随稳定组织的形成而出现的。

资源依赖理论作为现象驱动的理论和最具影响力的组织理论之一，由杰弗瑞·菲佛和杰拉尔德·萨兰基科于1978年正式提出。资源依赖理论认为，当组织之间在商品或服务供应等方面存在相互依赖时，组织倾向于纵向或横向整合，以降低成本和提高效率。该理论提出，落实一项政策往往

---

① 崔兆涵，王虎峰. 整体性治理视角下紧密型医共体的构建逻辑与实施路径 [J]. 中国卫生政策研究，2021，14（2）：1-7.

需要先通过改变组织之间的权力分配向组织注入不确定性。也就是说，当环境中出现重要的权利、地位和资源不平衡的状况时，整合这种方式能够打破这种不平衡。这也是整合式医疗出现的原因，该模式能够更好地处理运行过程中可能存在的风险和不确定性，优化医疗资源的优化配置，提高医疗服务的相对公正性。

3.1.7 复杂性理论

法国哲学家埃德加·莫兰是当代系统地提出复杂性理论的第一人。复杂性理论将组织视为一个生态系统，而非貌似合理的机器。第一，复杂的系统与它们的历史息息相关，在探索研究整合式医疗的发展路径时应当充分了解其发展历史。第二，复杂系统中存在蝴蝶效应。由于某些非线性的特征，系统中某些地方的小变化会对整个系统产生很大的影响。因此，在整合式医疗系统的构建中，政策制定者与其花时间进行详细的规划，通过不断细化规则，商讨可能出现的情况以及相应的解决方案，不如只需要设置最低标准并确定边界，并让整合式系统不断适应这些约束条件。第三，复杂系统理论认为，复杂的系统往往由简单的规则支撑，通过小规模的观察或分析叙述以及实验即可确定系统规则，从而改变并重新配置复杂的系统。第四，自我组织往往能够在"自我组织临界"上达成平衡，该组织能够利用最低程度的能力达到该临界点。实现自我组织平衡的前提条件是坚持共享原则，保持连续性，并且做到反馈、对话、记忆以及相互依赖。这与整合式医疗构建的内涵要求不谋而合。通过各个医疗机构的合作互惠、协同发展、相互依赖，实现组织的平衡与资源的优化配置。此外，该理论分别以投入与成果关系的确定性以及人们对结果确定性的赞同程度作为横纵轴，发现低确定性、低赞同度会导致混乱的无政府系统阐述，高确定性、高赞同度的情况则是理想化的系统状况。然而，复杂系统处于两者之间，具有适中的确定性和赞同度。在整合式医疗的发展过程中，应当适当创新发展模式。

3.2 分级诊疗的理论基础

3.2.1 企业理论与交易成本理论

企业理论和交易成本理论认为，市场交易会产生大量的交易成本，因此通过市场获得一个产品的成本会大于产品本身的价格。一系列附加成本可能包括：信息搜寻成本、价格商议成本、保护商业秘密的成本、执行成本等，这些成本都会潜在增加市场上采购产品的成本，从而抬高商品价格。当组织内部自己生产所需产品更加便宜，并且通过雇佣合约协调生产而节约的市场交易成本大于其执行资源配置协调职能的成本时，企业就会出现。企业是作为价格机制的替代物而出现的，其存在的根本原因是节约交易成本；在企业内部，市场交换被组织协调所取代。因此，当各级组织实现纵向一体化，联动发展内部生产服务时，能够在一定程度上节约成本，实现更高效率、更高质量的服务，对于各级医疗组织来说亦是如此。在分级诊疗体系之下，各级医疗组织能够通过协调联动尽量减少附加成本，保证医疗服务的质量可控和价格可控。

同时，医疗市场是一个不完全竞争市场，存在诸如价格管制、第三方付费、市场失灵、信息不对称等问题，且患者充分享有就医自由，因此患者在就医时往往抱有"宁可多花钱，也要治好病"的心态，在追求高医疗质量的同时，对于医疗价格基本没有任何商议和权衡能力。因此，在医疗服务市场上靠价格机制事实上解决不了患者趋高就医的问题。为了实现就医分流，那么就需要建立一种组织协调机制，即分级诊疗体系。

3.2.2 规模经济和范围经济理论

从规模经济和范围经济视角来看，分级诊疗体系事实上有利于各级医疗机构通过协调联动方式最大程度发挥规模经济和范围经济的优势。在分级诊疗体系中，各级医疗机构的投入要素可以共同分享；医疗服务提供过程得到统一管理，可以节约成本；不同级别医院由于掌握资源、服务定位不同，能够提供不同类型的医疗服务，机构之间的互补性得以显现；同时，同一医院、同一组织内部还能对专业知识和技能进行沟通和共享，使得医疗资源最大程度实现共享。医疗服务的提供依赖于对患者个人信息的掌握，这些信息包括患者的家庭情况、基本健康状况和过往诊疗记录。分级诊疗体系搭建起医疗服务整合协作平台，能够有效避免信息重复收集，一定程度上节约了成本。

由于在没有约束的前提下，患者的就医选择天然具有趋高性，自然会选择医疗水平更高的大医院。而公立医院也有扩大规模、吸引患者的动力，因此供需双方极易找到利益共同点，二者共同推动患者向上流动，结果导致大医院人满为患、基层医疗机构门可罗雀，医疗费用不合理上涨等一系列问题，造成看病难、看病贵以及医疗资源的浪费和社会福利的降低。分级诊疗体系设计既可以帮助患者降低交易成本，又可以推动公立医院和基层医疗卫生机构的联合，带动基层医疗机构的发展，降低组织成本，提高医疗资源配置效率，同时也能将传统的治病模式进一步转换为更加全面的健康保障模式。

从目前的实践情况来看，分级诊疗体系面临的一个最根本的问题是改变患者的就医行为选择。"大医院看病难，小医院没人看"的这一现象由来已久，那么这一困境是如何产生的？需要采取何种措施加以改变？严俊等从信息经济学甄别模型的解释视角，将"就医分流"的设想视为信息不完全条件下分离均衡的实现过程。事实上，在就医自由的条件之下，看似无序的患者微观选择其实具有类型化的行动逻辑：只有符合"私人信息掌握程度高、制度信息掌握程度高、风险控制偏好低"这一特征的自由选择行动者大量存在时，在宏观层面才有可能呈现出甄别模型预测的理想分级诊疗格局①。结合分级诊疗的实践经验可知，一系列改革举措的目的皆是围绕如何向患者更加准确释放信息信号开展的，如基层医疗机构开展具体化、个性化健康管理服务，提升患者对基层医疗机构的知晓度、依赖度；转诊联动机制不断建设发展，采取"捆绑式"签约方式，提升患者对分级诊疗体系医疗服务质量和水平的信任感；各级医疗服务机构信息化平台建设，保证信息公开透明，保障线上问诊健康管理触手可及。因此，要想真正扭转患者长期以来趋高就医的习惯，就需要采取多种方式保障医疗信息可及，释放可靠信号，提升患者对分级诊疗体系的信任。

---

① 严俊，兰雅心. 不完全信息与无序自选择：对"就医分流"困境的理论解释 [J]. 浙江学刊，2019（2）：185-194，2.

3.2.3 整合理论视角

整合是指由系统整体性及系统核心的统摄、凝聚作用而导致的使相关部分或因素合成一个新的统一整体的建构、序化过程。整合需要事物间动态的相互作用与联结，以形成合力的方式实现整体优化①。卫生服务整合是指以人群健康需要为依据，以改变卫生资源的不公平、不均衡分布以及利用效率不高为出发点，由各类专业医疗机构和人员具体针对居民的健康及医疗卫生服务需求，把医疗、预防、保健、康复、健康教育和健康促进等一系列服务进行整合，以提供系统、连续、全方位的服务，进而改进医疗卫生服务的结果和卫生系统绩效②③。基于整合理论，用整体视角来观察分级诊疗体系内部的各个要素，并进一步探索不同医疗机构层级间的互动内容及其构建良性互动的方式，为分级诊疗体系医疗资源在不同层级之间的流转互动模式提供了宏观视角的理论解释④。

第一，资源互动。

依据资源及卫生资源的内涵，资源互动可释义为人际互动、技术互动、信息互动与资本互动等，其目的是使卫生领域的资源达到最优化与最大化的利用⑤⑥。资源互动主要是指各类医护工作者及管理者、技术、信息与资本等在医疗卫生服务网络中相互连通、流动，尽可能地实现卫生人际间的相互交流与联系，实现卫生技术与信息的共享，推动卫生资本的公益性与经济性的共赢与增值。

在一个系统内部，人际、技术、信息与资本等多种资源之间存在相互联系和相互作用。人际的相互交流与联系能够带动技术与信息的共享，促

---

① 张亮，张研，唐文熙，等. 健康整合：引领卫生系统改革 [M]. 北京：科学出版社，2014：17-18.

② 冯珊珊，徐燎原，刘韬，等. 基层卫生服务整合模式的探索：以广州市南沙区为例 [J]. 中国初级卫生保健，2014，28（6）：12-15.

③ MUR-VEEMAN I, HARDY B, STEENBERGEN M, et al. Development of integrated care in England and the Netherlands：managing across public-private boundaries [J]. Health Policy, 2003, 65（3）：227-241.

④ 吴悦，张亮. 基于整合理论的农村地区医疗机构层级间的良性互动探讨 [J]. 中国卫生经济，2017，36（3）：8-11.

⑤ 李超峰. 中国矿产资源整合与规制研究 [D]. 北京：中国地质大学（北京），2013.

⑥ World Bank. World Development Report 1993：investing in health [M]. New York：Oxford University Press, 1993：1-329.

进资本的流通。例如，目前在部分已具备较高集成的卫生信息系统的地区，不同层级医疗机构的医生能够通过互联网远程交流，实现卫生信息的共享，提升基层医疗机构医生的医疗技术，对疾病的诊疗、康复与管理具有重要作用。同时，近年来，社会资本办医广泛出现在医疗卫生领域，部分社会资本看到基层医疗机构在分级诊疗体系之下发展的新机遇，积极进行投资，便于政府购买个性化、定制化服务，充分利用社会资本，扩大具有满足新需求特点的基本医疗服务供给①。这些社会资本可以为分级诊疗卫生服务网进一步的整合与互动提供经济基础。

第二，管理互动。

管理互动具体是指各级医疗机构在机构、人际、技术、信息与资本的管理上开展的规范化、互利性的互动。目前，国内各级医疗机构层级间的管理互动主要倾向于高级别的医疗机构管理低级别的医疗机构，但由于利益杠杆的影响，两种管理模式都没有实现真正意义上的互动。

医疗机构托管模式在一定程度上被看作实现双向转诊与机构联动的有效途径②，但就目前的实施情况来看，这一机制事实上存在明显的单向性作用。高级别医疗机构到低级别医疗机构的沟通渠道相对通畅，而反向的通道却缺失③。各级别医疗机构间的互动不够流畅和健全，就会影响到医疗服务协同提供的连贯性④。

第三，服务互动。

服务互动指的是在一个系统内，不同级别医疗机构提供的卫生服务是可衔接的、延续性的、拓展的，服务互动可以使各级医疗机构提供连续性与可及性的卫生服务，这是使居民获得有效便捷的医疗卫生服务的基本路径之一。

分级诊疗体系之中，各级医疗机构间的双向转诊依赖不同机构之间的上下联动和服务互动。双向转诊是规范医疗机构诊疗服务行为、妥善处理

---

① 马进. 医疗服务供给侧改革之拙见 [J]. 中国卫生资源, 2016, 19 (4)：261-263.

② 王丹若. 大医院与CHS互动模式对双向转诊影响研究 [D]. 重庆：重庆医科大学, 2009.

③ 谭申生, 范理宏, 周晓辉. 医疗资源纵向整合的实践与体会 [J]. 中华医院管理杂志, 2006, 22 (11)：761-762.

④ 李睿. 医院和社区卫生机构间不同协作模式对连续性医疗服务的影响研究 [D]. 武汉：华中科技大学, 2011.

居民趋高就医与跨层级多机构服务利用的有效方式①，在这一过程中需要不同层级之间的医疗机构通过人际、技术与信息等资源互动为居民提供具有连续性、协调性的医疗服务。上下联动是通过医疗机构层级间的管理互动，引导各级医疗机构建立起目标明确、权责清晰的分工协作机制，促进优质医疗资源下沉，推动医疗资源合理配置和纵向流动，实现卫生服务提供的连续性。因此，服务互动是资源互动与管理互动持续性存在的原因与目标。

3.2.4　社会分工理论视角

社会分工理论脱胎于亚当·斯密于《国富论》中提出的劳动分工理论。古典经济学研究的重点是专业化、劳动分工和交换的关系，在亚当·斯密和卡尔·马克思看来，劳动分工是经济生活的核心现象，而社会经济组织结构则是经济学研究的中心。亚当·斯密认为正确的制度结构是经济发展的必需机制，而劳动分工则是经济发展的源泉。在分工中，劳动专业化、节省劳动时间以及机械智能化是经济效益提升的重要方面，分工带来的专业化和比较优势能够促使生产率提升②。亚当·斯密的分工理论在100多年后由阿林·杨作了进一步的发展研究，随后又经斯蒂格勒、舒尔茨等从不同的角度进行补充阐述，现如今与新增长理论紧密结合，在学术界中占据重要地位③。要推行分级诊疗体系，首当其冲即是要解决如何合理"分"的问题。合理"分"这一概念倾向于"分工"协作理论，强调要合理定位个体的能力，并合理分工实行协作。合理"分"运用于分级诊疗体系建设，即是要在体系内明晰各级各类医疗机构的功能定位，根据其规模、服务能力、外部环境等因素合理进行分工和布局④。

第一，合理定位和分工协作。

作为古代分工协作理论的代表人物，柏拉图曾强调"分工"要合理定

---

① 杨坚，谢添，张亮，等.我国各省分级诊疗政策分析 [J].中国卫生经济，2016，35（1）：14-17.

② RODRIGUEZ A. The division of labor and economic development [J]. Journal of Development Economics, 1996, 49 (1)：3-32.

③ MINTZBERG H. The structuring of organizations：a synthesis of the research [M]. Englewood Cliff：Prentice Hall, 2012：18.

④ 邹晓旭，高昭昇，姚瑶，等.基于社会分工理论的分级医疗服务体系理论研究 [J].中国医院管理，2015，35（7）：21-23.

位每个人的能力，并合理分工实行协作。社会分工理论运用于分级诊疗体系之中，即强调要在这一体系内明晰各级各类医疗机构的功能定位，根据其资源水平、规模、服务能力、外部环境等各类因素进行合理分工和布局。

第二，市场规模和需求决定分工，体系内各机构通过联系沟通实现分工。

由于社会密度的恒定增加和社会容量的普遍扩大，分工在社会发展过程之中不断发展演变，各个社会成员间的相互关系是分工制度实行的前提。随着医疗服务市场规模的不断扩大和人民卫生健康服务需求的日益增长，医疗服务的提供量也在不断增加，并且由于社会经济不断发展，物质生活条件提升，医疗水平的提高，人均寿命不断延长，医疗服务的需求密度也在不断增加。整体来看，一方面，随着老龄化进程的加速，医疗服务市场更加呼唤康复医疗、老年照顾等服务分工；另一方面，随着疾病的演变、发展与细化，更加专业、细致的分工和医疗照护服务需求也在不断增长。分级诊疗体系之中各个主体需通过沟通密切开展互动，从而更好地实现精确化、专业化、细致化分工，以适应不断增长的、多样化的社会医疗服务需求。

第三，分工促进了生产过程的标准化，提升了各环节的连续性和互补性。

亚当·斯密的劳动分工理论指出，分工不仅能促进经济发展，也能使生产过程发生质变。这一变化主要体现在：团队生产中，劳动专业化对产品标准化的需要日益提升；连续性的生产要求每个生产者协调投入的时间；每个生产环节不再孤立，而是演变成互补性的投入。分级诊疗体系同样也是一条产业链，合理化的分工需要有明确的标准和规范，不同层级医疗机构的功能与服务应与其他医疗机构构成具有互补性、完整性和连续性的医疗服务体系，避免各机构之间产生重复分工、无序竞争，影响医疗服务的质量和效率。只有分工明细，流程连贯，才能为人民群众提供连续有效的医疗服务，分级诊疗体系才能实现医疗资源的优化配置。

第四，专业化的分工需要良好的制度环境。

不同于农业和工业，服务业的效果是无形的、不可预知的，往往在服务提供之后才会知道其质量的优劣。尤其是在医疗行业之中，供需双方之间存在较为严重的信息不对称情况，因此这一体系对契约和制度水平的依赖程度较高。对于专业性强、分工关系紧密的商品生产，政策制度坏境越好的国家在推进生产分工时越有优势，因此要构建分级诊疗体系，就需要良好的政策制度环境的支持。

第五，分工理论中的产业集群现象。

在分工不断细化的过程中，管理成本的提升、管理层次的冗余都不利于服务效率的提升，因此开展分工的行业应当进行适当的整合、优势互补。一般来说，成熟的整合集群主要有 3 种分工形式：①垂直分工，即在集合内部不同流程阶段的各级机构之间的分工，其差异出现在工作内容上；②水平分工或横向分工，即在集群内部生产同种类但不同类型产品的各类机构间分工，其差异主要体现在产品上；③职能分工，一般指企业内部生产或服务的功能性分工，发展到企业外部，指的是将独立性强的辅助生产部门与基本生产部门分离经营①。

目前在我国分级诊疗体系的相关实践中，上级医院与基层医疗机构分工协作的主要模式体现为：合作、托管、重组、联合体、集团和院小院管等。有学者认为我国医疗服务体系应当充分发挥集群优势，加大医院对社区医疗服务中心的帮扶，实现医疗资源共享与优势互补②；分级诊疗体系建设在注重分工的同时，也需要注重一体化进程，采取院办院管模式，实现社区首诊、分级诊疗和双向转诊的目标③。现有实践表明，即使基层医疗机构与上级医院在服务规模、服务能力、服务功能等方面都存在较大差异，但二者之间实质上仍然存在竞争关系。如要进一步调整协作双方的利益分配机制，那么就需要有效协调"垂直分工"，明确利益划分，积极促进双向转诊。

3.2.5 结构—过程—结果三维度质量评价

结构—过程—结果三维度质量评价模式常被用于公共政策理论分析全流程。本书从微观视角出发，结合分级诊疗体系的结构、过程和结果分析，对目前分级诊疗体系的相关理论进行归纳和总结。

---

① 魏剑锋. 马克思分工协作理论视角下的产业集群竞争优势 [J]. 中国社会科学院研究生院学报，2007（5）：65-70.

② 郑大喜. 公立医院与基层医疗机构分工协作的难点及其突破 [J]. 现代医院管理，2011（1）：21-24.

③ 陆琳，马进. 公立医院与基层医疗卫生机构分工协作机制研究及政策建议 [J]. 中国医院管理，2011，31（11）：17-19.

3.2.5.1 结构部分

结构是分级诊疗体系的骨架。分级诊疗"基层首诊、双向转诊、急慢分治、上下联动"的体系设计有赖于层级结构的搭建和不同主体的良性互动。现有研究关于分级诊疗体系结构部分主要涉及的理论有：利益相关者理论、委托—代理理论、社会网络理论。

第一，利益相关者理论。

利益相关者理论（stakeholder theory）由斯坦福研究所提出。这一理论主要探索管理层是向股东负责还是需兼顾所有相关者的利益。该理论历经数年发展目前已广泛应用于公共政策领域①。

不同学者在运用利益相关者解读分级诊疗体系之时给出了不同分类方式。陈柯羽等参考 Sirgy 根据利益具体的远近程度将利益相关者细分为内部、外部和远端利益相关者的分类方法对分级诊疗体系不同的利益相关者进行了归纳②。其中，内部利益相关者包括卫生行政部门、公立医疗机构及其员工和患者；外部利益相关者有医保行政部门、发改委财税行政部门、人力资源社会保障行政部门、审计行政部门、编办、市场监管行政部门、医药器械设备商和卫生信息平台建设机构；远端的利益相关者包括卫生科研院校、营利性医疗机构、商业保险公司、社会媒体、公安部门、民政部门，我国分级诊疗正是通过上述利益相关者的互动来实现的③。

王清波等基于利益相关者理论，确立了分级诊疗体系的四方主体：需求方、供给方、管理方、筹资方④。同时，对分级诊疗体系的相关主体利益开展分析，从角色定位、利益描述、拥有资源、利益关联程度、政策影响力、政策执行意愿、受政策影响程度等多个角度出发，具体描述了分级诊疗体系建设的动力和阻力。卫生部门和医保部门是推动分级诊疗的主要力量，但在实施路径上存在差异；财政、发改（物价）等部门的协调配合是分级诊疗顺利推行的必要条件；基层医疗卫生机构的管理者和医务人员是分级诊疗的重要推动因素；医院的管理者和医务人员在分级诊疗中利益

① 李洋，王辉. 利益相关者理论的动态发展与启示 [J]. 现代财经，2004，24（7）：32-35.

② SIRGY M J. Measuring corporate performance by building on the stakeholder model of business ethics [J]. Journal of Business Ethics，2002，35（3）：401-404.

③ 陈柯羽，韩优莉，王亚东，等. 我国分级诊疗理论架构、实现路径及评价体系 [J]. 中国公共卫生，2019，35（4）：497-503.

④ 王清波，胡佳，代涛. 建立分级诊疗制度的动力与阻力分析：基于利益相关者理论 [J]. 中国卫生政策研究，2016，9（4）：9-15.

受损的可能性较大，是政策推行的主要障碍因素；居民（患者）本应是分级诊疗的重要受益者，但也可能成为阻碍因素；医药器械商选择性地参与部分环节，有望成为分级诊疗的推动力量。

第二，委托—代理理论

委托—代理理论（principalagent theory）在信息经济学中指的是代理人或代理机构受雇于一个或多个委托人，根据合同开展工作，达成委托人所预期的结果，并由委托人支付报酬①。

众所周知，医疗市场上存在信息不对称现象，因此患者委托医生管理和保障自己的健康。我国卫生事业具有公益性，因此医院受卫生健康部门委托，为患者提供健康服务，由此构建起两对委托—代理关系。由于在委托—代理关系中，双方的委托代理目标可能因委托人与代理人的效用函数不一致而存在差异，造成代理目标的与代理初衷的差异。所以为了预防和惩治目标差异行为、提高委托效率，委托人有必要采取激励和监督相配合的手段使得代理人与委托人的目标尽可能趋同，达到帕累托最优。在分级诊疗体系的建设过程中，为确保体制机制构建的合理性和所求效率最优，政府既要基于委托—代理理论，借助医保杠杆发挥调节作用，又要兼顾这一契约的硬性规定作用②。同时，监督和约束不仅仅要针对医疗安全，还需针对分级诊疗实施的规范和效果。因此，政府在自制评价标准之外也可以委托第三方机构进行评估分级诊疗实施的效果。

此外，相比较商业医疗保险，由于我国社会医疗保险存在强制性，因此其对分级诊疗体系建设的助益更大。并且随着支付方式改革的推进，医疗保险在推进分级诊疗之中的作用更为明显。冯娟等表示，相比于医保后付制存在的滞后性缺陷，预付制能对医疗机构节约资源进行经济激励。在分级诊疗体系运行过程中，医保的杠杆作用同时也体现在实行差额报销以变相引导就医流向，降低患者对于大医院的盲目追求之上。这一过程也可以视作政府委托医保部门助力分级诊疗的实现③。

---

① PETERSEN T. The economics of organizations: the principal agent relationship [J]. Acta Sociological, 1993 (36): 277-293.

② 李勇杰. 社会医疗保险制度创新的框架研究：基于委托代理理论视角 [J]. 广西社会科学, 2009 (4): 48-51.

③ 冯娟, 沈晓, 向清. 浅析医疗保险三方间的委托代理关系 [J]. 中国卫生事业管理, 2009 (3): 171-173.

第三，社会网络理论

社会网络分析（social network analysis，SNA）理论是社会学、心理学、数学等学科于 20 世纪 70 年代后协同发展形成的分支，用于研究不同社会单元构成的关系结构和属性[①②]。该理论不同于既往单个的、切割的个体或者组织研究方法，着重关注个体或组织间的关系，故而更适合探究医疗服务体系间的关系、整合的结构及其影响的评价。

社会网络是由多个社会行动者及它们之间的关系组成的集合[③]。陈柯羽等将社会网络理论和利益相关者理论相结合以分析分级诊疗运行的结构。他认为，内部、外部和远端利益相关者同处于一个医疗网状结构中，彼此间有不同性质的关联。其中，最核心的是外部和远端利益相关者通过发挥对内部利益相关者的影响来完成分级诊疗的过程。

3.2.5.2　过程部分

分级诊疗体系过程部分主要涉及的理论有：不完全契约及参照点契约理论、控制理论、博弈论、计划行为理论、自我决定理论。2006 年，WHO 提出了系统模块（building blocks）框架，指出要通过加强卫生系统来改善人群健康结果。构成该系统的模块包括提供服务模式、领导和治理、筹资、医疗产品、卫生人力、卫生信息、疫苗和技术，通过实现包括可及性、安全性和覆盖率在内的中间指标，达到包括健康状况改善、反应性提高和控费在内的总体改革目标。陈柯羽等结合国内分级诊疗实施情况，将分级诊疗制度划分为诊疗模式、人力资源、信息技术、医术、医保医药医疗器械和治理机制六大模块。现有过程相关理论表述基本围绕以上六大模块展开[④]。

第一，不完全契约及参照点契约理论。

不完全契约理论（incomplete contracting theory）是基于 Hart 等人在前诺贝尔奖得主 Coase 所创立的交易费用理论基础上延伸出来的重要学术论

---

① BAKER W E，FAULKNER R R. Interorganizational networks [M]. Qxford：Blackwell，2002：16 -30.

② BURT R S. Structural holes：the social structure of competition [M]. Cambridge：Harvard University Press，1992：15-19.

③ 刘兴智. 项目治理社会网络风险分析方法研究 [D]. 济南：山东大学，2011.

④ 陈柯羽，韩优莉，王亚东，等. 我国分级诊疗理论架构、实现路径及评价体系 [J]. 中国公共卫生，2019，35（4）：497-503.

点，如剩余控制权、参照点契约理论模型等①②。这一理论和传统的完全契约理论的根本区别在于：主张采用再谈判的方式来解决最初不能确定的权责③。其内容和特质适用于分析分级诊疗的推进模式。

首先是关于政府在分级诊疗推行过程中的角色定位问题。聂辉华认为，最优的改革实施战略应该综合考虑实际情况，若协调优势更为重要，应将改革试验的剩余控制权赋予中央政府；若信息优势更为重要，应将改革试验剩余控制权赋予地方政府。在分级诊疗体系之中，因为涉及利益相关方面较多，显然协调的优势更明显，所以应该由中央政府为主导④。

其次是关于政府和分级诊疗所涉及医疗机构的关系。二者之间的关系事实上是一个委托人和多个代理人的关系问题。由于分级诊疗涉及的医疗机构既有层级之差，又有种类之别，每次诊疗过程都是由多家医疗机构协作完成的，因此，应当考虑预防医疗机构可能出现的懈怠。Alchian 和 Demsetz 对此提出了解决方法：让其中一个代理人变成委托人，获得团队生产的剩余索取权，这样他就有动力监督所有代理人的行动，从而实现团队总产出最大化⑤。在分级诊疗过程中，尤其是医联体模式实施后，多数情况下会出现一个起主导牵头作用并占据优势资源的上级医院。该医院将会对整个医联体生产的剩余索取权有更多获得机会。

最后是关于分级诊疗推进的模式。要实现分级诊疗，必须将不同层级的医疗机构以有效率的、密切连接的形式联系起来，协同完成诊疗过程，因此不可避免要进行医疗机构之间的整合。依据国际经验，整合型医疗服务体系必然是医疗体系建设的大趋势，这一模式也被 WHO 和世界银行所推崇⑥。众所周知，整合必然伴随利益重组，事实上这与不完全契约理论

---

① GROSSMAN S J, HART O. The costs and benefits of ownership: a theory of verticaland later a integration [J]. Journal of Political Economy, 1986, 94 (4): 691-719.

② HART O, MOORE J. Contracts as reference points [J]. Quarterly Journal of Economics, 2008, 123 (1): 1-48.

③ 倪娟. 奥利弗·哈特 对不完全契约理论的贡献: 2016 年度诺贝尔经济学奖得主学术贡献评介 [J]. 经济学动态, 2016 (10): 98-107.

④ 聂辉华. 对中国深层次改革的思考: 不完全契约的视角 [J]. 国际经济评论, 2011 (1): 129-140.

⑤ ALCHIAN A, DEMSETZ H. Production, information costs, and economic organization [J]. The American Economic Review, 1972, 62 (5): 777-795.

⑥ 李玲, 徐扬, 陈秋霖. 整合医疗: 中国医改的战略选择 [J]. 中国卫生政策研究, 2012, 5 (9): 10-16.

中的一体化概念相吻合。不完全契约理论认为，企业是由它所拥有或控制的资产构成。一体化即为资产控制权联结的过程，而资产控制权的程度决定了一体化的程度。其中，格里斯曼模型（Grossman-Hart-Moore，GHM）经常被用于诠释一体化进程。

韩优莉等认为经典的 GHM 模型适合于解释纵向整合问题，而参照点契约理论则适合于讨论整合体内部的契约关系①。目前，我国医疗服务体系纵向整合以公立医疗机构为主，其所有权归公众或政府，整合的过程不表现为所有权的变化，而仅为对资产控制权的配置。根据资产控制权整合的程度，可以将现有的分级诊疗的模式大致分为 3 类：以技术、管理和信息为纽带的整合（形成医联体，建立稳定的技术合作和转诊关系），以控制权为纽带的整合（托管或建立分院）和以产权为纽带的整合（人、财、物统一调配）。以上 3 种情况均存在不同程度的"资产控制权"的整合，整合紧密度、一体化程度及对产权的攫取度均由弱到强，适用于不同情况下分级诊疗的实施，也是国内推行分级诊疗的普遍模式。

第二，控制理论。

控制理论由 Wiener 在《控制论或关于在动物和机器中控制和通讯的科学》中首次提出。一般来说，控制理论主要从控制的过程出发，分为前馈控制、过程控制和反馈控制三个阶段。前馈控制是以全方位科学预测为前提而实施的；过程控制是指管理者在工作中按照管理制度所实施的控制；反馈控制是指工作结束后，通过对过程的回顾、总结、分析与评价，发现工作中出现的偏差，找寻症结之所在并总结得失，提出应对的防范措施②。

现有部分研究运用控制理论分析了分级诊疗的信息化建设过程。信息化手段本质上就是通过大数据分析、平台搭建等多种方式对健康管理和诊疗全流程实行精准控制。在全过程精准控制的要求下，"互联网+健康医疗"服务模式应运而生，通过大数据分析和实时监测，信息化手段能够刻画患病人群画像并筛查出高风险人群，从而为科学精准的疾病防控提供理论支撑。分级诊疗平台丰富了医疗服务提供的方式，包括推动实现患者线上预约就诊，建立电子病历方便医生和患者随时查阅健康信息，有效促进

---

① 韩优莉，常文虎. 区域医疗服务体系纵向整合效应研究—不完全契约理论模型及应用 [J]. 中国行政管理，2017（11）：128-134.
② 谭光明，谢春燕，徐舒曼，等. 前馈控制在医疗保健服务质量管理中的作用 [J]. 现代医院，2017，17（9）：1266-1268.

各级医疗机构和区域内医疗信息的互联互通和共享①；同时，借助互联网平台和远程医疗，尤其是线上问诊、会诊等的开展，极大地提高了基层患者对于优质医疗卫生资源获得的可及性和在基层就诊的意愿②。还有学者对这一控制流程的发展进行了分析，认为运用互联网技术能够将分级诊疗服务和养老服务有机融合，助推健康中国战略的实施③，这些过程上的精准控制将大数据作为基层抓手，更好地惠及了对高水平医疗服务有需求的人民群众，推动实现医疗服务的供需匹配。

分级诊疗信息技术应用主要涉及居民健康档案系统、全科医生管理系统、双向转诊系统、区域医疗协作系统、远程医疗系统、电子病历（住院+门诊）系统、检验检查共享系统、管理系统8大系统④。其中，大部分信息系统在家庭医生、基层医疗机构和医院之间可做成共建共享、互联互通的模式，能够在节约经济成本和时间成本的同时便利开展总结回顾并及时做出调整。由此可知，信息化手段作为分级诊疗体系控制的重要手段在医疗服务建设中发挥着重要作用。

第三，博弈论。

在分级诊疗体系六个部分中，由于医保、医药和医疗器械设备牵扯到的经济和利益相对明显，因此在博弈论中常常被运用于探索分级诊疗体系下不同主体之间的互动行为。医保的经济杠杆在就医流向引导方面具有十分重要的作用，但是过程中基金该如何监管，以及该如何有效使用也是需要关注的重点问题。张平等通过研究发现，医疗总费用报销模式优于医疗服务量补贴模式，而建立分级医疗机制可以提高基层医疗服务能力，对不同层级医院的医保报销比例进行监督，从而提高医保资金的使用效率，保障人民获益⑤。在医保监管分级诊疗落实方面，周良荣等认为，降低监管成本、重视处罚力度及医保带来的社会利益，同时寻求均衡点，可以在保

① 孟群，尹新，党敬申.互联网＋分级诊疗模式的思考［J］.中国卫生信息管理杂志，2016，13（4）：111-114，127.

② 孟群.构建"互联网＋健康医疗"服务新模式 打造分级诊疗就医新秩序［J］.中国卫生信息管理杂志，2017，14（2）：101.

③ 魏东海，曹晓雯，周其如，等.医养护一体化分级诊疗模式的实践与探索：基于医疗网络平台［J］.卫生经济研究，2018（3）：51-54.

④ 常朝娣，陈敏.分级诊疗服务信息技术应用探讨［J］.中国医院管理，2018，38（4）：50-52.

⑤ 张平，徐兵，甘筱青.市场结构、医疗保险与医疗费用的关系研究［J］.管理工程学报，2018（2）：53-58.

障患者利益的同时提高监管积极性①。

在采购双方的博弈中，博弈主体为医疗机构和药品、器械、设备等供应商。出于理性经济人利益最大化考虑，医生和供应商容易结成利益共同体，选择对自己最有利益的策略，导致药品和医疗器械价格虚高。为了解决这一问题，相关部门先后推行了药品、医疗器械政府集中采购制度。在集中采购制度下，医疗机构权利受到限制，不能自行购买医疗器械，需统一由招标代理机构通过招标购买。但在实施集中采购后，医疗器械价格存在不降反增的情况，原因是在政府集中采购过程中，不同主体通过不同手段在不同程度上限制竞争，造成采购机制扭曲，与制度设计初衷背离。出现这一现象的原因：缺乏监督、寻租利益极大、权力集中以及惩罚力度小。因此，首先，需要全方位对采购过程进行监督；其次，应推动采购电子化，借助技术创新解决采购寻租问题；最后，应加大处罚力度，处罚力度和监督力度密不可分②。

第四，计划行为理论。

Ajzen 首次提出的计划行为理论包含行为态度、认知行为控制、主观规范、行为意向和实际行为五大要素。其中，主观规范、行为态度和认知行为控制是决定行为意向的三个主要变量。一般来说，态度越积极、在特定行为中来自他人或团体的支持力度越大、知觉行为控制越强，行为意向就越大。另外，实际行为由行为意向决定，行为意向受行为态度、主观规范和认知行为控制三者决定，认知行为控制也可直接作用于行为③。

计划行为理论对于分析医疗机构应当如何提高医疗水平，助力分级诊疗具有重要意义。医院作为一个典型的知识和人才双密集型组织有其特殊性，面临着知识管理及信息化管理带来的一系列问题。在预测个体行为时，一般而言，行为态度越积极、主观规范和行为控制认知越强，即医生个体的提高医术行为意向越强，个体行为越强。在分级诊疗服务过程中，上级医院对下级医院的技术支持和培训也是基层医生诊疗能力提升的良好契机。因此，医疗机构管理者在面对国内分级诊疗大形势时，对于本医疗

① 周良荣，怀银平，喻小倩，等.博弈论视角下的医保定点医疗机构监管分析 [J]. 中国中医药现代远程教育，2016，14（3）：34-36.

② 裴俊巍，曹逸涵，尹西明.博弈论视角下政府采购寻租研究：基于政府采购医疗器械的分析 [J]. 中国政府采购，2015（3）：68-73.

③ AJZEN I. From intentions to actions: a theory of planned behavior [M]. Berlin: Springer-Verlag, 1985: 11-39.

机构医务人员的激励都应该从医务人员的行为态度、认知行为规范等角度出发，推动医务人员钻研专业知识，提高自身医学素养，推动分级诊疗体系建设。

第五，自我决定理论。

自我决定理论由美国心理学家 Decie 提出，旨在探讨人类自身如何通过动机过程决定行为[①]。该理论的假设前提是人是有机整体，与生俱来具备自主成长和发展动力。自我决定理论把动机看作一个连续体，完全没有动机和内部动机分居于该连续体两端，从连续体的一端到另一端体是由控制动机到自主动机的逐渐变化过程。自我决定理论还认为动机的内化能否顺利完成，取决于胜任、自主和关系三个基本心理需要是否满足[②]。自我决定理论认为，领导能通过满足员工上述三类心理需求，促进外部动机的内化，从而增强员工的内部动机。

自我决定理论被用于分析推行分级诊疗过程中的人力资源管理行为。是否实行分级诊疗对于医生治病救人并无明显差别，所以应根据自我决定理论，在分级诊疗的管理实践中，为医生群体提供支持性、非控制性、信息性的工作环境，满足医生群体的三种心理需要，进一步提升医生群体的内部动机或将外部动机内化到较高水平，从而加大其对分级诊疗的认可度，甚至鼓励医生群体依靠内部动机积极选择全科医学和基层就业。

3.2.5.3 结果部分

分级诊疗是相关利益体之间博弈的结局。美国学者克里斯托福认为，强大的初级保健须由四个支柱组成：首诊负责、全流程的连续医疗服务、系统诊疗和卫生系统其他部分医疗服务的协调性[③]。2015 年 9 月，我国提出建立"基层首诊、双向转诊、急慢分治、上下联动"的模式，说明对分级诊疗开展也要遵循首诊制、连续性和协调性。同时，四支柱中的"系统诊疗"和 WHO 及世界银行所倡导的整合型医疗服务不谋而合。在推动医疗服务基层化、连续化的同时，降低人民群众医疗负担是分级诊疗最终得以可持续发展的前提，分级诊疗的落脚点是人民群众的满意程度。

---

① DECIE L, RYAN R M. The 'what' and 'why' of goal pursuits: human needs and the self-determination of behavior [J]. Psychological Inquiry, 2000 (11): 227-268.

② GAGNE M, DECIE L. Self-determination theory and work motivation [J]. Journal of Organizational Behavior, 2005 (26): 331-362.

③ 克里斯. 以价值为导向的医疗服务 [M]. 吴明, 译. 北京: 北京大学医学出版社, 2018: 185-186.

第一，公共政策评价角度。

分级诊疗制度评价体系属于公共政策评价，是评价主体根据分级诊疗的目标，按照一定的评估标准和指标，运用科学的评价方法，对分级诊疗运行的效果、效率、效益等方面进行评价和判断的一系列活动。其目的是发现分级诊疗实施过程中存在的主要问题，从而改善政策，不断监督和反馈，最终保证目标实现，并形成一个良性循环。杨兴怡等（2017）根据系统性原则、可操作性原则、发展性原则，从公共政策评价角度出发，以公平性为线索对评价体系进行串联，共确立了五个分级诊疗评价维度：健康状况改善、效率、可及性、经济性、患者就医体验①。

健康状况改善是分级诊疗评价的核心标准，其应当包括社会人群健康状况和患者医疗服务健康结果两部分。社会人群健康状况是指分级诊疗制度对整个人群健康水平的影响程度，患者医疗服务健康结果是指患者疾病治疗情况和患者健康改善情况。效率主要指医疗服务效率，即医疗机构在有限的卫生资源下实现的最大健康产出。可及性主要分为物理可及和服务可及两部分，物理可及是指医疗卫生机构与患者的位置关系，服务可及是指目前医疗卫生资源的数量和类型对患者健康需求数量和类型的满足程度。经济性包括经济效益和社会效益，社会效益是卫生计生部门为满足社会可承受性提供的医疗服务价格与患者的支付能力之间的关系，经济效益是指医疗卫生服务提供方和保险机构用最少的卫生资源消耗，提供更多质量有保障、适宜的医疗卫生服务。患者就医体验是指患者基于健康需求对医疗卫生服务产生某种期望，对所经历的分级诊疗制度进行满意度评价。

第二，利益相关者+结构—过程—结果模型。

陈志仙等将利益相关者理论和结构—过程—结果模型相结合，对分级诊疗体系的结果评估进行了详细讨论②。在分级诊疗体系中，主要的利益相关者有患者、医院和医务工作者、政府、医疗产业等，其行为直接关系着分级诊疗的实施效果。因此，应紧密围绕相关主体及其在不同阶段的行为选择进行探讨。

结构是指以医疗卫生服务体系为基础、与分级诊疗相关的一些体制机

---

① 杨兴怡，方子，方鹏骞，等.我国分级诊疗制度评价体系研究 [J].中国医院管理，2017，37（5）：1-4.

② 陈志仙，高山，陈昭蓉，等.分级诊疗实施效果评价的理论框架 [J].卫生经济研究，2017（12）：25-27.

制。结构分析就是对分级诊疗涉及的利益相关者的各项资源配置和投入情况的一个反映，具体可以从服务供给模式和治理机制两个方面进行。服务供给模式是分级诊疗最外在的形式，主要包括基层首诊、双向转诊和上下联动等要素。基层首诊是分级诊疗最重要也是最关键的形式，然而我国基层医疗机构由于技术水平较低，基础设备较差，患者大多不愿去基层医疗机构就诊。所以分级诊疗对基层首诊的要求很高。双向转诊主要是对转诊的标准、流程和渠道的一个涵盖，通过对标准的制定和流程渠道的规定，使卫生资源得到充分的利用和配置。上下联动是指医疗机构之间的合作，不同医疗机构之间建立合作机制，使转诊渠道和程序更顺畅。治理机制包括外部治理和内部治理，外部治理主要对分级诊疗模式进行整体布局和规划，对内部涉及的主体和部门进行划分，内部治理则是从整个资金、财力运行的结构来剖析。

过程是指在整个分级诊疗实施过程中涉及的利益相关者之间的博弈。分级诊疗涉及多方利益，所以是一个既复杂又博弈的过程，主要包含了激励机制和药物供给以及资源共享机制。激励机制主要涉及医务人员的技术和资金的保障，鼓励学历高和能力强的医生到基层医疗机构坐诊，同时也激励了原有医疗机构医务人员。药物供给主要是对医药供应商价格的监督和管制，防止医药市场哄抬物价，同时减少医院的成本压力。资源共享机制主要是通过互联网技术对病人信息进行共享管理，便于双向转诊。

结果是对相关利益者之间的博弈行为产生的效果进行分析，主要从患者体验、卫生资源的利用效率和财务运行等方面分析。患者体验主要是患者对医生的评价和投诉，卫生资源利用效率的评价指标主要有门诊人次、病床使用率和住院人次，而财务运行主要通过医疗机构的总收入和总支出来体现。

4 医共体与分级诊疗的实践模式

4.1 医共体的国内实践模式

4.1.1 浙江慈溪模式

浙江省慈溪市共组建了四家医共体。一是慈溪市人民医院医疗健康集团,以慈溪市人民医院为核心,包括6家乡镇卫生院和1家社区卫生服务中心。二是慈溪市中西医结合医疗健康集团,包括慈溪市中医院、慈溪市第六人民医院,以及2家社区卫生服务中心和3家乡镇卫生院。三是慈溪市第三人民医院医疗健康集团,以慈溪市第三人民医院为核心,包括2家乡镇卫生院。四是宁波一院龙山分院医疗健康集团,包括1家乡镇卫生院。4家医共体涵盖了慈溪市所有乡镇卫生院和社区卫生服务中心。

在将医保管理与医共体绩效总量和领导干部年薪挂钩的基础上,慈溪市调研并草拟医改资金池管理办法,将医保结余奖励资金、医院收支结余预算超额资金纳入资金池管理,划分一定比例的资金用于职工收入分配,而且不纳入原有绩效工资总额①。

慈溪市设置名医工作室,并将其落地基层,实现优质医疗资源下沉。慈溪市积极开展对外交流与合作,慈溪市人民医院神经外科同上海华山医院神经外科正式签约合作,慈溪市妇幼保健院与上海市红房子妇产科医院签约并成立上海市红房子妇产科医院慈溪市妇科内分泌(不孕不育)诊疗中心,慈溪市人民医院与复旦大学附属眼耳鼻喉科医院周梁教授团队签订

---

① 朱国泉,赵幼儿,韩帅,等.浙江慈溪:医共体医保支付闭环管理[J].中国卫生,2022(4):80-82.

学科合作协议，共建"周梁教授专家工作室"等，依托上级医院雄厚的人才和技术优势、丰富的管理经验，提高学科建设、医院运营管理和医疗技术水平。此外，慈溪市不断探索各类病种深入诊疗、专科探索模式，成立了肺部肿瘤预防与诊疗一体化中心（ILC）暨中国胸外科肺癌联-慈溪市肺结节诊疗会诊中心，全省首家县域呼吸系统疾病智能远程会诊及管理中心等。

慈溪市以"基数+增幅"为原则确定区域医保基金年度预算"总账本"。同时，慈溪市按照家庭医生签约地、户籍所在地、参保单位所在地优先顺序，确定各医共体包干人头总数，并将参保人群按不同年龄段划分为不同档，按每档人数差异化确定所属医共体人头包干定额，以"人头+年龄"测定各医共体"分账本"。通过留用分担比例与分类分档评价挂钩，建立"结余留用、超支分担"责任共担机制，慈溪市医共体当年度医保基金统算按80%比例自留或自负，留用分担比例与年度服务质量评价4类6档等级挂钩，根据考核等级上下5%浮动分担比例。慈溪市推行住院按DRGs点数法付费与按人头包干付费双控措施，助推医共体医保支付方式改革平稳实施。慈溪市强化部门联动"大数据+医保监管"按月动态监测改革成效，落实"改革红利"不占原有绩效工资总量，较好地实现了激励机制"闭环"管理。

浙江省慈溪市在医防融合建设中坚持"承担工作的主体机构不变、主管机构逐渐过渡"的原则，保持乡镇卫生院或社区卫生服务中心作为承担并实施公共卫生工作的主体机构，尤其对儿保、妇保、预防保健、精神病防治、结核病防治、村级医疗机构管理等比较成熟的专项公共卫生工作，维持原有的运转模式。由于县域医共体是基层医疗体系的重构，卫生行政主管部门不再直接管理卫生院，因此卫生院的公共卫生工作管理主体由以往的卫健局转变为医共体总院①。同时，慈溪市还借助大数据以及信息平台手段，在两慢病（高血压、糖尿病）管理上大胆探索创新，借助云端传输技术，将家庭医生全天候地带到了百姓身边。目前，慈溪市重点人群家庭医生签约率同比增长12.4%，中医治未病健康工程不断深入，牵头医院引领、医共体统筹、专科化推进的医防模式全面推行。

---

① 吴金华.县域医共体如何开展公共卫生工作：以慈溪市为例［J］.卫生经济研究，2020，37（10）：27-29.

4.1.2 浙江平阳模式

2018年年底，浙江省县域医共体建设文件正式发出后，平阳县成立了以平阳县人民医院、平阳县第二人民医院和平阳县中医院为牵头单位的3家医共体，筛选引进12名公卫人才充实医共体公卫管理，上级专家加入基层的签约团队达235支，创新医防融合门诊9个。同时优化服务流程，统筹医共体2 000人次参与疾病筛查，让群众充分体验全周期管理优势。平阳县医共体建设主要包括以下几个方面：

第一，从全面推进医共体人员岗位"一盘棋"管理、推动人才下沉、降低内部流动条件三个方面，用岗位设置"加减法"进行改革，按标准当量分类核定人员编制，通过增岗、并岗、顶岗、腾岗、定岗、聘岗等岗位管理方式，整合岗位，提高人员使用效率。总院根据医共体单位辖区人口数量、诊疗服务功能、疾病数量等进行精准下沉；医共体内部流动（定向培养对象除外）在原单位最低服务年限从五年放宽到三年，且不受职称聘用年限限制，有效推动医共体内岗位流动，提高医疗资源分配效率。

第二，薪酬制度上打破"天花板"，切实落实"两个允许"，设立绩效改革"资金池"，用于人员绩效分配、增量兜底和专项绩效奖励等，有力调动基层单位人员的工作积极性。

第三，绩效方面，根据劳动付出、风险大小及成本投入等将服务内容转化为工作当量，科学分配绩效基金，合理拉开各分院收入差距。医生作为第一梯队，医疗技术人员作为第二梯队，行政管理和后勤作为第三梯队，岗位绩效人为性地把医护和行政分开……考虑到急诊、门诊、住院人次的服务当量，绩效考核向医疗服务一线、业务骨干、关键岗位、偏远地区倾斜，体现多劳多得、优绩优酬的原则。此外，医共体绩效系统与区域HIS衔接，实时掌握基层动态，县域卫生治理更精细。在分院设"云桌面"和"5G远程病房"，实现在基层预约优质号源并与上级医生联合查房，群众服务更便捷。

平阳县通过医共体改革撬动政府加大投入，县财政、县编办、县人社、县医保形成改革联动，合力推动县域医共体改革发展，近年来累计投入21亿元改扩建牵头医院，分批投资5.765亿元实施分院提档建设，医共体能力升级有了"空间保障"。县财政拨款设立绩效"资金池"，根据职工的工作量、风险系数、劳动量、业务发展份额进行绩效分配、增量兜底和专项绩效奖励；县编办下达医共体次年用编指标，提高人才招录灵活性、机动性；县人社协调推进医共体岗位竞聘和薪酬制度改革；县医保切实推动医保差别化报销，制定医保总额预付制，平等协商谈判制和"超支分担、结余留用"激励约束机制。目前，平阳县已经建成"三慢病"医防融合门诊9个，医院专家加入家庭医生签约团队235支，实现公卫和医疗的双提升。

4.1.3 安徽天长模式

安徽省天长市三甲医院分别与县域内的乡镇卫生院、村卫生室分别组建成三个医疗服务共同体，在这三个医疗服务共同体内实现了资源整合、有序就诊和有序服务。天长市医共体建设包括以下几个方面：

第一，为了提高管理效率，天长市将卫健、发改、人社等部门的办医权进行了统一收归，并成立了医管会，由医管会统一决策。医管会主要履行监管责任，并将具体化的人事、绩效分配等权力下放给医共体集团，由集团自行管理和决策。

第二，天长市明确县级医院122种、镇卫生院50种收治病种目录，制定县级医院41个下转病种和15个康复期下转病种清单。县级医院医生治疗镇卫生院收治病种目录内的病人，不计入月度绩效考核工作量，引导县级医院医生把常见病、多发病向基层下转。同时，建立上下转诊绿色通道，患者在镇村首诊后确需上转的，通过双向转诊系统下单，到县级医院直接安排治疗，免除挂号费。在推进乡（镇）、村医疗卫生机构标准化建设的基础上，天长市两家牵头医院推动医共体内结成县级医院+镇卫生院+村卫生室的"1+1+1"师徒关系396组，帮助镇村医疗机构提高服务能力。同时，天长市大力开展家庭医生签约服务，为签约居民提供个性化的医疗服务[①]。

第三，基金支付方式上，医保基金按人头预付，实行节余留用、超支分担的机制，结余部分由牵头医院、乡镇卫生院和村卫生室按比例进行分配，促使牵头医院从"要我控费"转变到"我要控费"，自觉地从以治病为中心转向以维护健康为中心。

---

① 周倩，鞠珂，赵晓恒，等. 我国紧密型县域医共体典型模式比较及实现条件分析：基于"三圈理论"视角 [J]. 卫生软科学，2022，36（1）：12-16.

4.1.4 陕西宁强模式

陕西省汉中市宁强县由2家县级公立医院联合18家镇级卫生院及所辖村卫生室，分别组建2个医共体，覆盖全县，实现县镇村医疗一体化。宁强医共体建设主要包括以下几个方面：

第一，医共体的总院设立"一办五中心"，对分院实施行政、人事、财务、业务、绩效、药械、公卫、资源配置、信息化建设等统一管理。深化领导工作机制改革，坚持政府办医，实行医改领导小组双组长制，研究出台保障措施及人事、财务等系列配套文件。成立由县级领导任组长的专项督导组，定期对工作进展情况进行督查。加大财政经费保障，将医疗机构正式在编在岗人员基本工资和绩效工资纳入财政预算。

第二，医共体内所有医务人员由总院统一调配，并实行双向流动，不受限。各乡镇卫生院为医共体总院的分院，分院院长由总院任免，并鼓励总院科室主任或技术骨干到分院担任主要负责人，总院下派的医务人员在原待遇不变的基础上，同时享受下乡补助和所在分院绩效分配。医共体总院建立财务集中统一管理制度，分开建账、独立核算，通过绩效考核、核算发放等方式分配绩效。

第三，医保实行按人头总额预算包干支付的方式，并规定医保基金"结余留用、超支不补"。县医保部门提取部分风险基金和大病保险基金后，剩余部分按不低于95%的标准拨付给医共体，医共体内部根据工作需要，对基金做适当分配和使用。

第四，构建200个县镇村"1+3+1"签约服务团队。每个团队包括1名县级主治医师以上的医护人员、3名镇级医护人员和1名村医，定期上门为群众提供疾病预防、健康教育、健康促进、医疗救治、慢病管理等服务，将治病力量转化为防病力量。家庭医生团队的建立推进了健共体的组建，加快群众健康知识的普及，有助于提高群众健康理念，自觉做好健康管理。

第五，大力推行"互联网+医疗健康"。把"下级检查、上级诊断"变为现实，向上对接省内外三甲医院，向下辐射所有镇级卫生院和村卫生室，实现省、市、县、镇、村五级信息互联互通和数据共建共享。宁强县大力推行防治结合新模式，开发手机App，为群众提供在线就医预约、中医药防病、慢病随访、健康教育等服务；在分院建设数字化预防接种门诊，设立智能化健康管理中心，实现信息惠民便民。

在医共体和医联体的助力下，两所总院新发展学科 6 个，带动分院新增疾病诊疗病种 30 余个，新发展学科 15 个。医疗服务的提升，满足了一般患者就近就医的需求。

4.1.5　深圳罗湖模式

深圳罗湖医院集团由辖区 5 所公立医院、35 家社区康复中心组成，构建了 6 大共享中心和 6 大管理中心，以此推进城市医共体的建设①。罗湖医共体建设主要包括以下几个方面：

第一，深圳市罗湖区取消了医院集团的行政级别和领导职级，实行理事会领导下的集团院长负责制。罗湖区通过转变政府职能，简政放权，减少对医疗集团内部微观事务的管理，赋予集团院长更多的运营管理自主权，同时集团管理层由院长提名，聘任和解聘由理事会决定，不再由组织部门任免。罗湖医院实行以岗位管理为核心的"全员聘用制"，取消集团内一切编制，实行人员总量管理，适应市场化的发展趋势，实现"以事定费、以事定岗、按岗聘用"。医院各个部门也没有级别之分，医生技术职称根据实际情况由集团院长确定评聘，可以"低职高聘"，也可以"高职低聘"。

第二，罗湖医院集团重视提升社区康复中心等基层医疗机构的医疗服务能力，在发展投入上向社区康复中心倾斜。提高社区康复中心基本医疗服务的个人补助标准，通过高薪吸引全科医生就职，并实施专科医生（专家）定期到社区康复中心坐诊制度，对到社区康复中心坐诊的专家给予高补贴。提高社区康复中心医疗服务的可及性，加大医疗设备和药品配备投入力度，配备各类高端检测设备与仪器，同时不断扩充药品种类，保障医疗资源配备。

第三，财政拨款方面，打破了过去的"以编定补"财政补助方式，通过"以事定费、购买服务、专项补助"的方式，优化财政使用方式。罗湖医院集团将考核结果向社会公开，并与财政补助、医保支付、工资总额以及院长的薪酬待遇、职务任免挂钩，财政补助则与服务数量、质量、病人满意度挂钩，以物质激励的方式提高医护人员的工作积极性和服务质量，

---

① 刘海兰，何胜红，陈德生，等. 深圳市罗湖区医改的经验及启示［J］. 医学与哲学，2018，39（5）：74-77.

以此提升患者满意度。

第四，推行以健康效果为导向的医保支付方式改革。深圳市社会保障局将罗湖医院集团下所有签约居民年医疗费用总额度统一打包给罗湖医院集团，年终结算时如有结余，将全部列入集团收入，可用于业务支出、人员培训及职工奖励性绩效工资发放等，遵循"总额包干、结余奖励"的原则。

第五，实行"互联网+健康"的服务模式。罗湖医院医疗集团通过App指导患者用药，解决社区康复中心用药不全和用药水平不高等问题。同时，社区康复中心为签约居民提供动态电子健康档案管理、慢病管理等优质服务，解决了社区康复中心"只签不服务"的难题。

第六，实施家庭医生签约制度。罗湖医院集团以全科医生服务团队为依托，以家庭为单位，以健康管理为目标，通过契约形式为居民提供安全有效的医疗卫生和健康服务，让居民享受个性化的家庭医疗服务。家庭医疗服务范围除了居民健康档案、健康教育、预防接种、特殊人群健康管理等13项基本公共卫生服务外，还包括13项个性化服务。罗湖医院集团通过公共服务和个性化服务相结合的方式提高基层卫生服务水平，进一步推进分级诊疗的实现。

第七，创新"医养结合"养老模式。罗湖区老年人口比重较大，通过社区养老机构与社区康复中心合作，由社区康复医护人员为社区养老机构的老人提供医疗服务。针对居家养老、行动不便的老年人，医护人员会上门提供医疗护理等服务。同时，罗湖医院集团将养老服务融入医院服务体系建设，由全科医生、护理人员、康复师等组成的团队，为居民提供医疗护理、康复训练等综合性养老服务。

4.1.6 国内医共体实践模式对比分析

国内医共体实践模式各有特点，如表4-1所示，主要表现在以下几个方面：

（1）体制建设方面，各城市在构建时均是以区域内级别最高的医院作为牵头医院，每一个医共体都设置唯一法人，由总院院长担任。由于地域大小、地方卫生机构数量等存在差异，不同地区因地制宜，组建了一个或多个医共体。

（2）管理机制方面，可以看出各地政府均积极参与，不同职能部门制定相关政策为医共体的组建助力。同时，各地政府在不同程度上向医共体放权，赋予了医共体一定的自主权力和行动空间。

（3）人员管理方面，各地均实现了医共体内人员统一管理、合理调配、适时流动。浙江慈溪、浙江平阳、陕西宁强和安徽天长均实行了人员编制管理，其中浙江平阳和安徽天长还根据内部特点和实际情况对编制制度进行了调整和创新。深圳罗湖则实行去编制化管理，展现出很强的市场化特点，也有助于强化医疗系统内部的竞争，提高医疗服务水平和效率。

（4）资源管理方面，五地在不同程度上实现了资源整合，并且在资源分配上着重向基层倾斜。

（5）薪酬分配方面，各地均建立了绩效激励制度，基本都遵循"多劳多得"的原则，在很大程度上增强了医务人员工作的积极性，有效提高了医务人员的薪酬待遇。此外，浙江平阳以及深圳罗湖在薪酬和绩效的发放上对基层倾斜程度很大，可见这两地对于提高基层医疗水平的重视。特别是深圳罗湖，以30万年薪聘请基层专职医生，反映出较高的经济实力以及对基层医疗卫生水平的重视程度。

五地的医保制度和收支结余方式基本一致，差别不大，可见"总额预算、结余留用、超支分担"的医保支付方式在医共体建设中的有效性和必要性。

除以上几个方面外，五个典型模式在"医防结合"方面均有不同程度的探索和发展。五地均建立、发展了家庭医生签约服务，浙江平阳建成了"三慢病"医防融合门诊，深圳罗湖创新了"医养结合"新模式……对全国推进医改、探索医共体新模式均有一定的借鉴作用。

此外，五地在医共体改革实践上也展现出了不同的特点。浙江慈溪、浙江平阳重视绩效激励，强化制度供给，这两地在创新开展人事岗位、薪酬分配、医保支付等方面的改革具有较强的复制推广价值。深圳罗湖投入经费较大，通过较强程度的激励手段持续推进改革，能够为我国经济发达地区提供一定成功经验。陕西宁强引进"互联网+医疗健康"，大力开展医疗防治新模式。五地呈现出来的不同发展重点和改革特色均展现了较强的地域特色，这是我国在未来医改中值得钻研和借鉴的。

表 4-1　国内医共体实践模式对比分析

	浙江慈溪	浙江平阳	陕西宁强	安徽天长	深圳罗湖
体制建设	共组建了四家医共体，均由市级医院牵头，包括乡镇卫生院和社区卫生服务中心	以平阳县人民医院、平阳县第二人民医院和平阳县中医院为牵头单位，成立了3家医共体	按照双向选择、自愿结合、合理布局的原则建立了两家县域紧密型医共体	实行医管会领导下的院长负责制	成立了具有唯一法人的罗湖医院集团
管理机制	公共卫生部门管理主体由卫健局转为医共体总院	县财政、县编办、县人社、县医保局形成改革联动，合力推动县域医共体改革发展	医保部门由经办监管转变为督办监管；总院统管分院机构设置和行政建制不变	采取"九部一中心"工作机制，成立医共体管理中心，下设9个部门	统一管理
人员管理	采用"增岗、并岗、顶岗、腾岗、定岗、聘岗"等方式，分类核定分院人员编制	总院统一调配医务人员，双向流动不受限；总院任免分院院长	统筹编制存量，建立"编制池"；设置一定比例的流动岗位	减少行政人员，医务人员非编制化管理，实行"全员聘用制"	—
资源管理	"一家人，一盘棋，一本账"	—	"六统一"管理：业务、人员、机构、药械、财务、绩效	建立了五大信息中心：区域信息系统、影像系统、检验中心、心电中心、病理中心	将优质医疗资源配置给基层
薪酬管理	根据分院运行现状、劳动付出和成本投入等情况通过标化工作当量强化绩效核算、优绩多酬	绩效考核向医疗服务一线、业务骨干、关键岗位、偏远地区倾斜，体现多劳多得、优绩优酬	总院负责各分院绩效考核，考核结果下派医务人员在原待遇不变基础上，同时享受下乡补助和所在分院绩效分配	按编制数全额核拨人员经费；高职称人员额外补助	"以事定费、购买服务、专项补助"，建立财政补助与服务数量、质量、病人满意度相联系的激励机制
医保制度	以"基数+增幅"为原则确定区域医保基金年度支出"总账本"，以"人头+年龄"分配各医共体"分账本"	切实推动医保差别化报销，制定医保总额预付制、平等协商谈判和"超支分担、结余留用"激励约束机制	按人头总额预算包干支付	实行按人头总额预付的方式；医保费用打包支付给医共体	医保费用打包支付给医共体
收支结余	通过留用分担比例与分类分析评价挂钩，建立"结余留用、超支分担"责任共担机制	超支分担、结余留用	结余留用、超支不补；结余的80%由医共体内总院分院、村卫生室按9:1比例分配，主要用于绩效考核；20%用于医共体事业发展	结余部分由牵头医院、乡镇卫生院和村卫生室按照6:3:1的比例进行分配	年终结算时如有结余，将全部列入集团收入，可用于业务支出、人员培训及职工奖励性绩效工资发放等
其他特色	设置名医工作室，积极开展对外交流合作；医保支付闭环管理	建成"三慢病"医防融合门诊9个，牵头医院专家加入家庭医生签约团队235支，实现公卫、医疗双提升	—	—	实施家庭医生签约制，创新"医养融合"养老模式

注："—"表示数据缺失。

4.1.7 医共体建设存在的问题

医共体作为我国深化医疗卫生制度改革过程中的一个新兴实践模式，不可避免地存在一些问题和缺陷，主要表现在以下几个方面：

第一，合作稳定性差。

从医疗公正的角度出发，医共体的运行关系到多元利益群体。为提高医疗资源的可及性、公平性以及利用率，医共体通过调整利益主体结构，希望实现新的利益均衡。然而，一些学者通过对某地医共体的运行过程公正性的讨论，发现医共体背景下的农村医疗服务体系建设在解决不公正问题以后又衍生了新的不公正，其发展过程具有阶段性特征。

总体来说，医共体建设中出现的不公正问题体现在医共体总院与基层农村医疗机构的矛盾中。这种不公正问题的产生，本质上应该归因于医共体内部尚未建立健全分工协作、资源共享、利益分配、风险分担等长效运行机制[1]，各医疗机构对于医共体的资源依赖路径尚未形成。

目前，县域医共体内成员医疗机构与医务人员的认识不足、存在畏难及抵触情绪、积极性不高[2]。一方面，大型公立医院积极性不高。在医共体建设过程中，县级大型公立医院作为发展的龙头，承担的压力以及责任在各级医疗机构中最大，需要与其他各级成员单位分享资源、设备、高水平医务人员等。另一方面，基础医疗机构、乡镇卫生院等由于所有权和管理权的剥离管理、审批等程序增加，也出现了态度敷衍、积极性下降等情况。因此，构建科学有力的激励机制十分必要。

然而，由于利益主体太过多元，涉及政府主管部门较多，每个部门都有各自的管理体系，治理结构十分复杂，政府各部门的管理合作与权力的让渡以及相关政策的制定与实行都存在较大的障碍。例如，在经费的发放方面，目前大部分地区的医共体试点普遍采取"总额预算，结余留用"的医保资金结算方式，将其作为激励手段之一促进医共体提高诊疗效率。然而，在实际运行中，有学者发现诱发执行的有效激励并未得到落实，直接影响了医疗机构的参与积极性，同时，特别是县级医院牺牲了市场收益，

---

① 高晶磊，赵锐，刘春平，等. "十三五"期间我国医疗联合体建设成效及发展建议 [J]. 中国医院管理，2021，41（2）：23-26.

② 薛俊军，李念念，王存慧，等. 基于共生理论的县域医共体医防协同问题探讨 [J]. 南京医科大学学报（社会科学版），2022，22（1）：15-19.

但是应取得的资金结余未能落实，积极性自然受损。同时，我国按照行政地域划分农村农民医保费用，医保资金的流向完全由行政干预决定，医共体核心的竞争机制中"按人头付费"难以真正实现。因此，医共体内部各成员多强调自身的独立性，各单位之间联系不够紧密，优质医疗资源难以真正实现共享，医共体的整合协作属性未能达到。

第二，诊疗服务连续性差。

医共体的建设目标是通过畅通双向转诊绿色通道，为医疗服务需求者特别是转诊患者提供连续性诊疗服务，但在实践中真实的诊疗服务性与政策目标差距较大。若不对基层医疗机构服务能力进行改进，在医共体建设发展过程中将引发短板效应。

"医防协同"是医共体建设的目标之一。然而，目前基层医疗机构服务能力薄弱，在治疗急性病、常见病以及慢性病等疾病方面存在较大的医疗服务技术缺口，疾病预防控制机构与县域医共体割裂问题突出。任妮娜等通过分析某医共体2016—2018年双向转诊情况发现，由于患者不信任卫生院技术水平以及不均衡的医疗资源配置，不愿意下转乡镇卫生院，滞留在县人民医院内[①]。陈楚颖等指出，由于个人激励与保障欠缺、基层医院力量薄弱、财政投入不足等，基层卫生人力资源严重不足，高质量医疗卫生人才匮乏[②]。此外，焦思琪等还指出，目前医共体建设中缺乏对农村健康服务可行能力的改善措施，农村医疗机构作为基层医疗机构中资源最为匮乏的部分，其发展受到了较大限制[③]。

第三，管理成本和费用高昂。

医共体的建设运行依赖完善健全的配套支持政策，这些政策的开发、修订与执行过程较为复杂，过程中需要消耗大量的政策成本。在建设执行的过程中，组织协调、资源调配、信息共享等方面也要求政府不断投入，医疗资源在下沉到基层时，医务人员薪酬发放、医疗设备添置、服务场地构建、信息平台建设等都需要大量资金，无形中加剧了政府的财政负担。

第四，其他问题。

---

① 任妮娜，陈国强，黄香梅，等.2016年-2018年某县级医院双向转诊情况分析［J］.中国病案，2020，21（5）：50-52.

② 陈楚颖，魏来，周丽，等.医共体背景下基层卫生人力资源建设阻碍因素及对策的质性研究［J］.中国卫生事业管理，2022，39（3）：180-184.

③ 焦思琪，王春光.医疗卫生共同体背景下农村医疗服务供给公正性研究［J］.江苏社会科学，2022（2）：156-165.

吴建等将组织脆弱性的概念引入医共体的理论与实践领域，从合作稳定性、管理费用和服务连续性三个方面对医共体存在的问题进行了分析。除组织脆弱性的三个视角以外，也有学者从医共体组织外部的其他方面对现存问题进行了分析。薛俊军等指出，我国通过定额分配的方式发放公共卫生服务经费，医疗机构的服务量与资金分配的关联不大，因而以服务数量和质量为导向的内在激励机制不足，导致医疗服务与公共卫生服务处于割裂状态，医防协同难以落实[①]。焦思琪等则从医疗服务需求者和患者方的赋能方面出发，指出目前医共体建设中多层级的沟通渠道不畅，导致决策往往采取不充分、不民主的公共理性方式[②]。例如，医共体的公共讨论多来自政府部门与医疗机构，普通民众作为医疗服务的接受者并没有真正参与。

4.1.8 医共体建设的发展建议

医共体建设是深化医疗卫生体制改革的重要环节和关键举措，针对目前我国医共体建设存在的问题，本书对医共体建设的发展提出以下几个方面的建议：

第一，加强政府主导，完善政策体系。

2020 年，国家卫健委办公厅发布《关于印发紧密型县域医疗卫生共同体建设评判标准和检测指标体系（试行）的通知》，强调医共体建设要坚持政府主导。实现高水平的医共体创新实践，首先，要积极发挥政府的主导作用，激发政府的创新意愿。政府应当充分关注医共体相关制度实施与当地发展水平、经济情况之间的关系，科学判断医共体发展方向，并依据已有信息及时引导，因地制宜建设医共体。其次，政府要建立健全医共体考核制度，加大对于医共体运行的监管力度，并积极引入第三方专业机构，对医疗服务价格、医保基金使用状况、医疗服务质量、医生诊疗效率等进行定期评价和监管，强化医共体组织外部监督和治理[③]。再次，政府应当完善费用支出相关制度，建设医共体专项薪酬制度，明确各级医疗机

---

① 薛俊军，李念念，王存慧，等. 基于共生理论的县域医共体医防协同问题探讨 [J]. 南京医科大学学报（社会科学版），2022，22（1）：15-19.

② 焦思琪，王春光. 医疗卫生共同体背景下农村医疗服务供给公正性研究 [J]. 江苏社会科学，2022（2）：156-165.

③ 洪梦园，杨金侠. 安徽省阜南县医共体运行效果分析与评价 [J]. 卫生经济研究，2022，39（3）：64-67.

构的核心服务方向，从各方面入手节约医共体建设制度供给，降低管理费用。最后，推进政府内各部门协同，合理协调卫生、财政、人事、医保等相关职能部门的权责关系，尽量扩大各部门共同利益、调和利益冲突，增强各部门参与医共体建设的积极性。此外，也有学者认为医联体建设只是短暂的过渡性模式，政府应合理考量，适时取消，用分级诊疗模式加以代替①。

第二，健全竞争和激励机制。

有效的激励措施是推动医共体发展的动力，相关单位应正视医共体建设中涉及的多元利益主体状况，建立完善的医共体内部竞争和激励机制。作为诊疗过程从上至下不可或缺的构成元素以及服务提供者，医务人员是激励机制实施的重点对象。实行岗位绩效工资制度，绩效考核内容包括医疗服务数量、质量、难度、患者满意度等相关评价指标②，既可以提高一线医务人员的薪资待遇水平和满意度，又能吸引医疗卫生人才，提高医疗服务水平。另外，在医共体中推广"预算打包，结余留用，超支分担"的支付方式，合理分配相关结余资金，将其作为绩效奖金适度分配给医务人员，并在分配时一定程度地向农村卫生机构倾斜，以增强相关工作人员以及医疗机构的积极性。还可以将医保基金与公共卫生服务经费打通使用，巩固医防融合的资金支撑。

第三，优化信息平台建设方案。

信息化建设是各级医疗机构实现统一治疗、提高医共体运行效率的必要途径，在简化诊疗流程、共享患者病史信息、整合医疗资源、加强数据监管等各个方面发挥着不可替代的作用。医共体内部应强化顶层设计，规范信息化平台建设方案。针对资源和设施相对落后的基层医疗机构，应加大投资和帮扶力度，完善相关基础设施和设备装配，创建医共体内部大数据共享信息服务平台，实现整个医共体系统信息资源共享。充分利用信息平台技术，探索远程会诊中心和"云诊室"等现代化远程医疗服务，依托牵头医院的优质医疗资源，为患者提供病情分析诊断、诊疗方案确定等服务。

---

① 黄显官，王林智，余郭莉，等. 医联体模式及其发展的研究 [J]. 卫生经济研究，2016（3）：10-12.

② 凌涛，李嘉琪，计成，等. 我国医疗联合体政策梳理及现状分析 [J]. 中国医院，2020，24（7）：29-32.

第四，重视人才管理和培养。

推行人才管理一体化，医疗卫生服务人员的招聘、培训、使用、考核、晋升由医共体集团统一管理，实行医共体内部编制统筹使用，并采用医务人员自请下沉基层和定期轮岗相结合的方式，实现人员柔性流动，破除人才使用的体系障碍。另外，通过人事档案"同质化"管理，规范化、信息化人事档案管理工作，实现县域医共体范围内人才档案共享，更合理地调配各级医疗机构人才分布，助力医共体内部人力资源管理方面的科学决策。提升基层医疗机构医疗服务能力，通过组建高水平帮扶团队，安排医疗专家定期下沉至基层医疗单位进行坐诊、巡诊，实现专家团队资源一体化。鼓励基层卫生工作人员与医共体内医学专家"结对子"，通过"师带徒"等方式提升基层医务人员的业务水平。

第五，合理赋能各级医疗机构。

县级医院是医共体的龙头，在整个医共体运行中发挥着关键作用。一直以来，我国公立医疗机构的管理权限都由政府掌控。为适应市场化的竞争机制，增强县级医院的积极性和自主性，应该将去行政化引入医共体建设，转变政府职能，向牵头医院放权，将医共体建设为真正的人财物统一的管理共同体。基层医疗机构能力不足一直是医共体体系的一大弱点。针对这一问题，要重视盘活医共体内部资源，加强基层服务能力建设。一方面，大力培养、着力强化基层医务人员的专业能力和服务水平，推动基层高水平人才队伍快速发展；另一方面，给予基层医疗卫生机构的医疗服务人员一定的补贴，通过经济激励吸引和留住基层卫生人才。

此外，为实现分级诊疗目标，要严格落实转诊制度，合理分流患者，为各级医疗机构履行职责、正常运转提供保障。提升医疗服务水平，强化患者的信任程度，消除其"向下转"的顾虑，建立"下转"奖励和激励机制，并将下转后节省的医疗费用的一定比例奖励给下转医生。进一步落实医防结合，通过推广居民签约服务，实现基层首诊，建立"全科+专科、院区+总院"家庭医生协同服务机制，优化常见慢性病管理体制。为控制患者外流，应当严格外转审批，尽力收治，将能够医治的患者留在县内治疗。

第六，深化医保支付方式改革。

继续深化医保支付方式改革，有助于医保基金合理使用，提高医保基金使用效率，同时也可以发挥一定的激励作用。探索实行医保按人头总额预算管理制度，积极推进按病种付费①，统一县乡村医保目录，优化医保报销比例，拉大各级医疗机构之间的起付标准和报销比例差距，充分发挥医保制度调节分级诊疗的力量；坚持"总额预算、结余留用、超支分担"的原则，促使医共体内各级机构加强协作，主动控费，充分发挥行政、市场和社群机制相结合的协同作用。

4.2　医共体的国外实践模式

4.2.1　美国模式

美国的整合型医疗模式以私营的整合医疗服务网络（integrated delivery networks，IDN）为代表，例如，凯撒集团、梅奥集团。这一模式采取现代化的企业管理方式，秉承以健康为中心和以人为本的理念，实现多方整合，注重为患者提供从预防到治愈的全流程健康管理，在美国广受欢迎。以成立于 1945 年的凯撒集团为例，2019 年凯撒集团已覆盖美国 8 个州和哥伦比亚特区，会员人数达 1 220 万。美国的整合型医疗模式主要有以下两个特点：

第一，将医保支付方纳入整合体系。

不同于大多数整合型医疗模式专注于医疗服务供给方的整合，美国的医疗集团得益于高度市场化的经济环境，将医保支付方也纳入了整合体系，同时吸纳患者成为集团"会员"，实现了支付方、供给方、患者三方的利益整合，一定程度上减少了医保三方博弈的损失。在这样的整合体系下，医保的支付方即保险公司和医疗服务的提供方即医院，形成了联系较为紧密的利益共同体。

目前，凯撒模式的发展方向大致可以分为 3 类：健康维护组织（health maintenance organization，HMO）、优选供应商组织（preferred provider organization，PPO）和指定医疗服务机构（exclusive provider organization，EPO）。健康维护组织为患者指定了医疗服务提供方，严格规定转诊门槛，通过为患者提供有限且可控的就医选择来降低成本，用相比其他模式更低

---

① 孙欢欢，林建潮. 浅谈县域医共体内人事档案同质化管理 [J]. 办公室业务，2019（15）：132-133.

的保费吸引患者参保。优选供应商组织与健康维护组织的不同之处在于转诊和医疗服务提供方。优选供应商组织模式中，转诊无须经过家庭医生的许可，且可以在指定的服务网络之外就医。为了控制如此多样且灵活的就医选择给支付方带来的压力，优选供应商组织模式采取相对较高的保费，且服务网络外的医疗费用报销比例显著降低。指定医疗服务机构模式中，转诊也无须经过家庭医生的同意，找专科医生时可以不经过转诊。但指定医疗服务机构模式并不报销服务网络之外产生的费用。从患者的角度看，如果医疗服务的自由选择和医保报销的优惠力度是天平的两端，那么指定医疗服务机构模式则处于健康维护组织模式和优选供应商组织模式的折中位置。

与凯撒模式相比，整合前的传统三方格局中，服务供给方往往缺乏动力进行主动控费，医保支付方和医疗服务的质量也没有天然的利害关系。但是在以凯撒模式为代表的医疗集团中，传统意义上的保险公司和医疗机构属于同一家自负盈亏的公司，两者成为利益共同体，从而有充分的动力进行协作，为患者提供一个医疗质量可观、收费计划可接受的健康管理方案，医疗集团也可以实现可持续发展和长久盈利。同时，医疗集团与患者的目标也是一致的，因为健康的患者节省了更多的医药费用，使得医护人员有动力投入会员的健康管理中去，注重日常的疾病预防和营养锻炼，减少发病率。

第二，高度市场化的正反两面。

美国医疗服务高度市场化的特点对于整合型医疗模式来说是一把"双刃剑"。首先，价格机制是美国分级诊疗得以运行的重要原因之一。由于更高级别专科医院的医疗费用大大高出较低级别的社区家庭医生的医疗费用，同时社区家庭医生的水平也有所保障，因此患者会自然地选择社区全科医生对自己进行初步诊断，从而进入分级诊疗的流程当中。其次，高度的市场化推动了激烈的竞争。医院与医院、公司与公司、公立与私立、公司与医院，无处不在的竞争一定程度上推动了医疗技术的提高，减少了医疗资源的浪费。同时，激烈的竞争又带来了公开透明的市场环境，不同类型的医院、医疗集团或保险公司的质量和绩效数据都会定期向公众公布，大大方便了患者做出抉择。

但高度市场化也存在较多问题。商业化的运营模式难以摆脱追逐利润的本质，即使医疗集团有控费的动力，但近年来美国的卫生总费用、人均卫生费用等占国内生产总值（GDP）的比重高于其他国家且仍在逐年上涨也是不争的事实。此外，美国学者的研究也指出，历经几十年的发展，商业保险已通过精妙的模型设计使得医疗费用不减反增（Dafny L，2012）。自由市场追求效率的资源配置手段无疑会损害公平。美国的医疗服务体系准入门槛就是医疗保险，而无力购买保险的低收入阶层群体长期面临无钱看病、健康状况堪忧的窘境。奥巴马医改曾试图为没有医疗保险的美国公民提供一定的医疗保障，但最后法案在各方利益集团的阻力下以废止告终。

4.2.2　英国模式

同为资本主义国家，英国医疗体制模式与美国完全不同，英国的国家医疗服务（national health service，NHS）体系是由政府提供的覆盖全民的公费医疗体系。20 世纪 40 年代，英国建立了三个级别的分级医疗机构，全部由政府出资并进行管理，由此形成了整合医疗网络（integrated care network，ICN）。英国整合型医疗模式主要有以下两个特点：

第一，分级诊疗作用明显。

英国整合型医疗模式最大的特点是成功的分级诊疗制度，这一制度的建设并非一蹴而就。20 世纪 70 年代，"滞涨"危机的出现大大增加了英国政府的财政压力，公费医疗逐渐难以为继。为了解决这一问题，英国政府在医疗领域采取众多措施，除了引入市场化机制之外，就是实行严格的分级诊疗制度。政府规定患者必须先到全科医院或社区诊所等一级医疗服务提供方处就诊，经过同意后才能转诊。在这一环节中全科医生控制转诊数量的动力来源于他们的薪酬构成。英国的 NHS 体系与全科医生是雇佣关系，其提供三种类型的雇佣合同，其中签约人数最多的基础医疗服务合同（general medical service，GMS）按全科医生签约患者的人头数量向他们预付费，同时规定每发生一次转诊，全科医生必须支付一笔固定的转诊费。同时，全科医生和患者的定期签约关系又使得医生有动力提供更好的医疗服务，从制度设计上尽量避免了过度控费、耽误患者病情的情况。

在这样严格的社区首诊制度的基础上，英国 NHS 体系三个层级的分级诊疗开始和谐运作：全科医生（GP）和家庭诊所提供一级诊疗，地区性综合医院提供二级诊疗，专科医院和教学医院提供三级诊疗。

第二，公费医疗问题突出。

市场化运作和分级诊疗制度的严格执行一定程度上缓解了 NHS 体系巨

大的经费压力，但是正如所有公费医疗系统一样，控费问题仍然是英国政府亟须解决的重要问题。"满足全体国民的需求；提供免费医疗服务；应依据临床需要，而非支付能力给予治疗"，秉持这三个原则的 NHS 系统进入 21 世纪之后几乎是无可避免地继续面临着人手紧缺、资金不足、效率迟缓等问题，甚至间接导致了医疗体系的畸形发展。公立医院人满为患、设施陈旧，但华丽精致的私立医院也难以解决人才匮乏、药品资源缺少等问题。

4.2.3　德国模式

德国的整合医疗服务模式改革以服务体系重新设计、服务模式改变及其供方激励机制改革为手段，目的是为患者提供整合型医疗服务。德国的整合医疗服务模式主要有以下两个方面的特点：

第一，政府与市场结合的精细化管理。

受城市自治传统的影响，德国的整合医疗服务模式主要以区域性的医联体为主，同时受到政府的严格监管。德国的医疗服务体系分工明确，权责分明，实行精细的门诊住院分离、医药分离和分级诊疗制度，即门诊和住院分别采用点数法支付方式和 G-DRGs 支付方式，除了药店之外，医院和诊所都不可以出售药品。这样政府与市场相结合的精细化管理方式使得德国医疗系统享誉世界。

第二，医保支付促进的分级诊疗。

作为世界上最早建立社会保险制度的国家，德国实现了覆盖全民的医疗保险，德国也是世界上医疗保险发展最为健全的国家之一。在分级诊疗的双向转诊环节，德国的医保支付发挥了重要的调节作用。如果患者没有经过全科医生诊断而直接到医院就诊，患者所有费用自行承担，无法享受医保。而医保中支付住院费用的 G-DRGs 付费制度由于其本身的特性使得医院倾向于缩短患者的住院时间，将进入康复流程的病人转移至康复机构或护理机构。通过医保支付方式的设计，德国分级诊疗体系大大节约了医院的资源。

4.2.4　新加坡模式

新加坡于 1985 年开始将国有医院进行重组，以地域为标准成立了东部新加坡保健服务集团和西部国立保健服务集团。新加坡的整合医疗模式采用现代化的企业管理方式，具有很高的整合水平，在信息共享服务、筹资方式和统一质量标准（QIP）方面都颇有建树。

在新加坡医疗支出中，政府支付和私人支付的比例各占一半，显著低于普遍高负担的发达国家的平均水平，这样的局面得益于新加坡政府与后者截然不同的执政理念。新加坡政府认为公民个人在医疗健康方面承担首要责任，在医疗方面表现为公民应注重个人身体健康，尽早预防重大疾病的出现；在医保方面则体现在新加坡的筹资模式中。新加坡公民被强制要求建立个人医疗储蓄账户，且限制了储蓄可以用于支付账单的比例，以鼓励民众尽量避免浪费医疗资源。

面对医疗服务整合这样世界级的难题，新加坡兼顾对公民健康的关怀和长期医疗支出的控制，建立了全球最高效的医疗体系之一。但是应该注意到，由于新加坡人口总数少、密度大、经济结构特殊的特点，很多做法难以被他国效仿。例如，其总数相对较少的人口使得政府进行精准补贴成为可能；世界范围内仅次于摩纳哥的人口密度为新加坡的社区医疗服务整合提供了基础；而构成新加坡较高个人支付比例的因素中，近30%的非常住人口发挥了很大作用。在新加坡"小而美"的医疗服务整合体系中，因其"小"而成就"美"的路径并不在少数。

4.2.5　医共体建设的国际经验

第一，坚持以人为本，把握制度特色。

在各国的整合型医疗体系中，不同的国家在制度设计伊始就有截然不同的核心理念，例如，新加坡政府强调公民在医疗卫生中的个人主体责任，英国政府将公费医疗保障体系视为国民福利的重要组成部分。党的二十大报告明确指出"推进健康中国建设，把保障人民健康放在优先发展的战略位置，完善人民健康促进政策。"在探索我国整合型医疗模式，学习国外先进经验的过程中，应当深入贯彻以人民为中心的发展思想，将以人为本、面向人民作为建设的核心逻辑，始终坚持人民至上、生命至上的理念，使整合型医疗体系为提升人民健康水平和促进健康中国建设做出更多贡献。

第二，培养全科医生，促进人才队伍建设。

对比各国的整合型医疗体系，全科医生或基层医生作为开启分级诊疗流程的"守门人"，都是必不可少的一环。目前，世界各国对于医生的培养都有较为完整且严苛的体系，美国的医生在获得资质之后仍需参加 10 年一次的考试，以更新执照；英国的医学生在至少 5 年的本科教育之后会有漫长的实习期和全科轮转培训；日本的医学生教育 6 年起步；德国的医学生在 6 年学习之后还需要经历 6 年的住院医师训练；新加坡 5 年的医学学制中有 3 年的临床见习期，在教学中注重实践。我国的医学生至少要经过 5 年的本科学习和 3 年的全科室轮转规培才可以迈入医生的门槛。如果想要获得更好的就业机会，则必须攻读硕士、博士学位。可以看出，在学制建设这一维度，我国的医学生教育已经和国际接轨。然而，我国的医学教育目前仍然以培养专科医生为主，大量优秀的医学人才选择在硕士、博士阶段细分方向，主攻某一专科，导致在全科医生和家庭医生的人才储备上显得捉襟见肘。因此，加强基层医疗卫生服务体系和全科医生队伍建设刻不容缓。如果没有充足的全科医生在社区、乡镇组成医共体的基石，分级诊疗体系的形成也就无从谈起。因此，应当促进全科医生人才队伍建设，为推动医共体建设提供人才保障。

第三，加强信息系统建设，提高医疗服务效率。

推动医共体建设的主要目的就是整合各级医疗资源，促进医共体内部各要素流转，这就对医共体内部的信息平台提出了要求。早在 2004 年，美国整合型医疗的代表凯撒集团就开始建立医疗信息管理系统（KP Health Connect），并将年收入的 6% 投入系统的管理维护，2010 年凯撒集团将当时 860 万会员的医疗记录全部实现无纸化，高质量的数据库提高了医疗效率。我国目前的医疗信息系统已经取得显著成效，但也存在共享水平低和标准不统一的问题。现代化的医共体建设和发展必须依托先进的信息技术系统，各级医生才能够对患者信息有更全面的掌握，推动分级转诊和健康管理的顺利进行。

第四，加强体制机制建设，规范转诊制度。

医共体建设的主要目的是推动分级诊疗的顺利运行，如何在医共体内部甚至是医共体之间推动患者的合理分流是制度设计的重要内容。目前，国际上的分级诊疗主要采用两种方式进行调节分流，一是以美国为代表的价格机制，二是以英国为代表的审核机制。美国的整合型医疗模式带有强烈的自由主义市场经济色彩，更高级别的专科医院医疗费用大大高于较低级别的社区家庭医生，同时，社区家庭医生的水平也有所保障，因此，患者会自然地进入分级诊疗的流程。英国的分级诊疗主要通过严格的守门人制度实现，即患者必须拿到一级诊疗全科医生的许可后才可以转诊，通过硬性制度的规定完成了患者分流。可以看出，不同分级诊疗制度的设计与不同国家医疗体系的固有特点是紧密结合的。我国实施医疗卫生体制改革以来，全民医疗保险制度已初见成效，分级诊疗制度的设计也需要与管办分离、多点执业等制度相互配合，才能取得成功。

第五，因地制宜，探索整合模式。

各国的整合型医疗模式在整合方式和协作程度上各不相同，特点突出。美国的医疗集团将医保支付方纳入了整合型医疗体系，通过融合支付方、服务供给方和患者三方的利益，一定程度上削弱了医保博弈带来的损失。英国将各级医疗机构统筹，主要与自身的 NHS 体系相配合，实现了较好的分级诊疗效果。德国因其高度的城市自治行政特点，整合方式带有强烈的城市地域性。我国目前针对医共体的整合方式进行了多种形式的探索，包括城市医疗集团、县域医共体、跨区域专科联盟等。为了探索出最符合国情和行之有效的整合方式，一方面我国应当学习这些典型案例的经验，结合我国国情进行改革；另一方面还应当结合我国医疗体制的特征，将整合型医疗模式纳入整个医保改革乃至社会保障的大版图中进行思考。

4.3 分级诊疗的国内实践模式

自 2015 年以来，国务院共发布了 28 条关于推进分级诊疗的相关政策，全国各地陆续开展了分级诊疗体系建设，因地制宜地积极探索不同的模式。目前，比较典型的分级诊疗模式有 4 种，分别为家庭医生签约服务式分级诊疗模式、医疗保险政策引导式分级诊疗模式、医联体式分级诊疗模式和慢病管理式分级诊疗模式。不同地区的分级诊疗模式具有一定的适应性和创新性，也取得了显著的成效。

4.3.1 家庭医生签约服务式分级诊疗模式

上海市的家庭医生签约服务式分级诊疗模式发展较早，本书主要介绍上海市分级诊疗模式的主要建设路径、成效和问题，如图 4-1 所示。

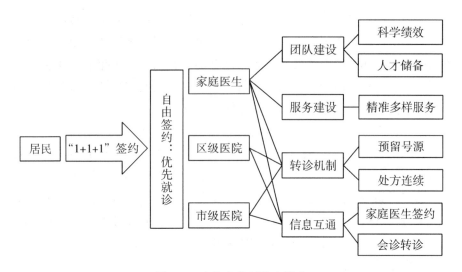

图 4-1 上海市分级诊疗模式

上海市分级诊疗的建设路径主要包括以下几个方面：

第一，居民自由签约，优先就诊。上海市"1+1+1"家庭医生服务模式采取自由签约方式，即居民在签约一名固定社区家庭医生后可以自由选择与范围内一家区级医院、一家市级医院进行签约，签约后居民可自由享受组合内任意服务。为了鼓励居民在签约范围内进行就诊，居民在签约范围内就诊可享受优先就诊待遇①。

第二，加强绩效管理，扩展全科医生人才队伍。为了提高家庭医生团队的服务水平，上海市积极开展家庭医生团队建设，通过加强绩效管理、完善医生的培养和保障机制等方式，积极调动家庭医生服务热情，提高家庭医生团队服务质量。上海市为每位签约居民发放了健康卡，同时也为每位基层医务人员配备绩效卡，通过"刷双卡"的方式将基层医务人员的每次工作内容都记录进数据库，并自动生成工作量等数据，以求科学获取绩效数据②。同时，在考核体系的设计之中，政府部门十分关注签约后有效服务的情况，从签约覆盖、就诊流向、就诊频次、医疗费用、健康管理、居民反响等多方维度形成对签约服务的科学考核，促使家庭医生主动服

---

① 谭玲琳，汤春红，张建梅，等. 基于家庭医生"1+1+1"签约的分级诊疗实践与思考 [J]. 上海医药，2018，39（2）：14-17.

② 彭雅睿，施楠，陶帅，等. 分级诊疗实施中家庭医生团队建设现状及对策研究 [J]. 中国全科医学，2020，23（1）：14-18.

务，提高服务针对性与有效性①；在人才方面，上海市为发展、巩固专业全科医疗人才，设立了独立的全科医生培养中心，鼓励更多医生投入全科医学事业②。同时，2011年上海市人民政府就开始推进医生多点执业，鼓励医师到基层医疗机构多点执业，允许执业医师在两个及以上的医疗机构从事诊疗工作，为基层医疗机构的人才队伍建设提供了有力的人力资源支持③。

第三，加强基层医疗机构服务体系建设。要调整居民就医习惯，在就医自由的前提下充分推动居民选择基层首诊，鼓励基层医疗机构（家庭医生）开展多样化、个性化、精准化健康管理和诊疗服务。目前，签约居民可通过家庭医生团队享受健康教育和健康促进、慢性病管理、家庭病床护理服务、孕产妇保健管理、婴幼儿保健、残疾人康复、健康体检、出诊、送药、转诊等服务。同时，现有基层医疗服务的实践形式也是多样化的，包括门诊就诊、电话咨询、上门就诊、健康宣讲、家庭护理和电脑咨询等④。此外，上海市家庭医生团队还根据居民健康信息大数据，对其健康状况进行风险评估，制订个性化的健康方案，指导居民了解自身健康状况，进行自我干预。同时，家庭医生团队还对一系列重点目标人群制定了群体健康改善计划，如闵行区按照病情严重程度将慢性病患者分为3组，并分别进行随访，以精准化服务保障居民健康。同时，上海市"互联网+"家庭医生签约工作也在稳步试点，居民可依托"上海健康云"App搭建的市级平台更加灵活、便捷地享受线上签约、解约、改签、续约、健康咨询解答等一系列家庭医生服务。

第四，转诊机制连贯便捷。目前，上海市的医疗服务供方机构之间已形成了相对连贯、便捷的转诊机制，这一机制的便利性主要体现在以下两个方面：①预留号源，优先转诊。为让居民充分享受分级诊疗制度红利，上海市搭建市级优先、号源预约的信息化平台，实现预约优先转诊。三级医院提供50%的专科和专家门诊预约号源，并提前50%的时间优先向家庭

---

① 徐书贤. 家庭医生签约制之"上海模式"[J]. 中国医院院长，2017（14）：49-52.

② 马晴，王高玲. 家庭医生制度思考与对策探讨：以上海和厦门为例[J]. 医学争鸣，2019，10（3）：72-75.

③ 马梦薇，曲慧敏，赵家慧，等. 分级诊疗的SWOT分析：以上海家庭医生模式为例[J]. 卫生软科学，2019，33（9）：20-23，33.

④ 吴忠，栾东庆. 上海家庭医生制度实施状况评估调查报告[J]. 科学发展，2015（12）：101-105.

医生与签约居民开放。根据 2022 年 12 月 16 日上海市卫生健康委员会发布的最新数据，全市现在运行的互联网医院共有 119 所，互联网医院的运行极大地方便了转诊，贯通的转诊机制对于提高分级诊疗系统利用效率有着积极的意义。②处方连续，科学有效。为保证医疗服务质量，上海市分级诊疗体系各级医疗机构充分利用优势医疗资源，保证处方的沿用性、连续性，并在配药种类、配药数量等方面为居民提供优惠。对于服务依从性好、病情稳定的慢性病签约居民，家庭医生可一次性开具 1~2 个月的用药量，并通过多种形式对签约居民进行用药后的跟踪随访，在保证医疗安全与效果的基础上，减少其往返医疗机构的次数；对于经家庭医生转诊至上级医院的签约居民，当其再回到社区就诊时，家庭医生可沿用上级医院专科医生所开具处方中同样的药品（包括社区本地药库中没有的非基本药品），并通过第三方物流免费配送至社区卫生服务中心、服务站、居民就近药房或居民家里，满足社区居民针对性用药需求①。

第五，信息化平台助力病案流转互通。病案在各级医疗机构之间的互联互通有利于各级医院医生更好地掌握患者的既往病情、治疗情况、身体基础，便于医生更好地针对患者情况开展诊疗。上海市为推动病案在各级医疗机构之间的流转，借助信息化平台开展一系列工作，建立起两大系统支撑分级诊疗服务。①家庭医生签约系统。居民通过 MOC 卡（健康卡）与家庭医生进行签约，通过信息化手段将居民电子病历信息（包括基础信息、过往诊疗记录等）储存于健康卡中。上下级医疗机构的医生可利用健康卡具体查阅患者健康信息和影像学资料，为观察病情、进一步制定治疗方案提供便利。②会诊转诊系统。上海市现已建立医学影像会诊平台。当社区卫生服务中心完成医学影像检查后，可通过网上平台传输给上级医院，由上级医院相关专家查看电子数据并出具报告，再回传到社区卫生服务中心。对于疑难杂症患者，家庭医生可为其优先转诊市级医院和区级医院；对于慢性病患者，家庭医生可根据上级医院专科医生的处方为其提供药品长处方和处方延伸服务。

上海市分级诊疗的建设成效主要包括以下几个方面：

第一，家庭医生签约制度深入实施，服务能力不断提升。据统计，截至 2023 年 5 月底，全市累计签约超过 950 万人，常住居民家庭医生签约率

---

① 贺小林."三医联动"下的上海家庭医生制度改革：实践经验与政策思考 [J]. 中国医疗保险，2018（11）：31-35.

超过38%，老年人、儿童、慢性病人、孕产妇等重点人群签约率超过80%。社区卫生服务门诊量一直保持在全市总门诊量的1/3以上，签约居民在社区就诊率达到六成以上。目前，上海市每年为居民提供8万张家庭病床，已有超过80万人次获得居家诊疗服务。同时，上海市社区还配备了全覆盖的社区午间与双休日门诊，提供延时错时服务，让广大在职在校人群获得服务更加便捷。上海市还开展了居家与病房相结合的安宁疗护服务。目前，上海社区卫生服务已连续五年在第三方满意度测评中位列首位，超过68%的社区卫生服务中心已达到国家卫生健康委"优质服务基层行"推荐单位标准，名列全国首位。

第二，发挥分流作用，推动医疗资源合理配置。家庭医生签约服务开展实施以来，在多项医疗服务上发挥的作用进一步增大，有效缓解了二、三级医院的诊疗压力。上海市社区卫生服务中心健康检查人次占比不断上升，二、三级医院该指标占比均有不同程度下降，表明上海市社区卫生服务中心家庭医生团队提供的相关健康检查服务缓解了二、三级医院的健康检查压力，发挥了其在分级诊疗体系中的作用。同时，二、三级医院病床周转率也有显著提升，家庭医生签约服务下，部分病人选择前往社区卫生服务中心接受诊疗服务，或是选择家庭病房接受居家服务，有效为二、三级医院缓解了诊疗压力。因此，二、三级医院病床周转率出现较大幅度提升，优质医疗资源使用效率得以提高，如表4-2所示。

表4-2 上海市卫生部门各指标对比　　　　单位：万人次

指标	年份	社区卫生服务中心	医院	总数
诊疗总人次	2019 年	8 582.36	17 174.76	18 192.00
	2020 年	7 955.57	13 869.46	24 063.17
	2021 年	7 103.63	17 675.47	27 249.09

目前，上海市家庭医生签约服务在分级诊疗体系中发挥着重要作用，有效分担了二、三级医院开展健康检查的压力，其通过开展一系列服务对患者进行有效分流，缓解了二、三级医院的优质医疗资源紧张，在分级诊疗体系有效运行中起到了分流的作用，有力促进了医疗资源的高效优质配置。

上海市分级诊疗的建设问题主要包括以下几个方面：

第一，资源协同与技术支撑不完善。从居民角度看，部分居民对"1+1+1"签约服务有顾虑。部分签约居民反映，签约后转诊到三级医院依然流转在各个科室之间，没有感觉更便捷高效。转诊后的专家建议去别的科室就诊，存在"白跑一趟"的问题。从家庭医生角度看，部分家庭医生反映，门诊预约优质资源不足，造成居民签约意愿不强。患者要求立即转诊和上门服务的要求暂时无法满足。家庭医生短时间内要熟悉并实现精准分诊难度很大，很难了解不同三甲医院不同科室专家的技术专长。因此，很多家庭医生不敢贸然转诊。从医疗机构角度看，社区医院缺少技术支撑。社区医院转诊后，三级医院的接收及后续服务情况和信息很难掌握。专家门诊预约号源是非常稀缺的资源，社区医院转不上来病人，或转诊不精准会对医院的工作带来一定的影响，也可能在一定程度上造成医疗资源浪费。家庭医生签约服务的政策供给与利用之间仍然存在一定程度的阻滞，造成"签而不约"的现象。因此，在发展中需要考虑其产生的政策情境与结构因素。

第二，社区首诊与有序管理难度大。从目前运行效果来看，"社区中心能力、三甲医院动力"两头弱的现象依然突出。一方面，部分家庭医生的服务能力还有待优化。另一方面，由于三级医疗机构本身业务比较繁忙，对于社区家庭医生的配合方式和响应程度仍有待进一步加强。签约后首诊不在社区，大医院依然人满为患，"签得到，管不好"的窘境依然存在。

第三，政策矛盾与目标导向不匹配。目前，对于公立医院的绩效考核体系、考核内容仍然主要是门急诊人次、次均费用等指标，且占较大比重，没有引导三级医院回归学术研究和诊治疑难杂症的定位。政策异化导致三级医院的"虹吸现象"越来越明显，一方面不利于基层医疗机构水平的提高，另一方面降低了医疗机构服务人民群众的能力。

第四，对家庭医生的激励不充分。理论上一名家庭医生应该签约2 500人左右，然而由于目前签约居民多以慢性病患者为主，实践中家庭医生签约到800人左右时，开展个性化疾病干预与管理就已带来较大工作量负荷与压力。家庭医生除了需要开展问诊等工作以外，还需要开展个人信息登记、健康信息整理等琐碎工作。签约未饱和但签约居民患病结构复杂带来的大量工作、拿不"满"绩效奖励、较低的待遇和社会地位，以上原因造成对家庭医生的激励不充分，从而影响了家庭医生的工作热情和工作积极性，进而影响到社区基层的服务质量。

4.3.2 医疗保险政策引导式分级诊疗模式

浙江省德清县的分级诊疗模式以医疗保险政策引导式为主，主要包括医保支付机制、绩效考核机制和医保政策机制三大机制，具体运作流程如图4-2所示。

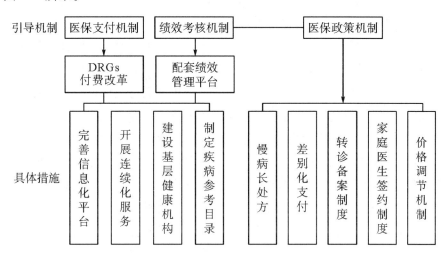

图4-2 德清县分级诊疗模式

浙江省德清县分级诊疗的建设路径主要包括以下几个方面：

第一，推进医保支付机制改革。德清县于2013年开始推行医保支付总额预算管理，2016年实施按人头付费，但两种方式均存在缺陷，导致在年底时医疗机构会通过拉人头或推诿病人的方式防止超额分担。2018年起，德清县以县域医共体建设为抓手，以医共体为单位，推行总额预算管理下的按人头包干付费以及住院实施DRGs付费的综合性医保支付机制改革。医保部门依据当年医保基金预测筹资总额、上年度支出决算额、GDP和物价水平等综合因素，以收支平衡为原则，对当年基金预算总额进行精确测算，经县医保领导小组会议协商通过后，以按人头付费方式分别确定各医共体预算总额，并包干到各医共体。2019年，职工医保患者不分年龄段，按人头支付标准为366.16元/月；居民医保患者按年龄段划分月人头支付标准，24周岁及以下为37.48元/月，24周岁以上为150.64元/月。2020年，浙江省德清县职工和居民医保均增加"60周岁及以上年龄段"。住院月结算采用 DRGs 付费的制度，DRGs 支付额计入医共体预算总额。在"结余适当留用、超支合理分担"的机制下，德清县对医共体实施总额控制下按人头包干付费，旨在促进医共体由单纯的疾病治疗向社区健康管理模式转变，进而发挥医共体内基层医疗卫生机构健康管理的作用，有利于强化基层医疗机构服务能力和服务水平，促进分级诊疗推进，并通过健康管理减少疾病发生。同时，医共体内部可实现多结余多留用，进一步促进规范化治疗，促使住院服务由量的扩张向质的提升转变。

第二，付费绩效考核。为用好"结余适当留用、超支合理分担"的激励约束机制，德清县由医保部门牵头，会同财政、卫健等部门对医共体实行付费绩效考核。考核重点内容包括：建立并实施与医保付费相配套的薪酬绩效制度、医疗服务下沉基层、统筹区域外医疗增长控制、医保政策范围外费用控制、服务能力［病组相对权重（RW）、住院病例组合指数（CMI）、三四级手术占比］等方面的一系列相关指标。医保基金年度预算总额结余留用或超支分担额将根据考核结果确定。留用、分担额度分别为结余、超支部分的 70%~100%。在有效的绩效考核机制下，医共体主动研发并启用了与医保付费相配套的 DRGs 绩效管理平台，将医保重点指标纳入科室、个人考核，有力地推动了医共体管理各项工作。同时，医共体也主动提升了县级医院专科能力和基层常见病、多发病诊疗水平，防止出现"大病过度流向县域外、小病拥挤在县级医院"的现象。在德清县医保总额包干机制和绩效考核机制的双重激励下，医共体开展了一系列分级诊疗的配套服务建设，其中包括：完善分级诊疗信息化平台，设立连续医疗服务中心，建立县域内统一的住院床位池、专家号源池、设备池；提供省县镇三级医疗机构转诊、专家联系、病床调配、入院检查、出院回访等连续服务；在基层开设健康指导门诊、健康管理工作站，有效加强慢性病管理；制定分级诊疗疾病参考目录，包括基层首诊疾病 75 种、下转康复期疾病 41 种等。

第三，医保政策引导就医。①建立慢病长处方制度。2009 年，德清县建立了门诊慢性病制度，并根据经济社会发展状况适时调整相关政策，门诊慢性病种扩大到 20 种。纳入慢性病病种门诊管理的参保人员实行认定备案制度，由二级及以上定点医疗机构医保医师和定点基层医疗卫生机构签约责任医生认定备案，并通过医保系统上传至医保经办机构。纳入慢性病病种门诊管理的参保人员实行慢病长处方制度，签约的慢性病患者在基层医疗机构就诊时，慢性病门诊配药时限可放宽。根据患者病情需要，慢性病一次处方医保用药量可从4周延长到12周。同时，为切实推进慢病长处方制度的落地，慢性病相关药品费用不纳入门诊均次费用考核，促进了基层首诊和慢性病健康管理。②实施差别化支付。德清县对于参保患者在不同医疗机构开展的就医行为实行了差别化支付，根据医疗机构等级设置不同的医保报销比例和起付线。患者在一级及以下、二级、三级医疗机构就医的报销比例阶梯式下降，报销比例差距为10%左右。同时，德清县还根据区域和医疗机构等级设置住院起付标准，市内一级、市内二级、市内三级、市外医疗机构起付线阶梯式提高，市外住院起付标准为市内二级医院的2.5倍。通过差别化的医保支付制度，引导居民有序就医，推动实现就诊分流和医疗资源的有效配置。③推行家庭医生签约服务。2016年，德清县开始建设家庭医生签约制度并面向全县推行。家庭医生签约服务费由医保基金、县财政和签约服务对象共同分担。城乡居民医保签约服务对象在签约基层定点医疗机构门诊就医时，报销比例比未签约对象高10%，引导群众签约基层首诊。截至2023年5月底，德清县已有151个家庭医生团队为14.6万市民提供优质健康服务。④建立转诊备案制度。为加快德清县县域"接沪融杭"进程，2011年德清县曾取消转诊备案手续。但由于德清县毗邻杭州，群众小病也往省城大医院就诊的现象日益严重。2020年，湖州市统一全市转诊备案制度，参保患者转外就医需在统筹区二级及以上定点医疗机构转诊备案。在县内就诊时，经备案后报销比例采取上浮政策；若未经备案在县外就诊，报销比例采取下浮政策，推动县域外病人回流。⑤健全差别化的价格调整机制。按照新医改"控总量、腾空间、调结构、保衔接"的要求，2018年，德清县结合医改实际，降低医疗机构的药品、医用耗材、大型医用设备检查价格。同时，德清县还提高了县级医院医务人员技术劳务性项目价格17项，基层医疗机构不作调整，让参保群众在基层就医能够实现"少花钱，看好病"，有力促进基层首诊。同时，当医共体县级医院骨干医生到基层坐诊时，将对患者实行基层医疗机构价格，引导群众选择基层首诊。

德清县分级诊疗建设成效主要包括以下几个方面：

第一，基层就诊率有所提高。德清县在分级诊疗体系建设中着重助推县级医院医务人员下沉，同时推动县级医院开展模块化培训，促进医疗资源实现优化配置，基层医务人员能力素质不断提升，基层就诊率不断提高。截至目前，德清县县域就诊率达到 90.03%，基层就诊率达到 72.05%，分别高于全省 2.5 和 4.1 个百分点。为了提升专科医疗能力，德清县近年来先后成立卒中中心、胸痛中心等诊疗中心，开展新技术、新项目 42 项，成功创建省级重点医疗专科 4 个，市县级重点医疗专科 13 个和重点医疗学科 15 个，县域内病例组合指数（CMI）由 2017 年的 0.746 上升到 2021 年年底的 0.860 1，三、四级手术占比由 2017 年的 9.19% 上升到 2021 年年底的 24.58%。

第二，医共体提质控费效果显著。在德清县医保政策的引导下，医共体各级单位主动控制医保基金支出，提升医疗服务质量。德清县公立医院医改重点指标和医保控费指标均处于全省、全市的领先地位。2018—2021年，德清县医保基金支出年增长率均低于全省平均水平，实现县域医保基金结余累计 2.5 亿元，医共体考核结余留用累计 2.15 亿元，职工医保、城乡居民医保的县域政策范围内住院报销比例分别达到 87.94% 和 70.97%。群众对医共体和基层首诊的满意度、信任度不断提高，同时也节省了医保基金支出，推动基层首诊和分级诊疗的有序高效运行。

德清县分级诊疗的建设问题主要包括以下几个方面：

第一，现行差别化支付政策引导能力有限，部分政策需调整。差别化医保支付制度主要是为了引导病人有序就医，对分级诊疗具有一定作用。但随着人民生活水平提高、健康意识的进一步提升，在公共交通基础设施愈发便利的情况下，人们的医疗需求更加多样化、大城市优质医院的"虹吸"效应愈发明显，差别化支付政策对基层首诊、分级诊疗的引导作用逐渐有限。德清县参保人员在一个结算年度内，发生的符合医保支付范围的普通门诊医疗费，不设起付线。为促进分级诊疗，二级医疗机构门诊报销比例从原来 50% 提高 55%；一级及其他医疗机构门诊报销 60%，三级医疗机构门诊就医、定点零售药店购药报销 50%。住院按发生医疗费用额度分档报销，统一规定为按医院等级实施差别化支付，一级及其他医疗机构报销 85%，二级医疗机构报销 82%，三级医疗机构报销 85%。

第二，基层医疗服务能力偏低，需要加强基层人才队伍建设。全科医生人才是吸引群众到基层首诊的核心要素，多年来基层医疗服务机构，尤其是县级单位普遍存在全科医生团队人才短缺的现象。目前绝大多数基层医疗卫生机构仍面临着医疗服务人员数量不足、全科医师缺乏、医疗水平偏低等问题，阻碍了基层首诊和分级诊疗的推进。

第三，群众认知不足，需要加强卫生和医保政策知识宣传。近年来，德清县各部门多措并举协同推进分级诊疗，产生了一些积极作用。但由于人们对疾病和分级诊疗认知甚少，盲目就医现象仍然存在。当罹患在基层医疗机构就能治疗的常见病、多发病、慢性病时，不少患者仍没有转变观念，依然选择直接前往大医院就诊，造成"基层医院医疗资源闲置，上级医院医疗资源紧张"的就医状况。

4.3.3 医联体式分级诊疗模式

重庆市的分级诊疗模式以医联体式分级诊疗为主，社区卫生服务中心通过院办院管和联合兼并两个体系，依托重庆市第九人民医院（以下简称"重庆九院"）开展分级诊疗，具体运作流程如图4-3所示。

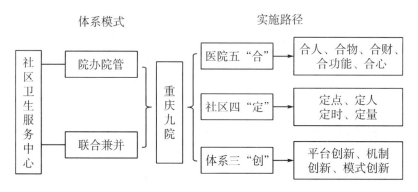

图 4-3　重庆市分级诊疗模式

重庆市分级诊疗的建设路径主要包括以下几个方面：

第一，院办院管+联合兼并。重庆九院构建紧密型区域纵向医联体主要通过以下两种模式：一是院办院管模式（全资兴办社区卫生服务中心）；二是联合兼并模式（兼并北碚区第一人民医院和华光仪器厂职工医院）。2000年重庆九院出资举办重庆市北碚区天生社区卫生服务中心（下简称"中心"），对中心的人、财、物实行统一管理。重庆九院和中心同属一个院级领导班子，建立了统一的发展规划、人事管理、财务管理、资源调配、绩效分配的组织与管理体系。20余年的发展进程中，重庆九院不断开展紧密型医联体建设，为分级诊疗体系的有序运行提供坚实基础。

第二，医院"五合"：合人、合物、合财、合功能、合心。考虑到医联体内部不同医院之间存在如历史背景、文化积淀、隶属关系、医院等级、目标任务、管理方式等诸多差异，将对构建责任、利益、服务、技术、管理一体化的紧密组织和管理体系具有较大影响，不利于各主体之间进行连贯互动。因此，重庆九院采取"合人、合物、合财、合功能、合心"的方法，对所兼并医院的人、财、物进行深入优化重组，鼓励临床医技科室主任竞争上岗，强调医联体内部员工同等待遇，避免不同级别医疗机构兼并重组产生的摩擦。这一措施创新了医联体内部产权融合机制，既避免了医联体内部因不同医院的人员水平、习惯、文化和利益需求不同在重组兼并中出现较大矛盾，也为不同层级医院之间实现连贯有序互动和人力、物力、财力流通打下了坚实制度基础。

第三，社区"四定"：定点、定人、定时、定量。重庆九院依托自主出资举办的重庆市北碚区天生社区卫生服务中心，开展分级诊疗体系中基层医疗机构的相关建设，依照"四定"模式扩大基层医疗服务覆盖面，取得了显著成效。定点，指的是在社区层次划分责任社区，制定工作目标、要求和实施计划，并严格执行落实。社区健康管理责任小组按照划分责任社区，依照中心对各个社区制定的工作目标、要求和实施计划内容进行对接落实，从而实现每个社区每项防治工作都具体落实到责任片区责任人。定人，指的是成立社区健康管理责任小组，划定相应的责任社区，并公示医护人员照片、联系方式。由 2 名全科医师、3 名护士组成的固定社区健康管理责任小组将在划定的相应责任社区中提供服务。每个小组成员都有较为明确、具体的角色划分和具体任务。通过社区联络员的联络，加之完全公示公开的医护人员照片和联系方式，所辖责任区的居民能够清楚地了解"谁"在提供社区卫生服务，"谁"在监督小组工作。这一公开透明的做法在一定程度上密切了居民与基层医疗卫生服务机构之间的联系，有利于实现居民基层就诊的良性互动。定时，指的是公示并保障每周固定服务时间，保证工作连续性动态进行。每周固定时间段，健康管理责任小组将前往所辖责任社区开展社区卫生服务工作，辖区群众可通过公示清楚地了解"谁在何时"对该社区居民开展卫生健康服务，保证了相关工作的连贯性、持续性，一定程度上提升了居民对社区健康服务的信心。定量，指的是厘清常规工作任务划分，每月对各项指标进行总结考评，并对考评结果进行讲评、确定，进而制定下一步工作目标。同时，专家团队也会来到中心进行相关技术指导。首先，中心全年的常规工作任务将按居民人数比例划分到各个责任小组，具体的任务进度目标将按月进行分解、执行。同时，中心每月将对各责任小组的工作业绩指标（工作数量、工作质量、专业水平、职业道德、医德规范、岗位服务规范、居民满意度等）进行考核。在考核制度设立初期，为进一步密切基层医疗机构与居民之间的联系，"和居民的熟悉程度"成为关注的重点。这一指标具体的考核方式：考核小组到责任小组所辖社区查看工作人员随机跟 20 位居民的打招呼率；对该社区的人口数及分类（包括常住户、临时住户、有无困难户、有无需要特别帮助的对象等方面）的熟悉和了解程度；居民的回头率等。同时，中心还将对考评结果进行及时的讲评和表彰，并确立各组下个月的相关工作内容，以保障系列工作能够稳定有力推进。

第四，体系"三创"：平台创新、机制创新、模式创新。①平台创新。一是创建重庆市医学重点学科平台——全科医学科。重庆九院以北碚区第一人民医院（一分院）和天生社区卫生服务中心（二分院）为基础，以老年科、内分泌科、全科医师培训基地等优势学科群为依托，打造以全科医学建设为核心的医联体专业品牌。经过多年建设，重庆九院医联体以全科医学建设为核心的医联体专业品牌效应初显：一方面，重庆九院医联体全科医学科已成为重庆市医学重点学科；另一方面，全科医学科被原国家卫生计生委和发改委立项建设为全国全科医学培训基地，并配套中央基地建设专项基金 2 100 万元，用于基地建设。二是创建重庆市医院成本管理研究中心。原重庆市卫生计生委 2015 年批准在重庆九院紧密型医联体内部设立省部级重点研究中心——重庆市医院成本管理研究中心。中心从两个维度下设 9 个研究室：一方面，从财务层面设置医院成本控制、医院成本核算、医院成本预算、医院成本分析、医院成本效用及评估 5 个研究室；另一方面，从政策管理层面设置公立医院补偿与管控、公立医院医疗服务项目价格、三甲医院与基层医疗机构联合发展、民营医院质量安全成本支撑 4 个研究室。②机制创新。一是推动内部精细化管理机制创新。为了促进医联体内部各医院质量安全目标、行风医德目标、经营管理目标、人才建设目标的高度融合，重庆九院以创建规范化科室为契机，在医联体内部率先引入平衡计分卡（BSC）战略绩效管理工具，实现医联体内部精细化管理机制创新；创新构建管理工具与医联体管理相结合的信息化工具；构建医联体新型战略规划和具体执行的绩效管理系统；建立了兼顾平衡的精细化管理模式；医联体内部开展精细化管理建设；提升医疗行为与成本可支撑之间的量化管理水平；提升多目标管理的科学性，避免综合目标考核指标不成体系无限增加；提升平衡医联体学科发展管理可操作性水平；提升医联体量化管理的可控水平。二是实现绩效考核机制创新。目前，紧密型区域纵向医联体发展目标、工作任务的考核指标通常由不同职能科室部门设置并考核，存在考核周期不同步，考核反馈信息非常零散，不利于被考核科室进行系统性改进，并且容易存在绩效考评与发放脱节等一系列问题。因此，重庆九院围绕医联体内部"质量、安全、服务、管理、绩效"5 大主题进行持续改进，维护好质量安全与成本可支撑双底线，提出目标任务考核发放一体化的绩效考核新机制。根据医联体的目标和任务，建立规范化考核标准，通过对医联体内部各医院临床、医技、医辅、行政科室的执行情况进行考核得出结果，依据结果发放绩效，激励科室更加积极地完成工作，实现医联体的目标任务。在目标任务考核发放一体化的绩效考核新机制下，重庆九院建立健全医联体综合质量管理的长效机制和评价体系，建立医联体质量安全和管理的多部门协作机制。按照医联体制定的绩效考核方案，力争对每次考评结果奖惩到位。③模式创新。一是打造"点—线—面"相结合工作模式。重庆九院注重理论在分级诊疗体系发展中的支撑作用，开展差异化理论研究，用理论指导实践，再从实践提炼上升为创新性理论，形成了"点—线—面"相结合的工作模式。"点"为创新实践，即通过工作目标核心点位、关键因素研究，解决某个具体问题；"线"为形成理论，包括国内外已有理论和创新理论。"面"为研究支撑，包括课题研究、论文撰写、专著出版、科研奖项申报、学术会议主办、学术报告、专题讲座、研究生培养等。在这一发展模式下，重庆九院紧密型医联体不断发挥自身优势，理论与实践齐头并进，不断扩大自身影响力，获得了广大群众和业界人士的认可和信任。二是设立"机制—服务—品牌—文化—技术"差异发展模式。重庆九院紧密型医联体建设初期面临缺人才、缺资金、缺品牌、缺硬件、缺政策的困境，特别是随着医联体所在区域北碚区同主城核心区域的互联互通，医科大附属医院的"三虹吸"（大型医院虹吸，医疗卫生人才虹吸，病人虹吸）效应更加显著，加重了重庆九院医联体"五缺"困境。重庆九院在医联体建设过程中，逐渐形成以产权融合机制、利益分配机制、内部精细化管理机制、绩效考核机制、质量安全与成本管理机制、双向转诊机制创新实践为核心的低成本支撑的差异化发展战略。同时，重庆九院集中医联体内部人力、财力、物力，走"机制—服务—品牌—文化—技术"的发展路径。

第五，上下联动，协调整合。①适时全方位动态监控辖区居民健康，解决急慢分治难题。一是社区健康管理责任小组主动下沉到责任居委会对社区居民进行相关的公共卫生服务、慢病随访、健康教育及管理，适时全方位动态监控所辖社区居民健康状况及其需求；二是社区健康管理责任小组深入社区居民家中全方位收集患者基本资料，包括患者的居住环境、职业地位、经济水平、生活状况、个性特征、周围相关人群等，并对资料进行综合分析，了解社会经济因素对疾病的发生、发展和愈后的影响，掌握患者本人和周围人群之间的相互影响。社区健康管理责任小组不仅向患者提供优质治疗服务，还能够提供心理疏导和情感支持；三是对行动不便、年老体弱、卧床不起以及个别突发性疾病人群，社区健康管理责任小组都提供送医送药上门或提供绿色双向转诊跟进服务；四是重庆九院创新建立了专家指导下专科专管员制度，促使三甲医院的优势下沉，解决慢病患者的规范化管理和疾病发作时"看病难、看病贵"的问题，使签约的慢病患者对中心的信任度大幅度提高。②"绿色通道"和"跟进服务"举措促进双向转诊落地。一是重庆九院面向辖区内群众全面开通双向转诊绿色通道。救护车免费接送从"中心"转诊到重庆九院的患者，由"中心"医护人员全程陪护，直接转入相应科室，免去患者到重庆九院后再挂号、门诊办理入院手续等程序，为患者得到及时救治赢得宝贵时间。该制度实施后，双向转诊率为71.3%，上转病人满意度为97%；二是各级医疗机构积极采取跟进服务措施。患者转入科室后由陪护的医务人员跟进，向患者介绍入住科室基本情况、相关规定、专业技术水平、收费等情况，让患者安心接受治疗。同时，陪护人员也向主管医生介绍患者慢病管理情况，发病后所作辅助检查和治疗，目前患者的病情以及其家庭经济状况，医保类别及报销规定，尽量让患者得到及时合理的治疗，并且给患者留下联系方式，随时为他们提供服务。团队人员还可以通过医院信息平台监控患者有无重复检查、过度治疗，提醒主管医生康复期下转社区卫生服务中心，使患者在整个转诊过程中始终没有脱离社区健康管理责任小组的监管。在"绿色通道"和"跟进服务"举措之下，双向转诊得以有效落地，形成患者疾病的环状管理，无缝对接。医院与中心之间有效实现了资源共享、优势互补，真正推动了"小病在社区，大病到医院；手术在医院，术后护理在社区"的就医模式。

重庆市分级诊疗的建设成效主要包括以下几个方面：

第一，需方视角。一是重庆九院紧密医联体模式提高了居民对家庭医师签约为载体的分级诊疗制度的认知程度。居民从过去对社区卫生服务中心家庭医师签约服务概念模糊、抽象到目前的清楚明白。居民知晓"家庭医生是谁、在哪里、能提供什么样的服务"，知晓"家庭医生什么时间去、谁去、去干什么"。二是重庆九院紧密医联体模式提高了居民对社区健康管理责任小组的依从性。重庆九院下辖中心创新推行了多种工作机制，如社区居民联络员制度，辖区街道、居委会和派出所的联动机制，24小时电话咨询及院后电话随访制度，健康教育与健康档案相互促进的双环式管理模式等，使得居民对社区健康管理责任小组的态度由拒绝、不愿意转变成乐意并主动欢迎，效率明显提高，工作积极性增强，居民在健康管理、疾病等方面有什么困难，也能主动与工作人员联系，社区居民更加信任基层团队，依从性不断提高。三是重庆九院紧密医联体紧紧抓住分级诊疗体系建设"基层资源闲置"的普遍痛点，采取多种方式开展基层医疗服务，增强居民对基层团队的信赖感、依从感，有效引导居民选择基层首诊、急慢分诊，遵循分级诊疗体系逻辑开展就医。

第二，供方视角。一是重庆九院紧密型医联体搭建了全科医生和社区护士组成的健康管理团队——社区健康管理责任小组，显著提升团队医疗和管理技术水平。同时，还进一步借助上级医院重庆九院的技术优势，组成专家团队定期或不定期对小组进行技术指导，解决工作中的技术难点。二是重庆九院紧密型医联体坚持以绩效量化管理为导向，提高社区基层医疗团队成员工作积极性。每个月对各工作小组的工作业绩指标进行考核，并根据考核情况在工作内容、数量、质量上确定各组下个月的工作目标，使得各项工作能够有序地推进和发展。三是重庆九院不断强化对社区健康管理责任小组医学人文教育和医学人文执业能力的培训。培训对患者基本资料全面收集、综合分析和提供帮助的能力。同时，重庆九院号召基层医务人员进一步加强医患沟通能力和技巧培训，与患者建立起良好的人际关系。四是重庆九院紧密型医联体通过设立多项创新机制加强各级医院之间联系，打通双向转诊渠道，推动医疗资源在医联体区域内部有序流动。另外，其成立的全科医学平台与基于高校的一系列医疗资源分配研究平台都为各级医院的建设和发展提供有效资源支持、理论支撑，推动各级医院整合联动发展。同时，注重自身管理机制发展，坚持科学化、精细化管理，推动形成紧密高效的管理体制，提高医联体运行效率，助力分级诊疗体系良好运行。重庆九院紧密型医联体紧紧抓住分级诊疗体系建设"基层资源建设"的普遍难点，充分发挥上级医院资源优势，向基层医疗机构倾斜，给予相应扶持和补贴。同时，多平台多机制联合建设、创新发展也为分级诊疗体系的良好运行提供了一系列有利条件。另外，重庆九院十分注重加强绩效管理和基层医生能力培训，力争让基层医疗机构实现"能招来人""能留住人"，提高基层医疗机构服务能力和服务水平，推动实现医疗资源优质高效配置，缓解上级医院医疗资源紧张。

重庆市分级诊疗的建设问题主要包括以下几个方面：

第一，全科医生人才培养有待加强。目前多数社区卫生服务机构医护人员多由专科医师转制而成。虽然全国医师培养在不断增加，但仍然需要加大力度。全科医生资源是分级诊疗体系构建的重要基础，未来还需进一步依托区域中心医院，大力开展全科医生团队建设，鼓励全科医生人才的培养和发展，规划更加清晰的职业上升通道，吸引更多医学人才投入全科医学的建设之中来。

第二，社区卫生服务开展有待改进。目前，重庆九院紧密型医联体模式下，基层医疗机构仍存在一系列问题亟须进一步开展建设，如社区卫生服务补偿和运行机制还存在缺位漏位，基本医疗人员收入偏低，公共卫生运行费用较高。这阻碍了基层医疗卫生事业的建设，对分级诊疗服务的开展带来了阻力。

4.3.4 慢病管理式分级诊疗模式

厦门市分级诊疗模式以慢病管理为主，通过基层医疗改进、上级医院改革、引导患者就医和创设工作机制四种方式支撑分级诊疗体系构建，具体运作流程如图4-4所示。

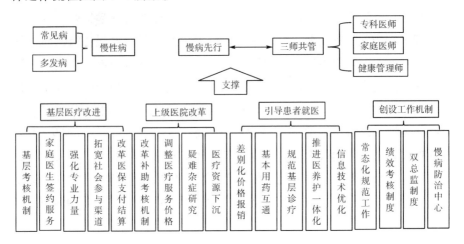

图4-4　厦门市分级诊疗模式

厦门市分级诊疗的建设路径主要包括以下几个方面：

第一，建立"慢病先行，三师共管"的分级诊疗模式。①慢病先行。慢病先行是指以慢性病为突破口，带动其他一般常见病、多发病等普通疾病"下沉"至社区。有关数据显示，在大医院门诊量中慢性病诊疗比例占60%以上，其中还有30%是维持原有处方继续拿药。因此，厦门市以慢病为分级诊疗开展的切入点，将诊断明确、病情稳定的慢性病患者通过适当的机制下沉到基层医疗卫生机构，有效分流三级医院大部分门诊患者，缓解上级医院医疗资源紧张的局面，锻炼基层医疗机构诊疗水平，提升病人对基层卫生医疗机构的信任感，改进慢性病患者后续治疗和健康管理不规范的问题，有效延缓和减少慢病患者并发症、合并症发生，节省了大量医疗费用。②三师共管。厦门市创设了由大医院专科医师、基层家庭医师和健康管理师共同组成的"三师共管"团队服务模式。在这一团队服务模式中，各类医师各司其职，共同保障医疗质量和医疗水平。其中，专科医师负责明确诊断与治疗方案，并带教、指导基层的家庭医师；家庭医师负责落实、执行治疗方案，进行病情日常监测和双向转诊；健康管理师则侧重于健康教育和患者的行为干预。在三师共管模式下，厦门市有效形成了"医防融合、防治结合"的服务模式，构建起各类医师之间的分工合作机制，有助于提高基层诊疗服务水平，明确大医院与基层医疗机构之间不同医师职能分工。同时，三师共管模式下，各级医院医生对患者病史、诊疗方案都有了更为详细的了解，更能为患者提供连贯、高效、系统的诊疗服务和健康管理服务，在一定程度上提高了患者对医生的信任，对于改善医患关系有着积极的促进作用。

第二，创新体制机制，建立分级诊疗支撑体系。①基层诊疗有能力、有动力。厦门市在建立分级诊疗体系时十分关注基层医疗服务的建设，着眼提升基层医疗卫生机构技术水平和服务能力，着力设计科学有效的激励机制，使基层有能力接诊、有动力接诊。基层医疗卫生服务机构是医疗服务体系的末端抓手，要想将社区首诊真正落实到位，就必须注重基层医疗机构诊疗水平的提升，提供能够满足居民基本就医需求的基层医疗服务。一是建立基层考核激励机制。厦门市在设计考核机制时，重点关注延时服务、"三师共管"分级诊疗和家庭医生签约等一系列指标，对重要指标进行奖励增量，以调动基层积极性。同时，为科学确定基层医疗服务机构工作量，厦门市对全市基层医疗卫生机构按每万名常住人口配置8人的标准重新核定、充实人员编制，并按每万名常住人口配置15人的标准核定工作量，其工作量缺口通过政府购买服务予以弥补。二是推进家庭医师签约服务。家庭医生签约居民可享受家庭医师在社区的全家个性化诊疗服务与健康管理、基层门诊及二次住院医保"零起付线"、社区康复和家庭病床出诊服务等。签约服务费用由医保、财政与个人共同分担，基层"健康守门人"制度初步建立。三是强化基层专业力量。厦门市作为国家"健康管理师"省级培训试点，探索在基层医疗机构设立"健康管理师"专岗，职数单列。全市基层已有686名国家健康管理师。在卫生局与计生委机构合并后，还专项培训了923名基层计划生育管理员参与居民健康管理。四是拓展社会参与渠道。厦门市首创"市校合作，高位嫁接"引进优质医疗资源，快速提升医疗技术水平，打造区域医疗高地的新路子，为国家区域医疗中心建设提供了实践蓝本。同时，为了丰富医疗人才队伍，厦门市鼓励退休医护人员通过政府购买服务到基层从事诊疗服务，有力保障基层医疗服务的质量。五是改革基层医保支付结算方式。厦门市调整了基层医保的相关支付和结算模式，规定由"总控定结"调整为"据实结算"，以进一步激发基层开展诊疗服务的主动性；同时，厦门市力争发挥传统国学作用，推广中医应用，基层100%开展中医药诊疗服务，进一步方便和吸引居民就近就医。②上级医院明定位、攻难题。厦门市在医疗领域及时开展供给侧结构性改革，促使大医院改变过度依靠和追求门诊规模的经营模式，集中精力提升诊治疑难重症的能力。分级诊疗体系的目的之一是要求不同层级的医疗机构明晰各自功能定位，建立起各级医院之间科学合理的分工协作机制。但目前，经济利益驱动是导致许多三级医院不愿意将符合条件的患者转入社区的首要因素。一是改革补助考核机制。为引导三级医院积极参与分级诊疗体系建设，下放门诊至基层机构，厦门市把原来对三级医院门诊量的定额补助调整为对大医院实行与分级诊疗绩效挂钩的财政补助机制，同时也将慢病分级诊疗绩效纳入院长年度目标考核，以目标导向引领三级医院实现诊疗转型。二是调整医疗服务价格。2014年，厦门市取消医用耗材加价，同步调整了1 157项医疗服务价格，意在拉开基层医疗卫生机构与三级医院之间部分服务的价格差距。例如，在门诊诊察费上，三级医院高出基层医疗卫生机构近1倍。这一举措通过对技术性劳务开展合理科学定价，意在以价格导向引导常见病、多发病、慢性病患者就近到基层就医。三是促进大医院在疑难重症上攻坚克难。厦门市大力推进远程会诊、院士指导平台、"双主任"聘任制、医学人文建设、争创"领先学科"、JCI认证评审等一系列工作，力争促进大医院找准定位，推动大医院加大对于疑难杂症诊疗方案的建设和研究力度。四是引导大医院医疗资源下沉。厦门市推动建立了三级医院与基层帮扶协作长效机制，厦门市中山医院、市中医院、市心血管病医院、厦大医院等机构的多位专家深入基层，为社区基层医疗机构提供帮扶指导。同时，鼓励大医院开设全科医学科，并作为基层临床实训基地，提高对疾病早期筛查发现、规范诊疗转诊等实际临床能力，培养全科医学人才，提升基层诊疗水平。③患者愿意、满意、合心意。厦门市坚持建设与患者需求相匹配的分级诊疗体系，打通各级医院间转诊、就医、信息壁垒，构建便捷连续、实惠、有效的诊疗服务链和健康管理体系，引导患者依据分级诊疗体系涉及逻辑开展就医选择。一是实行差别化价格和医保报销政策。厦门市积极运用价格和医保支付杠杆对患者就医选择加以引导，如在三级医院门诊就诊个人自付比例为30%，在基层就诊个人只需自付7%。二是基层基本用药与大医院完全一致。厦门市允许基层医疗卫生机构使用国家基本药品目录和基本医保药物目录的常见病、慢性病药品，平均超过400种；同时，对于病情稳定、不复杂的患者，厦门市允许基层医疗卫生机构延长一次性处方用量，最长可达4~8周。三是健全基层诊疗规范。厦门市制定了以十大系统、十类核心病种为主，涵盖百余种常见病、多发病、慢性病及并发症的基层病种目录，明确了临床诊疗路径和转诊标准，使基层诊疗工作质量可控、诊疗过程安全规范。四是推进"医养护一体化"工程。为构建全方位、多层次的服务体系，厦门市出台相关扶持鼓励政策，根据《厦门市"十四五"老龄事业发展和养老服务体系规划》，到 2025 年厦门市新增各类养老床位不少于 8 000 张，全市护理型养老床位占比超过 70%。该类机构可享受医保政策。同时，厦门市积极支持养老机构就近与二级以上医院签订合作协议，建立接续性医养护关照体系，针对重点群体创设连贯服务模式。五是运用信息技术优化服务。厦门市充分开展信息化服务建设，依托覆盖全市的"市民健康信息系统"和"区域卫生信息平台"，利用可穿戴监测设备、手机 App 等智能服务，帮助患者开展自我监测、动态管理疾病状况，方便就诊转诊，有效提高健康管理工作效率。同时，厦门市还依托互联网+平台，通过远程会诊、远程教学等一系列方式开展培训和案例讨论，积极提升各级医疗服务机构能力和水平。例如，黎晓新教授将筛查工作与智慧医疗紧密结合，引领建设了厦门眼科中心 5G 远程诊疗智慧医疗平台，获批工信部"5G+医疗健康"应用试点项目。专家们通过远程平台，可实现实时调阅患者影像诊断信息、远程进行实时会诊、眼疾 AI 筛查等诊疗行为；患者通过远程会诊平台，由专家结合网络会诊判定后，可直接转入厦门眼科中心治疗。这种便捷的方式让更多群众足不出户就能共享厦门眼科中心优质医疗资源，以此提高基层医疗机构服务能力。④工作机制科学指引、高效运行。厦门市深化医改领导小组由省委常委、市委书记任组长，市长任第一副组长；市公立医院管理委员会由分管副市长任主任；市卫生健康委成立了"分级诊疗改革办公室"，统筹推进医、保、药联动改革，为推进分级诊疗改革提供了强有力的组织领导。在政府部门的高度重视下，厦门市建立了一整套包括日常工作机制、临床诊疗路径、双向转诊标准与流程、引导资源下沉、培训提升强基层在内的常态化规范化工作制度，以及针对不同层级医疗机构的绩效考核制度。同时，厦门市也建立起了"双总监"制度，由三级医院、市疾控机构向基层派驻"医疗总监""公共卫生总监"，重点协助理顺和落实"双向转诊""医防融合"工作，有效协同上下、统筹推进。此外，厦门市还组建起市慢病防治中心，由三级医院临床专家和疾病控制中心公共卫生专家共同研究改革策略，督导改革进程，评估实施效果，保障分级诊疗体系设计科学和运行高效。

厦门市分级诊疗的建设成效主要包括以下几个方面：

第一，三甲医院门诊压力明显缓解。截至2022年年底，厦门市家庭医生签约服务77.89万人，签约覆盖率32.28%；重点人群中65岁以上老年人签约服务15.32万人，签约率70.05%；厦门市慢病门诊量在基层医疗卫生机构占比超过80%；厦门市为95%以上的厦门市民建立终身电子健康档案。厦门市以家庭医生签约服务为抓手，强化慢病管理一体化，提升基层门诊就诊量，三甲医院门诊压力明显缓解。

第二，群众"看病难、看病贵"问题明显缓解。患者在基层就诊均次费用较三级医院可节省近35%。近年来，厦门市新建扩建社区卫生服务中心及站点24个，持续打造市民"15分钟健康圈"。众多居民反映，过去三天两头到大医院拥挤排队开药，如今在社区只需几分钟就能开到需要的药，还有医生主动上门服务。社区管理的慢病病人病情发生控制不理想或紧急情况，均能第一时间通过绿色转诊通道及时上转到大医院。大医院通过全面推行看病预约、错峰就诊等，各环节平均等待时间下降至10分钟以内。第三方调查显示，群众对基层诊疗服务的满意率高达91.3%。

第三，慢病先行有效带动常见病、多发病在基层首诊。根据对2.5万例患者就诊跟踪统计分析，糖尿病患者在基层的就诊率从40.7%上升到78.1%，高血压患者从72.6%提高到95.7%，并带动了其他相关疾病或并发症患者"下沉"基层就诊。

第四，全科医生签约服务开启全民健康管理新模式。对多个社区卫生服务效果追踪调查显示，经过6个月强化管理干预，慢病患者的指标监测、遵医嘱服药、自我护理、早期症状识别等能力都有明显提升，有效降低了并发症发生率。全科医生签约管理还拓展到病人家属和普通家庭。

第五，对城市公立医院改革形成倒逼效应。随着一般常见病、多发病、慢性病患者向基层大幅度分流，促使公立大医院回归自身功能定位，"倒逼"公立医院综合改革深入推进，进一步加强优势学科建设，加快转型提升。基层推行的绩效激励机制也充分调动了医务人员的积极性，进一步稳定了基层人才队伍。

厦门市分级诊疗的建设问题主要包括以下几个方面：

第一，基层医疗卫生机构健康管理师岗位设置缺乏国家法规政策的规范保障。目前，"健康管理师"一职均由社区护士兼任，其岗位设置、职称评定、继续教育、绩效考核等缺乏国家法规和政策层面的保障，其开展健康教育、咨询、行为干预和随访等工作也没有相应的收费项目和标准。

因此，需要政府部门进一步制定健康管理师执业细则，明确健康管理师的准入机制、晋升机制和薪酬体系，充分发挥"健康管理师"一职在三师共管中的重要作用。

第二，分级诊疗改革中大医院补偿机制建设不全。随着分级诊疗体系的建设，纳入分级诊疗的病种不断扩大，大医院在转型期间很可能因门诊数量下降、住院数量下降而出现政策性亏损。对此，政府如何补贴，补贴标准和幅度如何确定，如何建立财政长效化的投入机制，以及医保在分级诊疗制度中的功能定位、投入方向、支付标准等问题都需要进一步思考。

4.3.5 分级诊疗体系存在的问题

第一，传统的就诊观念影响分级诊疗制度的实施。

在传统的就诊观念下，患者更愿意到上级医疗机构寻求优质的医疗服务，家庭条件好的患者一有小病就会到大医院就诊，常常导致上级医疗机构出现拥堵的情况，造成患者的不良就医体验。同时，由于健康知识宣传不到位，很多基层群众缺乏必要的健康知识，对普通的慢性病认识不足，一旦身体不舒服就到大医院就诊，这也会导致医疗资源浪费的问题。同时，上级医疗机构也会为了获取经济效益，承担很多基层医疗机构本应该解决的问题，造成医疗资源的浪费。

第二，基层医疗卫生机构专业技术人员数量不足、机构不合理。

患者与政府之间的委托代理关系和医疗机构与医务人员之间的委托代理关系是分级诊疗体系的重要组成部分。在没有约束的前提下，患者就医选择天然具有趋高性，自然会选择医疗水平更高的大医院，而公立医院也有扩大规模、吸引患者的动力。因此，供需双方极易找到利益共同点。基层由于社会、制度、经济结构等原因，基础设施建设不足，医疗卫生服务能力低。基层医疗机构财政薄弱，医疗设备不齐全。同时，基层医疗机构环境条件普遍较差，乡村卫生院交通不便，难以吸引高质量的医疗卫生人才。同时，上级医疗机构的急剧扩张也吸引了很多基层医疗机构的人才，导致基层医疗卫生人才短缺，整体年龄结构老化，与上级医疗机构专科医生相比，缺乏诊断和治疗能力，很难满足基层群众的就医需求，在很大程度上限制了分级诊疗体系的构建。

第三，分级诊疗的配套政策机制不完善。

政策制度的配合是医共体建设的重要支撑。医防融合制度将治病和防病有机整合，能够提高慢性病综合服务能力。但目前分级诊疗制度和医防结合制度融合不足，群众基层就诊意愿较低，严重阻碍了分级诊疗制度的建设。同时，医保报销政策层面也引导不够，虽然患者在各级医疗机构报销比例上有一定差距，但比例档次相差不大，调动不了患者的积极性，有经济条件的患者更愿意到条件好的大型医疗机构就诊。同时，信息化管理机制较为落后，高效畅通的分级诊疗管理的信息平台仍未完善。很多基层医疗机构由于缺乏建设资金，信息化建设较为落后，严重阻碍了智慧化分级诊疗平台的建设。

4.3.6　分级诊疗体系的发展建议

第一，转变观念和思维，提高对分级诊疗制度的认识。

首先，要向基层群众广泛宣传各级医疗机构的功能定位和服务内容，普及慢性病管理知识，转变群众的就医观念，合理引导患者依据自己的实际病情到相应的医疗机构就诊。其次，要改变传统"患者选择医院"的模式，从政策层面引导患者分级就医。完善各级转诊制度，患者就诊需要先在社区卫生服务中心（站）或乡镇卫生院，根据实际情况逐级转诊分流，避免一开始就到上级医疗机构就诊。

第二，加大基层医疗机构的投入，加大基层医疗卫生人才的培养力度。

分级诊疗推进的关键在于基层医疗技术的提高，提高基层医疗卫生服务能力是分级诊疗的核心。国家、省、市和县四级财政需要加大资金的投入，进一步加强社区卫生服务中心（站）和乡镇卫生院的建设，提高基层医疗卫生机构的基础设施建设水平。同时，加大基层医疗机构人才的引进力度。政府要提高基层医疗人才的待遇水平，在工资福利、职称晋升、住房条件、子女教育等方面给予政策倾斜。定期实施人才招聘计划，充实到社区卫生服务中心（站）和乡镇卫生院，上级医疗机构也需要定期下派医疗人员到基层医疗卫生机构开展培训，保证基层医疗卫生机构的医疗诊断水平稳步提升。

第三，完善配套政策措施，建立适合各地实际的分级诊疗制度。

加强分级诊疗制度和医防制度的协同，构建完善的分级诊疗体系和慢性病管理体系，统筹整合同一区域内部的医疗卫生资源，推动优质医疗资源扩容下沉，提高贫困落后地区群众医疗卫生资源的可及性，实现"小病不出村，大病不出县"的发展目标，让群众就医更有"医靠"。同时，需要充分利用互联网等新兴技术，提高医疗信息化能力，加快建设医疗信息共享平台，及时进行信息管理系统的更新和维护，合理管理和调配医疗卫生资源，实现医疗资源的同质化管理，促进医疗资源的合理流动和布局，推进分级诊疗制度的建设。

4.4 分级诊疗的国外实践模式

4.4.1 德国模式

德国的分级诊疗制度是比较完善和具有代表性的。在德国，门诊与住院相分离，门诊服务主要由社区提供，大型医院只提供住院服务[1]。当患者生病时只能到社区医院首诊，如果需要住院治疗，社区医生再将患者转到专科医院，并且患者的电子病历也会传送到转诊医院。德国患者的就诊等待时间十分短暂[2]，有效减少了患者在基础检查方面的开销，减少了医疗资源的浪费[3]。

德国全科医生的培养由在校教育、毕业后医学教育和继续教育三部分组成，并且继续教育是持续终身的，这样可以保证全科医生的知识不断丰富，不断提供新的治疗方法，为患者提供更好更全面的医疗服务[4]。

德国是第一个建立社会保险制度的国家，具有完善的医疗服务体系，在"第三方支付"的方式下仍然可以以低成本、高效率来运行分级诊疗。德国还将远程医疗作为分级诊疗的重要组成部分。为了降低冠心病和心脏衰竭等患者的住院率，医生可以通过网络视频、电话等方式为患者提供及时的医疗方案。总之，大型医院无门诊、提高医生教育水平、完备的医疗

---

① 梁朝金，胡志，秦侠，等. 德国分级诊疗实践和经验及对我国的启示 [J]. 中国医院管理，2016，36（8）：76-77.

② CATHY S, ROBIN O, MICHELLE M D, et al. A survey of primary care Physicians in eleven countries，2009：perspectives on care, costs, and experiences [J]. Health Affairs, 2015, 28 (6)：1171 -1183.

③ 戴莎白，黄晓光. 德国全科医生的教育和就业情况及现存问题 [J]. 中国全科医学，2013，16（30）：3519-3521.

④ 李亚男，雷涵，吴海波. 国外分级诊疗及其对我国的启示 [J]. 国外医学（卫生经济分册），2017，34（2）：49-53.

服务体系等，都是德国分级诊疗的优势和特色。

4.4.2 新加坡模式

新加坡的分级诊疗制度十分健全，就诊路径规范，诊疗机构权责划分明晰。从就诊路径来看，新加坡社区首诊制度的实现与德国类似，基本实现了门诊与住院服务的分离。同时，病人对当地的私人诊所的信任度较高，且私人诊所医生水平较高，并具有转诊权利，进一步保证了基层首诊制度的良好运转。同时，政府也通过对门诊服务提供者实施补贴、提供医保激励措施等方式引导患者有效利用基层医疗服务。

从医疗机构权责范围来看，新加坡基本实现了门诊和住院分离，将特定职能赋予规定的医疗机构。总体来看，新加坡的初级卫生保健主要由2 400家私人诊所和18个公立联合诊所提供，而住院服务主要由公立的综合医院或专科医院（专科中心）提供，其中有少量私立医院也提供住院服务。大医院一般不设普通门诊部，只设急诊科，例如，新加坡保健服务集团中的国立大学医院（National University Hospital）、新加坡国立心脏中心（National Heart Centre Singapore）等只接待有转诊证明并进行了预约的患者。同时，这一制度也具有一定灵活性。考虑到有些疾病的特点，部分专科医院也接受病人自己预约，如新加坡国立眼科中心（Singapore National Eye Centre）、新加坡竹脚妇幼医院（KK Women´s and Children´s Hospital）等都可以接待非急诊的预约病人①。

4.4.3 英国模式

英国的分级诊疗主要采取的是家庭医生制度，这一制度是英国医疗卫生制度的一大特色，也是英国卫生服务体系取得成功的重要因素。英国的家庭医生在高水平的医学教育体系下成长，具有较高的素质。英国的医学生需要经过5年的医学教育、2年的基础培训以及3年的全科医生培训，通过一系列复杂的考核才能够具备行医的资格。虽然成为一名合格医生的过程漫长，但是英国医生能够获得相当多的报酬，其薪酬是社会平均工资的2~4倍。

英国早已以法律形式确立了其转诊流程。当居民生病时，首先由家庭

---

① 余红星，冯友梅，付旻，等. 医疗机构分工协作的国际经验及启示：基于英国、德国、新加坡和美国的分析 [J]. 中国卫生政策研究，2014，7 (6)：10-15.

医生为其诊治，若情况较为严重，则由全科医生填写转诊单，将患者转送至专科医院进行诊治。病人可以自主选择全科医生，患病后也可以直接去社区卫生机构的门诊就医，当其需要住院时，可以选择 5 家不同的医院，当患者出院时，由全科医生负责患者的康复治疗。与德国相同，英国医疗较为突出的特点还包括其专科医院内不设立门诊部，只接收住院患者和急诊患者。这样既能保证医疗资源的优化配置，也能建立和谐的医患关系①。

英国的整套卫生制度都是围绕家庭医生设计的，家庭医生在卫生体系中占据主导地位。英国每年 800 多亿英镑都用在家庭医生服务体系上，90% 的患者可在家庭医生的帮助下接受治疗而无须到专科医院就诊。英国仅用占 GDP 约 8% 的卫生费用，就达到美国用占 GDP 约 17.5% 的卫生费用才达到的医疗效率。由此可见，家庭医生制和"高精尖"的全科医生培养正是英国分级诊疗成功的关键。

4.4.4 美国模式

美国没有对医院进行分级，90% 的医院仍然提供门诊，但大医院并没有出现"门庭若市"的现象，这主要得益于社区家庭医生发挥作用。美国的医学生在成为正式医生前，至少要经过 11 年的医学教育和实践，而报酬也极其丰厚。在美国，医生群体的收入达到社会平均工资的 2~3 倍，最高可达社会平均收入的 5 倍。每个家庭都有一位家庭医生负责首诊，家庭医生每年还会对家庭成员进行 1~2 次的健康体检，以全面系统地了解每个家庭成员的健康情况。如患者有转诊需求，家庭医会向上级医院提供比较详细的健康记录，以便接受转诊的医生全面掌握患者的情况，而专科医生主要负责更高级别疾病的诊治服务②。同时，美国的医院和医生也会通力合作使大型医学中心的服务下沉到社区中。

美国分级诊疗的另一个特色就是充分发挥商业保险的支付作用。美国医疗保险最大的特点就是由商业保险公司运营，保险公司通过设定支付比例的差异来引导患者的就诊习惯。保险公司将医院和医生分为三个类别：核心医疗资源、推荐医疗资源和非推荐医疗资源，这三类医疗资源的起付

---

① 余红星，冯友梅，付旻，等. 医疗机构分工协作的国际经验及启示：基于英国、德国、新加坡和美国的分析 [J]. 中国卫生政策研究，2014，7 (6)：10-15.

② MACREADY N. Reforming the US health care system [J]. Lancet Neurology，2008，17 (11)：986-987.

线分别为 1 000 美元、2 000 美元和 3 000 美元，住院和门诊的自付比例也是以 10%、20% 和 30% 来区分的。

4.4.5 日本模式

日本的分级诊疗模式将医疗机构分为三个等级：一次医疗圈、二次医疗圈和三次医疗圈。其中，一次医疗圈主要提供门诊服务，二次医疗圈主要提供一般住院服务，三次医疗圈主要提供高精尖住院服务。同时，日本还将医院的病床进行了分类，加强了双向转诊制度的建设。日本的转诊大致分为三类：一是诊所间转诊；二是诊所与医院间转诊；三是医疗机构与养老机构间转诊。日本制定了两套标准：上转 60% 和下转 80% 或上转 40% 和下转 60%，维持在一个上转小于下转的水平，日本的双向转诊率可达到 80% 以上。而我国一般向上转诊率大于向下转诊率。日本对医疗机构与患者进行双向的激励，这样不仅能为医院增加收入，同时也能对患者的就医选择起到一定的积极引导作用。日本的经验表明：三级医院取消门诊、规范转诊流程等，都是我国分级诊疗值得借鉴的做法。

4.4.6 古巴模式

古巴分级诊疗卫生保健体系同样由三个级别构成：社区综合诊所和家庭医生诊所组成了初级医疗卫生服务网络，省、市级医院提供的专科医疗服务组成了二级医疗服务网络，国家级医院提供的疑难和重症服务构成了三级医疗服务网络。三个级别的医疗服务网络各司其职，促成分级诊疗体系的良好运转。

古巴分级诊疗体系的建立离不开医疗机构的发展和医疗卫生人员的努力。就医疗机构来看，基层的每位家庭医生都有一个诊所，所内配备一名护士，共同负责 120 户或 600~700 位居民的医疗保健工作。家庭医生为其负责的家庭和居民建立卫生档案，负责卫生保健知识宣教，协助解决环境卫生和饮水卫生问题。总体来看，古巴医疗卫生单位达 1.3 万个，其中包括 150 余所医院和约 1.15 万个家庭医生诊所，为分级诊疗的实施提供了基础支持。就医疗卫生人员教育来看，古巴共有 14 所医科大学，分布在首都和各个省会城市。政府通过对入学标准、学科设置、课程设计、毕业分配等事务进行安排，具体掌控医务人员的结构与分布。医科学生免费入学，毕业后服从国家安排，到缺医少药的偏远农村地区服务两年。这一政策扩大了医务人员队伍，同时也促进了资源合理配置，使医疗资源能够实现地区间公平。2020年，古巴拥有超过10万名专业在职医生和48.5万卫生专业人员，每年有10 000名医疗专业的学生毕业，平均每1 000名国民就有9名医生，是世界上人均拥有医生数量最多的国家。这一支庞大的医疗卫生服务人员队伍为分级诊疗的开展提供了人才支撑①。

4.4.7 分级诊疗体系的国际经验

第一，提高基层医疗服务能力，增强公众对分级诊疗的信任感。

只有提高基层医疗服务能力，才能将群众留在基层。我国推进分级诊疗的关键在于提高基层医疗服务能力，而提高基层医疗卫生服务能力的关键又在于提升基层医务人员的服务能力。全科医生是基层医疗卫生服务的主力军②，有效提升全科医生的医疗服务水平是推进分级诊疗的重中之重。例如，美国就建立了完善的全科医生培养机制，美国的全科医生经过严格的培训和能力鉴定，其专业能力不容小觑，美国民众一旦生病就会联系家庭医生，这也是美国能够实现高效基层首诊的关键。因此，加大财政资金的投入，建立完善的全科医生培养机制，为基层提供相应的配套设施保障，提高基层的医疗服务能力，才能有效推进分级诊疗体系的构建。

第二，适当引入竞争激励机制，提高医疗服务质量。

英国在医疗体系中引入内部市场，政府成为购买方，以居民需求为导向购买相应的医疗服务，使医疗服务提供者之间形成了一定的竞争③。合理的竞争激励机制能够有效提升医疗服务供给的质量。因此，在推进分级诊疗的过程中，需要引入竞争激励机制，促使医疗机构间有序竞争和医疗资源的合理配置。有效调动医务人员的工作积极性也是关键，需要合理实施绩效分配，绩效分配的实施坚持公开、平等、竞争的原则，要将绩效考核结果与医务人员的收入待遇相结合，来调动医务人员的工作积极性。例如，德国和日本就建立了完善的薪酬激励制度，将医务人员的绩效分配与薪酬相结合，从而提高了医务人员的工作积极性。

---

① 查竞春，段振楠. 古巴、巴西、阿根廷医疗卫生体制机制及启示 [J]. 特区实践与理论，2019（2）：116-120.

② 巫蓉，朱亚，屠小明，等. 国内外促进分级诊疗的实践经验及启示 [J]. 南京医科大学学报（社会科学版），2018，18（3）：172-175.

③ 张兴祥，庄雅娟. 西方发达国家分级诊疗体系比较及经验启示 [J]. 经济资料译丛，2018（3）：14-23.

第三，完善分级诊疗配套政策，保障分级诊疗的顺利推进。

在内部资源整合的基础上，进一步完善外部治理机制及配套制度。通过制定加快分级诊疗体系建设的相关政策，完善相关支持政策并推动工作实践。深入推进医疗卫生体制改革，完善医疗资源合理配置机制，促进优质医疗资源进一步扩容下沉和区域均衡布局；调整医保的补偿政策，增强医保杠杆作用；建立基层签约服务制度，为基层群众提供稳定连续的高质量医疗卫生服务；持续推进医保支付制度改革，有效控制医疗费用的增长；健全医疗服务价格形成机制，理顺医疗服务价格；构建医疗卫生机构分工协作机制，明确各级医疗卫生机构的定位和服务内容。

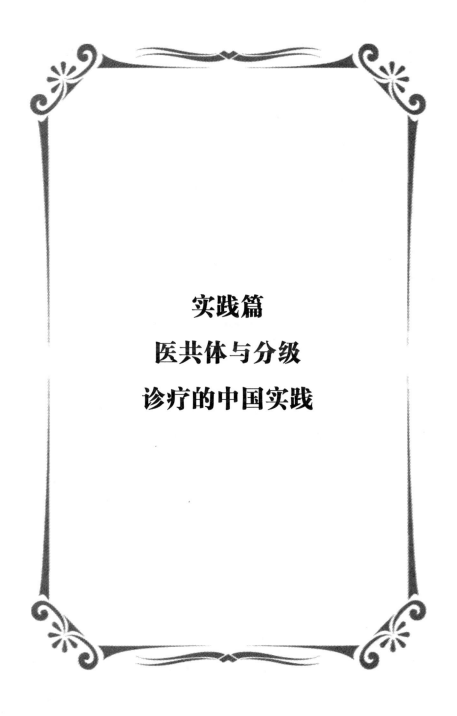

实践篇

医共体与分级

诊疗的中国实践

5 基于社会网络理论分析的峨山县县域医共体建设对分级诊疗体系的影响

5.1 问题提出

健康是人民最具普遍意义的美好生活需要，人民健康是民族昌盛和国家富强的重要标志。习近平总书记在党的十九大报告中提出，将"实施健康中国战略"作为国家发展基本方略的重要内容，其根本目的是为人民群众提供全方位全周期健康服务，提高人民群众的健康水平，促进人民群众的健康发展。为深化医药卫生体制改革，优化医疗资源配置，统筹推进大医院优势医疗资源下沉到基层医疗机构，建立医疗、护理和康复有序衔接的医疗服务体系，构建"基层首诊、双向转诊、急慢分治、上下联动"的分级诊疗模式。2013 年召开的全国卫生工作会议提出要开展"医疗联合体"建设，推进区域内医疗资源的优化配置，推动建立分级诊疗体系。2017 年，国务院办公厅印发《国务院办公厅关于推进医疗联合体建设和发展的指导意见》，明确要求"在县域主要组建医疗共同体，形成县乡村三级医疗卫生机构分工协作机制，构建三级联动的县域医疗服务体系。"2019 年 5 月，国家卫生健康委发布《关于开展紧密型县域医疗卫生共同体建设试点的指导方案》，提出要在全国遴选 500 个县进行县域医共体的试点，标志着医共体的建设进入实质性的推进阶段。

目前，我国医联体主要有四种形式：城市医疗集团、县域医共体、远程医疗协作网和专科联盟①。县域（县、乡、村）医共体是指医疗资源的纵向整合，以县级医院为核心单位，乡镇卫生院和村卫生室为成员单位，构建以医保基金为杠杆的县乡村医疗卫生服务一体化的利益共同体②。县域医共体涉及县乡村三级医疗卫生机构，其利益相关者之间的关系结构对推动分级诊疗体系建设十分重要。建设医共体来推动分级诊疗体系是深化医药卫生体制改革的重要措施和制度创新。但是，目前我国在医药卫生体制改革领域还存在优质医疗资源配置总量不足、分布不均衡和结构不合理的问题，同时基层还存在人才缺乏、技术和服务能力不足、信息建设滞后等问题，有序合理的分级诊疗体系尚未形成③。已有研究认为医共体建设可以推进分级诊疗体系的形成，但是缺少医共体建设推进分级诊疗体系形成的影响机制的研究。因此，研究医共体建设对分级诊疗体系形成的影响及影响机制具有重要意义。本书基于社会网络理论构建理论分析框架，结合笔者的田野调查，总结云南省峨山彝族自治县（下文简称"峨山县"）医共体建设经验，分析医共体建设对分级诊疗体系的影响机制，为医共体建设推进分级诊疗体系提供经验证据。

5.2　文献回顾

医共体是指医疗资源的纵向整合，是以县级医院为核心单位，乡镇卫生院和村卫生室为成员单位，以医保基金为杠杆的县乡村医疗卫生服务一体化的利益共同体。我国医共体建设与英国等国家比较一致，都是采用的纵向整合模式④。医共体本质上是社会网络的一种类型，是县域内不同级别的医疗机构，通过建立起正式或者非正式的关系，形成一个具有多元主体参与、有共同利益基础、涉及主体间利益分配、信息共享和资源整合的复杂网络。

---

① 于德志. 中国医改安徽模式推行之路 [J]. 卫生经济研究, 2015 (11)：3-6, 7.

② 尹红燕, 谢瑞瑾, 马玉龙, 等, 安徽省医共体模式的探索和实践 [J]. 中国卫生政策研究, 2017 (7)：28-32.

③ 张平, 县域医共体建设的浙江承载 [J]. 卫生经济研究, 2018 (12)：3-6.

④ KLEIN R. The twenty-year war over england´s national health service：a report from the battle field [J]. Journal of Health Politics Policy & Law, 2013, 38 (4)：849-869.

我国医共体的研究可简要分为三种类型，分别是整体研究、功能研究和主体研究，整体研究侧重于描述医共体建设对原有就医格局、医疗费用、诊疗服务供给等的改变；功能研究侧重于医共体建设对分级诊疗体系建设的影响；主体研究侧重于医共体参与主体在县域医共体建设中的作用。

5.2.1 我国医共体建设的主要影响

医共体整体研究主要集中在县域医共体建设对居民就诊流向、医疗费用控制、家庭医生签约、医保支付方式改革和医疗设备共享等方面的影响，为下一步医共体建设总结了丰富的经验和教训。李岚兰等对安徽省县域医共体运行现状进行了调查分析，发现医共体促进了双向转诊，但是家庭医生签约制度、医师多点执业制度和县域检验检查中心运行困难，病人下转阻力较大，需要进一步完善双向转诊激励机制，稳步推进家庭医生签约制度、医师多点执业制度和县域检验检查中心建设[①]。陶生生等基于社会网络理论对我国县域医共体发展存在的问题进行分析，提出县域医共体发展要采取优化利益分配、强化网络位置和优化网络整体的政策措施[②]。于亚敏等基于医疗费用控制理论对医共体模式下医保预付制对医疗费用的影响进行研究，发现县域医共体改革有利于提高县域内就诊率和降低医疗费用[③]。

5.2.2 医共体建设推动分析诊疗体系的主要实践

有学者对我国部分城市县域医共体改革的实践进行了研究，总结我国县域医共体改革的路径、成效、问题，对推动我国县域医共体改革，推进分级诊疗体系建设具有重要意义。申丽君等系统总结了安徽省天长市医共体改革的实践路径、改革成效和经验启示，研究发现安徽省天长市医共体改革实现了"医保、医院、医生、患者"四方医疗利益相关者共赢的综合

---

① 李岚兰，汤质如，颜理伦，等. 安徽省县域医共体运行现状调查分析 [J]. 中国卫生事业管理，2018（10）：723-725.

② 陶生生，梅光亮，白忠良，等. 基于社会网络理论的县域医共体建设思考 [J]. 治理研究，2018（9）：21-23.

③ 于亚敏，代涛，杨越涵，等. 天长市县域医共体内医保预付制对医疗费用控制研究 [J]. 中国医院管理，2018（4）：55-57.

医疗服务治理机制①。江蒙喜以浙江省德清县医共体建设为例，从体系建设、机构发展和社会责任三个维度构建县域医共体改革效果评价体系，研究发现县域医共体建设能够优化医疗机构收支结构，提高医保基金的使用效率，同时有助于提高医疗服务能力，促使医保基金回流②。黄严和张璐莹通过对峨山县医共体改革的个案研究，发现医共体改革通过家庭医生签约机制、信息共享机制、人事绩效考核与编制机制及医保支付机制，重构了对政府、医生、医院和患者的激励相容机制，推动了分级诊疗体系的建设③。

5.2.3 医共体成员单位的定位与政策企业家的作用

在关注医共体建设对县域内诊疗服务供给和利用的影响时，部分学者从微观的视角关注医共体内成员单位的定位与政策企业家的作用，为医共体高质量发展提供新的思路。朱静敏等以弱资源弱组织的云南省云县为例，阐述了政策企业家在推动县域医共体建设的作用，认为医共体建设早期影响联盟稳定的核心因素体现为政策企业家为推动联盟改革，运用广泛关系以及影响力为政策实施动员资源，协调联盟与政府部门之间的行动，获得政策的信任与支持，以拓宽公共政策实施所需要动员资源的渠道④。黄二丹评述了"千县工程"对医共体牵头医院的要求，即发挥"龙头"和"网底"作用⑤。国家卫健委主任马晓伟在采访中指出，县域医疗格局应是"县强""乡稳""村活"。

如果把医共体内成员单位看成点，医共体内成员单位间的业务往来等连接看成线，医共体看成面，那现有研究相对充分地讨论了县域医共体建设的体制机制问题及其对分级诊疗的推动作用，即在医共体建设政策文件

---

① 申丽君，黄成凤，李乐乐，等. 县域医共体模式的探索与实践：以安徽省天长市为例 [J]. 卫生经济研究，2018 (12)：7-11.

② 江蒙喜. 县域医共体改革发展效果的评价指标体系建构：基于浙江省德清县的案例研究 [J]. 卫生经济研究，2018 (12)：11-13.

③ 黄严，张璐莹. 激励相容：中国"分级诊疗"的实现路径：基于S县医共体改革的个案研究 [J]. 中国行政管理，2019 (7)：115-123.

④ 朱静敏，段晖. 县域医共体何以实现卫生绩效：政策企业家、再组织化联盟与激励兼容 [J]. 公共管理学报，2021，18 (3)：125-138，174-175.

⑤ 黄二丹. "千县工程"：发挥县级医院"网底""龙头"作用 [J]. 中国卫生，2021 (12)：70-72.

明确"点"的作用的前提下，现有文献更关注"面"，对于从"点"到"面"的"线"的作用关注较少，对于构成面的关键节点的作用关注也较少，而供给侧的"线"能否紧密连接、高效运转，显然对实现需求侧的"分级诊疗"意义重大。

5.2.4 国外整合医疗体系的理论与实践

很多学者对整合医疗体系建设面临的问题也进行了相关的研究，对我国医共体建设的理论和实践也具有借鉴意义。Engert 等研究了整合医疗体系在提高收入、控制成本和改进质量等方面取得的成果，指出整体医疗体系在扩大市场份额和提高竞争力等方面存在的问题，认为整合医疗体系的建设应该综合考虑社会风险和情景管理[①]。Enthoven 认为目前的医疗保健体系是碎片化的，存在激励机制不完善、资源配置效率较低的问题，影响了医疗质量和效率的提高[②]。然而整合医疗体系是一个有组织的、协调的和合作的网络，可以有效解决医疗保险领域碎片化带来的问题。这种纵向的医疗资源整合，不仅可以改善医疗质量和降低成本，还能更好的地激励医疗机构和满足患者的医疗需求。Leibert 从医疗质量、患者满意度和成本收益三个方面，综合比较了美国参与整合医疗体系的医院与没有参与整合医疗体系的医院之间的绩效，研究发现两组医院在医疗效率方面具有显著的差异[③]。Lega 通过对整合医疗体系的发展进行国际比较，发现整合医疗体系已经逐渐成为全球医疗保健领域的主要组织形式[④]。

综上所述，第一，学者们对整合医疗体系的研究，一方面主要涉及微观层面的医疗服务绩效、医疗质量和医疗成本等，另一方面主要涉及宏观层面的整合医疗体系与市场竞争的关系。第二，由于国外整合医疗体系发展时间较早，积累了大量的数据，拥有较多的实证研究，国内对医共体的

① ENGERT E B, EMERY D W. Integrated delivery systems: non fait accompli [J]. Managed Care Quarterly, 1999, 7 (1): 29.

② ENTHOVEN A C. Integrated delivery systems: the cure for fragmentation. [J]. American Journal of Managed Care, 2009, 15 (10 Suppl): 284-290.

③ LEIBERT M. Performance of integrated delivery systems: quality, service and cost implications [J]. Leadership in Health Services, 2011, 24 (3): 196-206.

④ LEGA F. Organisational design for health integrated delivery systems: theory and practice [J]. Health Policy, 2007, 81 (2): 258-279.

实证研究较少，这是未来对医共体研究应该重点关注的方向。第三，整合医疗体系发展时间较早，对于整合医疗体系的相关研究成果较多。然而我国的医共体建设起步较晚，很多城市尚处于试点阶段，对于国外的经验借鉴要立足我国医疗卫生体制的实际情况，对整合医疗体系和医共体的联系和区别进行深入研究，不能简单地照抄照搬。

5.2.5　文献评述

整合医疗体系的相关实践和研究都比较多，尤其是国外整合医疗体系发展的时间比较早，积累了丰富的经验和教训。整合医疗体系的发展对于提高医疗服务绩效、医疗质量和降低医疗成本都具有显著的效果。国外发展整合医疗体系是有效应对医疗保健体系碎片化的问题的关键举措，这与我国积极探索建设医共体，促进分级诊疗体系，具有异曲同工之处。目前，国内外关于整合医疗体系或医共体的研究主要集中在整合医疗体系或医共体建设对分级诊疗体系的影响，鲜有研究整合医疗体系或医共体对分级诊疗体系的影响机制。医共体建设对分级诊疗体系的影响是一种因果关系的研究，而医共体建设对分级诊疗体系的影响机制是一种因果机制的研究，对于因果机制的研究应该是未来国内外相关研究关注的另一重要方向。社会网络理论可以为医共体对分级诊疗体系的影响机制研究提供理论框架，具有较好的解释性，其分析侧重于医共体成员单位间连接构成的社会网络，以及社会网络中关键节点对网络整体的影响，这在已有研究中，尚未系统阐述。因此，本书基于社会网络理论，重点研究医共体作为一个社会网络对推进分级诊疗体系的影响，为医共体建设推进分级诊疗体系提供经验证据。

5.3　理论框架：社会网络理论

社会网络的概念最早是由英国的人类学家布朗在对结构的关注中提出来的，是一个社会学概念。社会网络是指社会行动者（个人、组织、国家等）之间的关系。最初社会网络主要聚焦于文化是如何规定有界群体（如部落、乡村等）内部成员的行为。社会网络是指个体间某些社会关系或者社会关系所构成的相对稳定的系统，即网络是联结行动者的一系列社会关系或社会关系的集合。关系主要是指两个或者多个行动者之间的关系、互动和评价等。具体来说，行动者之间的关系，包括伙伴关系、朋友关系等；行动者之间的互动，包括信息交换、利益共享等；行动者之间的评价，包括合作、信任等①。

作为社会结构和制度的网络，认为网络结构是处于网络中的各个节点共同行动的结果，由于这些行动无法简单累加、也无法对网络中的行动者进行简单汇总，对网络系统的表现或结果的准确预测除了需要对节点间互动关系进行研究外，还需要对社会关系和由社会关系联结成的社会网络中的嵌入性与组织行为进行分析②。从本质上讲，医共体是一个具有多元主体参与的、有共同利益基础的复杂社会关系网络。那么，医共体就是这个复杂的社会关系网络的有机载体和表现形式，医共体建设过程中参与的利益相关者之间的关系结构，会对分级诊疗体系产生什么样的影响？基于社会网络理论的视角，立足社会学和复杂网络的视角，将医共体的社会网络划分为外部社会网络和内部社会网络。如图 5-1 所示，以医共体为结果变量的、多元主体参与所形成的分级诊疗体系的网络，通过参与主体的网络位置、主体间联结所形成的内部结构、网络关系中的嵌入性和行为所构成的整体特征三个层面的影响因素，综合决定了医共体所实现的分级诊疗网络的资源配置和服务利用等产出。

---

① 刘军，社会网络分析导论 [M]. 北京：社会科学文献出版社，2004：128.
② 林南，社会资本：关于社会结构与行动的理论 [M]. 上海：上海人民出版社，2005：211.

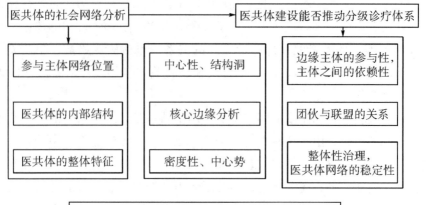

基于社会网络分析的医共体网络参与主体关系结构

图 5-1　医共体网络参与主体间关系影响分级诊疗体系的路径

5.3.1　医共体参与主体的网络位置

在医共体建设过程中，多元主体包含政府、医院、社会组织（资本）和居民个人。参与主体在社会网络中的地位是由网络位置所决定的。参与主体对网络的影响力以及参与主体通过网络获得的身份和利益，受到参与主体在网络中位置的影响。在社会网络分析中，网络位置分析涉及的核心变量包括中心性和结构洞。其中中心性可以被用来考察各多元主体参与医共体网络的程度，而医共体中参与主体的中心性则表达了有影响力的多元参与主体在医共体中与其他主体建立联系和获取与分配网络内资源的能力。高水平的中心性表达了被测主体在医共体中处于网络中心的位置，而低水平的中心性说明了被测主体在医共体网络的边缘位置①。结构洞强调了当参与主体之间联系缺失时，起桥梁作用的主体跨越缺失，联系起相互缺失的关系丛。跨越结构洞的桥梁效用在于控制信息流动，因此，节点越靠近网络中的桥梁则获取社会资本和信息越好②。

在医共体网络中，处于医共体中心位置的参与主体拥有丰富的信息数量和独特的信息质量，在识别和利用信息方面比处于边缘位置的参与主体

---

①　UZZI B. Social structure and competition in interfirm networks：the paradox of embeddedness［J］. Administrative Science Quarterly，1997，42（1）：35-67.

②　BURT R S. Structural holes the social structure of competition［M］. Cambridge：Harvard University Press，1992：75-78.

具有更优越的网络位置，能够协调和控制网络其他主体间的信息和资源流动，在医共体网络中能够与其他参与主体更加紧密和频繁互动，在这个过程中增加了参与主体间的信任和激励主体间投入更多资源进入到网络信息的交换过程。当参与主体之间存在联系缺失时，占据结构洞位置对参与主体接入信息和交换非常有利。占据结构洞的参与主体可以接近彼此间不相连的伙伴，从而更容易获得多样化的信息和知识，对差异化信息实现接入和整合，并获得控制信息的优势。

5.3.2 医共体网络的内部结构

医共体内部网络方面，宏观的社会网络是以网络整体为中心的，分析网络整体的属性和特征的影响。一般来说，网络整体的属性和特征分析包含对网络的核心—边缘结构、凝聚子群分析等方面的研究。核心—边缘分析由弗里德曼提出，用来解释区域内如何从相互不关联、孤立发展到相互联系、不平衡发展，再到彼此联系、平衡发展的过程。核心区域一般指资本集中、增长速度快、经济状况好的区域，边缘区域是区域边缘化、经济社会边缘化的产物。一般认为，政府干预在核心区和边缘区的不平衡发展中具有重要意义。政府通过合理的政策改善二元发展的局面，如人才政策、交通设施等措施，创造有利条件，充分发挥核心区的带动作用，引导资源在核心—边缘区之间优化配置①。

凝聚子群分析是为了揭示参与主体之间实际存在的或者潜在的关系。当网络中某些行动者之间的关系特别紧密，进而结合成一个次级团体时，社会网络分析称这样的团体为凝聚子群。如果该网络存在凝聚子群，并且凝聚子群的密度较高，说明处于这个凝聚子群内部的这部分行动者之间联系紧密，在信息分享和合作方面交往频繁。探讨子群内部以及子群之间的关系特征和形成原因，会在另一个维度上揭示网络关系，揭示各子群及参与主体在网络关系中的角色、相互作用及动态演变②。医共体网络内部的凝聚子群（团伙或者联盟）的属性和特征、凝聚子群之间的关系都会影响

---

① FRIEDMAN J R. Regional development policy：a case study of venezuela [M]. Cambridge：MIT Press, 1996：16.

② ADJEI M T, NOBLE S M, NOBLE C H. The influence of C2C communications in online brand communities on customer purchase behavior [J]. Journal of the Academy of Marketing Science, 2010, 38 (5)：634-653.

分级诊疗体系的建立，影响医共体网络内部参与主体之间的关系。

5.3.3 医共体网络的整体特征

社会网络分析中用于主体之间整体关系分析的主要工具包括密度、中心势等。密度和中心势是网络的不同表征，密度描述了网络的总体凝聚力水平，中心势描述了网络内聚性的时空演变特征和过程。网络密度作用主要有：与参与主体的网络认同、自我关联和归属依恋。高密度的网络代表着紧密的联结关系和频繁的信息互动，在互动过程中参与主体分享知识、体验和情感，相互之间的观念较容易被参与主体彼此之间认同，增加了彼此的深入了解、信赖和认同。这些情感因素也将反作用于参与主体的行为表现，使得他们积极参加网络互动，留在网络的时间更长、忠诚度更高①。

中心势是对网络密度的补充，指网络对核心参与主体的依赖程度，能够反映网络发展是否偏离。中心势越大，说明网络的中心位置被少数参与主体支配，呈现出信息交换和互动不均匀的状态，反之则表现出参与主体的凝聚力和权力是分散的，中心势越高说明网络被参与主体的支配越强。医共体外部整体性方面，医共体整体网络的结构对网络整体和个体之间的关系有重要的影响。医共体网络密度和中心势的大小，决定了网络整体的凝聚力和协调力，影响分级诊疗体系的效能。同时，网络中子群与整体的位置和结构也影响网络整体的聚合效率和利益分配，对分级诊疗体系的建设具有重要的影响。

本书基于社会网络理论，认为医共体作为一个多元主体参与的社会网络，对分级诊疗体系建设的影响主要表现在参与主体的网络位置、医共体的内部结构和医共体的整体特征三个方面。①参与主体网络位置：通过对医共体网络中参与主体的中心性、结构洞分析，对分级诊疗体系中的治理中心、边缘主体的参与性、主体之间的依赖性等方面进行分析。②医共体的内部结构：通过核心—边缘分析、凝聚子群分析，对分级诊疗体系的团伙与联盟的关系进行梳理。③医共体的整体特征：通过密度性、中心势分析，获得分级诊疗体系的整体性治理、医共体网络的稳定性的分析。总之，医共体通过社会网络的位置、结构和特征来影响群体之间、个体之间、群体与个体之间的关系，形成整体—群体—个体之间利益分配机制，

---

① ANTIA K D, FRAZIER G L. The severity of contract enforcement in interfirm channel relationships [J]. Journal of Marketing, 2001, 65 (4)：67-81.

以保证网络整体的利益一致性和群体的凝聚力，从而促进分级诊疗体系的
建设。

5.4 案例分析：峨山县医共体建设的社会网络分析

为了探索县域医共体建设对分级诊疗体系的影响，笔者于 2018 年 6 月
至 8 月和 2019 年 7 月对峨山县的政府部门、医疗机构和乡村医生等进行了
调研。峨山县是一个民族区域自治县，位于西南边陲，下辖 2 街道 3 镇 3
乡 76 个村（社区），面积 1 972 平方千米，第七次全国人口普查峨山县常
住人口 14.39 万人，属于地域面积较大，人口较少的城市，域内拥有 5 家
县级公立医疗卫生机构、8 家乡镇卫生院、75 个村卫生室。2020 年，峨山
县每千常住人口床位数为 4.30、每千人医师数为 2.44，均低于全国平均水
平的 6.46 和 2.90，人均地区生产总值直到 2020 年才超过全国平均水平。
在医疗资源和经济发展水平长期低于全国平均水平的情况下，峨山县自
2018 年起开始县域医共体建设，并于 2019 年被确定为紧密型县域医共体
建设试点县，取得了良好的成效。因此，选择峨山县作为田野调查的地
区，具有一定的代表性，对其他欠发达地区县域医共体建设及推进分级诊
疗体系具有很好的借鉴意义。峨山县基本情况如表 5-1 所示。

表 5-1 峨山县基本情况

年份	地区生产总量总值/万元	人均地区生产总值/元	全国人均地区生产总值/元	县域内床位总数/张	每千人床位数/张	全国每千人床位数/张	执业(助理)医师/人	每千人医师数/人	全国每千人医师数/人
2017年	781 660	45 980	59 201	805	4.74	5.72	344	2.02	2.45
2018年	848 714	49 895	64 644	727	4.27	6.03	350	2.06	2.59
2019年	1 125 492	66 128	70 078	702	4.12	6.30	358	2.10	2.75
2020年	1 176 238	75 414	72 000	670	4.30	6.46	380	2.44	2.90

资料来源：峨山县国民经济和社会发展统计公报、中国统计年鉴。

笔者在调研中集中调查了县人民医院、县中医医院、县妇计中心和两家民营医院、一个乡镇卫生院和两个村卫生室，同时对医疗机构的主要负责人和医生（24人）、村卫生室的乡村医生（2人）和政府部门的主管领导（15人）进行了访谈，共计访谈41人，访谈次数45次。其中，访谈次数包括集体访谈和单独访谈，均为半结构化访谈。所涉及的被访谈人员均做匿名化处理，访谈人员情况分布见表5-2。

　　无论是集体访谈还是单独访谈，都是采用半结构化访谈的形式。访谈提纲的设计都是围绕一个核心问题：医共体建设对分级诊疗体系有什么样的影响。通过对访谈内容的整理与分析，笔者发现访谈者对核心问题的回答主要集中在三个方面：医共体的参与主体、医共体的内部结构和医共体的整体特征对分级诊疗体系产生的影响。因此，笔者将从以上三个方面来对医共体建设对分级诊疗体系的影响这个问题进行分析。

表5-2　访谈人员情况分布

调研单位	访谈人员	访谈人数/人	访谈次数/次
县人民医院	院长、相关科室主任、医生等	5	8
县中医医院	院长、相关科室主任、医生等	6	9
县妇计中心	副院长、相关科室主任、医生等	4	6
县民营医院	两名院长、医生等	6	2
乡镇卫生院	院长、医生等	3	4
村卫生室	两名乡村医生	2	4
县卫健局	主管副局长、相关科室负责人等	5	5
县医保中心	主任、相关科室负责人	6	4
县政府医改办	主任、相关科室负责人	4	3

5.4.1　峨山县医共体参与主体的网络位置

　　2018年，峨山县组建了以县人民医院为龙头，县中医医院为协同，县妇计中心、县疾控中心和两家民营医院参与，各乡镇（街道）卫生院为枢纽，村卫生室为基础的县域医共体。其中，县级医疗机构6家，乡镇卫生院8家，村卫生室75家。2019年峨山县健康教育所等单位也申请加入医共体。医共体的社会网络中，县人民医疗机构是牵头单位，处于网络核心的位置，具有中心性；县中医医院是协同单位，处于二级网络核心的位置，也具有中心性（次于县人民医院）；其他县级医疗机构是成员单位，处于三级网络核心的位置，不具有中心性的特点；乡镇卫生院是成员单位，是县级医疗机构与村卫生室的枢纽，处于网络连结点的位置；村卫生室是最低层级的成员单位，是医共体网络的基础，处于网络的边缘位置。如表5-3所示，医共体不同层级不同网络位置的成员单位，形成了以县人民医院和县中医医院为核心的治理中心，以乡镇卫生院为枢纽的网络结点，以村级卫生室为边缘的网络基础，成为一个集利益、机制、资源和政策于一体的医疗网络共同体。

表 5-3　峨山县医共体参与主体网络位置情况

医疗机构	数量/家	网络位置	网络特点	功能定位
县人民医院	1	一级核心	中心性	牵头单位
县中医医院	1	二级核心	次级中心性	协同单位
其他县级医疗机构	4	三级核心	无中心性	成员单位
乡镇卫生院	8	枢纽	中介	成员单位
村卫生室	75	边缘	基础	成员单位

处于一级核心的县人民医院是医共体的牵头单位，是一家二级甲等医院，2019年其医疗收入和医疗总收入占全县医疗收入和医疗总收入的比重分别为78.92%和55.49%，即峨山县医疗资源高度集中于县人民医院，县人民医院对网络的影响能力大。在患者流动中，县人民医院可以接收更高级别的三级医院向下转诊的患者，负责这些患者在恢复期的治疗工作，同时承担县域内有需要的患者向上转诊的职能。在服务能力上，县人民医院与上级医院组成医联体，上级医院可通过下派专家、培训医务人员、协助建设特色专科、远程医疗等方式，增强县人民医院诊疗服务能力；而县人民医院也可以通过类似方式，赋能医共体内其余成员单位。资源分配方面，县人民医院牵头组建医共体理事会，理事会管理各类财政补助资金和公共卫生服务资金，同时对医共体内所有成员单位统一人事管理和绩效分配方案。患者流动、服务能力建设和理事会主导的医共体管理使得处于中心位置的参与主体获得了从更高级别医院接入外部资源和向医共体网络内部分配资源的治理中心地位，中心地位也赋予了牵头的县人民医院协调和控制整个医共体网络内部信息和资源的能力，加强了中心节点与网络内部

多元参与主体的联系和互动。

除了县人民医院之外，县中医医院作为一家公立二级中医医院，处于医共体网络的二级核心、具有次级中心性的网络节点。除了双向转诊职责以外，县中医医院还发挥着中医药在治疗未病、治疗重大疾病和康复管理中的协同作用，县中医医院还同时联络着乡镇卫生院和所属的村级卫生室的业务和管理工作，负责统筹边缘节点位置的成员单位的中医药卫生工作。处于三级核心位置的其他县级医院处于网络连结点的位置，担负着结构洞的桥梁功能。

网络中位于桥梁枢纽位置的乡镇卫生院承担本乡镇范围内的公共卫生、健康管理和中医药连续服务，由于负责为本域内的诊断明确、病情稳定的慢病患者、康复期患者、老年病患者的连续服务，乡镇卫生院向上连结着中心牵头单位县人民医院、县中医医院及其他县级医疗机构，向下连结着区域内所属的边缘节点单位村级卫生室，桥梁位置使得乡镇卫生院更容易获得来自上、下方的多样化信息和知识，并获得同时向中心位置、和边缘位置输入输出信息的优势。当参与主体之间存在联系缺失时，乡镇卫生院的桥梁功能连接了原本彼此间不相连的伙伴，汇聚了参与主体的信息接入和交换，并获得控制信息的优势和整合信息的功能，当桥梁作用缺失或乡镇卫生院职能行使缺位时，网络将处于割裂状态，网络内主体间将形成相互不关联、孤立发展的状态，难以行使医共体应有职能。最后，村卫生室处于医共体网络的边缘位置，在医共体网络中的特点是基础性，也是直接为居民提供健康服务的第一道关口，起着"守门人"的作用。

县域医共体建设在组织架构上，如图5-2所示，构建了县—乡—村三级定位清晰、职责分明的医疗服务供给体系，为实现分级诊疗"基层首诊、双向转诊、急慢分治、上下联动"奠定了基础。

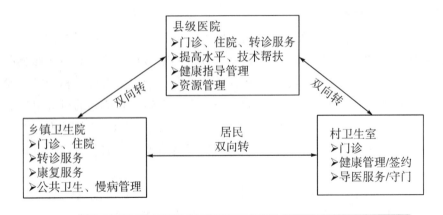

图 5-2　峨山县医共体框架图

5.4.2　峨山县医共体网络的内部结构

网络中不同节点位置的成员单位在医共体内部网络结构中的功能设定对分级诊疗体系的完善具有重要的影响。

社会网络的建设在一定的引导机制作用下，有利于资源在网络内的合理流动。在诊疗服务供给上，峨山县医共体通过设定区域总额打包付费、调整医共体内部成员单位的医疗保险报销比例等方式，基于不同等级医疗机构服务成本的不同，引导县级医疗机构主动下放一部分常规诊疗服务到基层，如慢病患者的定期开药服务及医防融合工作、常规体检，和县级医疗机构治疗不具有成本优势的常见病、多发病下放到基层开展，如支气管炎治疗；让县级医疗机构专注提升大病、复杂疾病和部分常见病、多发病的诊疗服务能力，避免医共体建设变成县级医疗机构虹吸医共体内的病人和医务人员，以鼓励县级医疗机构主动降低医共体内医疗服务成本，获得医共体内医保基金结余。

在诊疗能力的建设上，因基层承担着发挥原有功能定位和承接上级医疗机构下放的诊疗服务的重任，如何解决过去不同等级医疗机构孤立发展时遗留的基层诊疗服务能力孱弱问题，显得尤为重要。在医共体社会网络中，如果不同层级的参与主体之间的关系特别紧密，它们就会结合成次级团体、形成凝聚子群。峨山县医共体的凝聚子群主要包括专科联盟和中心建设机制。专科联盟是指由牵头医院有关科室直接管理民营医院相应科室、牵头医院帮助其他基层医疗机构开展特色科室建设，从而在医共体内部组建跨区域的专科联盟，并以专科协作为纽带，形成主体间补位发展，为患者提供高质量专科诊疗服务。中心建设机制是指峨山县县域医共体对传统医疗服务模式进行改造创新，优化整合县域医疗卫生资源，实现医共体内资源共享最大化。峨山县医共体参与市级区域卫生信息化建设，参与建成医疗卫生综合服务系统、居民健康自助服务系统，医共体内不同主体均可读取和写入居民电子健康档案和电子病历，了解患者的医疗服务、公共卫生、健康管理、医疗保险等信息，为患者提供全生命周期或连续的诊疗服务，促进分级诊疗建设。此外，依托信息化建设，峨山县还组建了医学检验中心、医学影像中心、心电网络中心、消毒供应中心、远程会诊中心，解决了基层医技人员不足、仪器设备使用率低、试剂浪费等问题。如图 5-3 所示，由于形成了以专科补位优势、中心资源整合机制、健康信息平台机制带动的数个凝聚子群，处于各个凝聚子群内部的这部分行动者之间联系紧密，在信息分享和合作方面交往频繁，形成了不同维度上的网络关系，从另一个侧面影响着医共体网络内部参与主体之间的互动，影响了分级诊疗体系的运作过程。

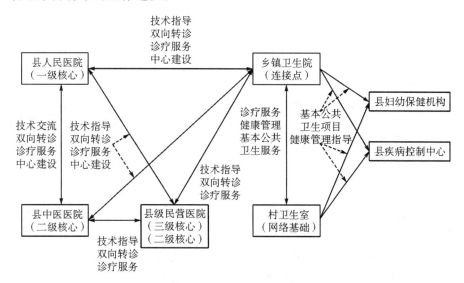

图 5-3 峨山县医共体不同等级医疗机构所提供的诊疗服务

如图 5-4 所示，为激励网络内不同主体参与网络运行，发挥乡镇卫生院的桥梁枢纽作用和村卫生室"守门人"的作用。峨山县明确基层财政支持政策不变，要求医保结余基金由县乡村二级按比例分配，支持乡镇卫生院落实"两个允许"政策，但由医共体统一人事管理和绩效方案，改变了过去基层医疗卫生机构"全额拨款"带来基层医务人员"干多干少一个样"的积极性不高的现象。以峨山县D镇为例，2018年，D镇用于在职人员的人员经费支出为195.59万元，人均7.52万元。医共体相关政策实行后，2020年，D镇用于在职人员的人员经费支出为423.04万元，人均15.11万元，比2018年增长100.93%。通过政策激活基层医务人员服务动力可带来显著的服务供给增量，基层转变为积极承接上级医疗机构下放的诊疗服务，为居民提供诊疗服务、家庭医生签约服务和基本公共卫生服务项目，充分发挥基层医疗卫生机构在医共体中的定位，保障诊疗资源在核心—枢纽—边缘区之间合理流动，实现医共体内不同成员单位间"利益相关，激励相容"。

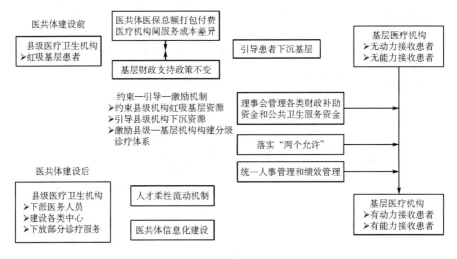

图5-4 构建"约束—引导—激励"机制

县域医共体建设通过社会网络内主体间资源的主动重新链接与分配，促进基层医疗服务能力和服务动力的提升，但居民是否愿意利用基层诊疗服务，以服务利用带动诊疗服务各类要素在网络内不同主体间流动，对于医共体的良性运行，实现分级诊疗具有决定性意义。

根据核心—边缘分析，一方面，峨山县医共体以家庭医生签约服务为抓手，向签约居民提供长期连续的基本医疗、公共卫生、慢病管理、健康咨询和中医干预等综合服务，这项连续服务整合了医共体网络内处于不同节点位置的成员单位的职能,由村卫生室协助、乡镇卫生院为主体提供家庭医生签约服务,县级医疗机构建立优先转诊和挂号通道,签约对象可在县域内享受包括院前预防、院中诊疗、院后康复在内的全程医疗健康服务。2020 年峨山县家庭医生签约服务率为 43.74%,原发性高血压、2 型糖尿病、肺结核和严重精神障碍 4 种重点慢病患者的家庭医生签约服务率为 100%。另一方面,峨山县经济发展水平长期落后于全国平均水平,2017 年人均地区生产总值仅为全国的 77.67%,其所在省份人均地区生产总值长期位居全国倒数第二,居民对质优价廉的医疗服务需求较大,县级医疗机构优质医疗服务下基层可吸引居民就医,峨山县 D 镇卫生院 2012 年曾处于"零处方、零病人"状态,经过峨山县人民医院的下派专家、技术帮扶、医疗设备资源共享等紧密型医联体建设措施后,让居民实现"在家门口享受优质医疗服务",缓解为追求"上级医疗机构专家诊疗服务的保险作用"而前往上级医疗机构就诊的现象。2017 年 D 镇卫生院门诊人次达 8 万人次,门诊收入达 365 万元,支气管炎治疗费用从县级医疗机构例均 1 000 元降至乡镇卫生院例均 400 元,居民就医获得感增强。居民就医行为的改变,既意味着医疗资源得到更为合理的利用,又进一步促进了医疗资源在网络内的合理分配。峨山县供需双方合力优化医疗资源在县乡村三级网络的分布和利用,也是分级诊疗的体现。

5.4.3 峨山县医共体网络的整体特征

网络的密度描述了医共体网络参与主体分享知识、体验和情感的互动关系,高密度的网络代表着更为紧密和频繁的连结关系和互动。对此,峨山县医共体统一行政管理、统一人事管理、统一绩效考核,建立人员柔性流动机制。所有医务人员事实上均由医共体统一管理,医护人员根据工作需要选择医共体内的多家成员单位作为多点执业地点,并开展诊疗服务,由各医疗机构报县医共体审核后,再到县有关卫生行政部门办理双方(或多家)机构登记注册备案,医共体内人员开始逐步实现了由单位人向岗位人的转变。峨山县医共体通过建立人员柔性流动机制,通过信息知识、资源流动等渠道增强了医共体网络的密度性,高密度网络促进了主体间投入更多资源进入网络资源的生产和交换过程,保障了分级诊疗的实施。

中心势是对网络密度的补充,中心势越大,表示网络的中心位置被少数参与主体支配,说明网络被参与主体的支配越强,中心势越弱代表参与主体的凝聚力和权力是分散的。峨山县医共体实施理事会制度,理事会成员分别从县人民医院、县中医医院、民营医院推荐,医共体理事会下设办公室,办公室设在峨山县人民医院,负责医共体理事会的日常工作。理事会制度对峨山县医共体网络中心势的影响主要体现在对医疗经费的配置权力上,目前峨山县按医共体现有编制数的专业技术人员来预算人员经费和各类财政补助资金、公共卫生服务资金,这笔经费按人头整体打包拨付给峨山县医共体统筹管理,由理事会负责统筹管理。但峨山县牵头医院即县人民医院在医共体内具有绝对话语权,2019 年,峨山县牵头医院医疗收入为 7 546.93 万元,占全县医疗收入的 78.92%,也因此牵头医院承担了医共体建设的主要职责,即峨山县医共体的中心位置和权力主要在牵头的成员单位上,这体现了峨山县医共体网络的整体性治理特点,不仅对医共体网络整体的领导和管理功能有了明确的定位,而且理事会成员的选拔机制也进一步增加了医共体网络整体的凝聚力和协调力。

综上所述,峨山县医共体建设通过整合以县人民医院为龙头,县中医医院为协同,其他县级医院参与,乡镇卫生院为枢纽,村卫生室为基础的制度、政策、资源和利益的分配来实现分级诊疗体系的目标。县级医院、乡镇卫生院和村卫生室之间合理分工,明确责任,形成双向转诊机制。同时,医共体建设通过设立领导小组、成立理事会、探索中心管理制和完善规章制度等方式来保证医共体内部网络结构和网络整体的凝聚力和协同力,共同推进医共体有序开展不同职能的工作,推进分级诊疗体系建设。

(1)外部社会网络方面,医共体主要通过两种机制来促进分级诊疗体系建设。一是效率导向,社会网络可以促进异质性资源、知识和机会在不同医疗机构之间流动,有效地提高了知识的共享程度和资源的利用效率,特别有利于提高基层医疗机构的能力,更好地将患者留在基层治疗,促进分级诊疗体系的建设。二是关系导向,社会网络有利于在组织内部形成高凝聚力的联结,促进组织成员间的信任与合同,形成协同效应从而促进分级诊疗体系的打造。

(2)内部社会网络方面,医共体作为一个多元主体参与的社会网络,对分级诊疗体系的建设的影响主要表现在参与主体的网络位置、网络的内部结构和网络的整体特征:第一,医疗机构内的社会网络的加强有利于医疗机构内部门与部门、员工与员工之间弱连带(weak ties)的形成,可以弥补连接在信息冗余、结构封闭等方面的不足,扩大社会网络的覆盖面。

第二，部门间、员工间的弱连带关系能够促进医疗机构内结构洞 (structural hole) 的形成，从而有效增加网络多样性、加强信息共享、降低发现和搜寻成本。第三，医疗机构内的社会网络可以促进社会资本的积累，从而提高组织效率、加强信息共享、组织认同，促进团体合作。以上都是医共体建设促进分级诊疗体系的重要力量和内在机制。总之，医共体通过社会网络的位置、结构和特征三个不同层次的因素来影响群体之间、个体之间、群体与个体之间的关系，形成整体—群体—个体之间利益分配的机制，以保证网络整体的利益一致性和群体的凝聚力，从而促进分级诊疗体系的建设。

5.5 峨山县医共体建设促进分级诊疗体系的启示

峨山县作为边远欠发达地区，人均地区生产总值、医疗卫生人力资源长期落后于全国平均水平，地方财政卫生经费投入有限，但其县域医共体建设和分级诊疗体系建设成果屡获国家卫生健康部门肯定。分析峨山县县域医共体建设对分级诊疗体系构建的影响机制，总结峨山县县域医共体建设的经验，对于同类地区开展县域医共体建设具有重要的借鉴意义。

第一，以提升基层诊疗服务为抓手促进资源在医共体内流动。

如图 5-3 所示，峨山县县域医共体以提升基层诊疗服务为抓手，通过特色专科建设、统一业务管理、统一人员培训、建立人才柔性流动机制，提升基层医务人员诊疗服务能力；推进医共体信息化建设，加强县级—基层医疗机构间患者医疗信息互联互通，为患者提供全生命周期/连续的诊疗服务；组建医学检验中心、医学影像中心、心电网络中心、远程会诊中心等机构，让基层诊疗服务有高质量检验检查结果支持；整合资源，在乡镇卫生院组建慢病管理中心，指导乡医、村医开展基本公共卫生项目与健康管理指导服务，在家庭医生签约服务中建立良好的医患关系，吸引患者从县域外回流县域内，从县级医疗机构回流基层；构建双向转诊绿色通道，让患者在医共体内及时按需获得诊疗服务。

第二，构建"约束—引导—激励"机制。

为激励网络内各主体积极参与医共体建设，形成分级诊疗体系，峨山县以总额限制和资源分配为抓手，构建"约束—引导—激励"机制。峨山县通过建立理事会管理各类财政补助资金和公共卫生服务资金、医保医共体总额打包付费、统一人事管理和绩效管理等方式，统一网络内主体间的利益，主体间达成"权利与责任对等、投资与收益对等"的共识，以医共体整体更低的成本，获取更多的医保结余资金。为实现此目标，峨山县通过区域总额打包付费约束县级医疗机构无限制虹吸患者；通过医共体内医保结余留用资金的设置引导县级医疗机构主动下沉医疗资源；通过明确基层财政支持政策不变，合理分配各类财政补助资金、公共卫生服务资金和医保结余留用资金，落实"两个允许"等政策，激励基层医疗机构主动为居民提供服务。在"约束—引导—激励"机制的作用下，资源在网络内不同主体间得到合理分配和供给，客观上促进了分级诊疗体系建设。

第三，加强牵头医院资源集中度。

实现分级诊疗的核心是基层确有能力提供优质诊疗服务，在欠发达地区开展县域医共体建设，因资源存量和财政支持有限，必须集中资源提升牵头医院诊疗能力，冉由牵头医院统筹县域内医疗卫生相关的财政投入，将优质诊疗服务进行扩散，否则将陷入"撒胡椒面"的困局。峨山县医共体牵头医院的诊疗服务能力和业务收入在医共体内占主导地位，其通过牵头组建医共体理事会的方式，间接控制了医共体内可获得的财政收入。由县人民医院统筹技术、资金、人员和绩效管理与分配，全县"一盘棋"，在体制机制设置上引导牵头医院推动优质医疗资源从县域外输入县域内，由县级医疗机构下沉到基层医疗卫生机构，实现资源的高效整合和利用。

第四，多措并举促进患者合理利用医疗资源。

在基层服务能力和服务动力得到提升的前提下，峨山县在乡村两级通过安全可及可支付三角平衡的医疗服务体系，引导患者合理利用基层诊疗服务。一是为患者提供高质量诊疗服务，破除前往大医院寻找专家出诊的"保险效应"；二是在诊疗服务得到提高的前提下，利用已有的乡—村两级医疗卫生服务体系，由基层医疗机构主动为患者提供家庭医生签约服务，引导患者由被动接受家庭医生签约服务转为主动利用基层便捷可及的诊疗服务；三是不同等级医疗机构间执行医保差异报销政策，通过费用差异引导患者从村—乡—县逐级利用诊疗服务。

综上所述，峨山县医共体建设经验可概括为以提升基层诊疗服务为抓手，促进资源在医共体内合理流动，构建"约束—引导—激励"机制保障资源在医共体内按政策设计目标流动，从需求侧出发，以患者主动分级利用诊疗服务，促进服务资源要素在医共体内合理分配，最终实现分级诊疗。

5.6　结论与建议

本书基于社会网络理论，从医共体参与主体的网络位置、医共体的内部结构、医共体的整体特征三个方面构建医共体网络参与主体间关系影响分级诊疗体系的分析框架。结合笔者的田野调查，本书总结峨山县医共体建设经验，分析了县域医共体建设对分级诊疗体系的影响机制。研究发现：①主体网络位置方面，位于中心位置的医共体牵头医院能够在识别和利用资源方面促进其他医疗机构间的互动，处在枢纽位置的乡镇卫生院以特殊网络位置串联彼此不相连的主体。②内部社会网络方面，医共体建设对分级诊疗体系建设的影响主要表现在参与主体的网络位置、网络的内部结构和网络的整体特征，通过扩大社会网络的覆盖面，增加网络多样性，加强信息共享，促进团体合作，提高组织效率和组织认同来促进分级诊疗。③外部社会网络方面，医共体的利益相关者网络通过制度约束、资源整合和利益分配来推动分级诊疗体系的建设。效率导向机制和关系导向机制是医共体外部社会网络促进分级诊疗体系建设的重要力量和内在机制。进一步分析发现，医共体通过社会网络的位置、结构和特征三个不同层次来影响群体之间、个体之间、群体与个体之间的关系，形成整体—群体—个体之间利益分配的机制，以保证网络整体的利益一致性和群体的凝聚力，从而促进分级诊疗体系的建设。基于峨山县医共体建设经验，本书就加强医共体建设，推进分级诊疗体系提出政策建议。

第一，建立更加优化的医疗管理和资源共享模式。

强化医共体网络位置，增强医共体网络参与主体的参与性和依赖性，充分调动医共体参与主体的积极性，提高网络内部的凝聚力，发挥整个医共体网络的功能。强化县级医院的中心位置，加强县级医院的基础设施建设，提高医疗技术水平。激励乡镇卫生院发挥好中介连接作用，增强乡镇卫生院对医共体的依存感。对村卫生室要加强培训和指导，发挥村卫生室的"守门人"功能。同时，在医共体建设基础上，理顺医共体体制管理，成立公益性事业单位法人机构。理事会实行党委领导下的理事长负责制，理事长为医共体的法定代表人，增加医共体网络参与主体的认同感和归属感，保证医共体在目标设置、政策执行、资源分配、绩效考核和功能定位等方面的一致性，共同推动建设分级诊疗体系。

第二，建立更加科学高效的激励机制和分配机制。

强化网络整体结构，增强医共体网络结构的科学化，充分发挥医共体参与主体的功能，保证医共体网络参与主体的利益。加强对医共体网络参与主体的激励，对于积极完成医共体目标和职能的参与主体进行合理的奖励，经考核合格后，可给予一定的基金奖励。对于考核不合格的参与者，可以扣除一定的结算基金作为惩罚。同时，根据医共体网络参与主体的贡献，建立科学合理的分配机制，合理划分资源和利益，不能由少数凝聚子群独立掌握大量的资源，保证医共体网络整体的资源共享和自由流动，使医共体网络参与主体都能充分享受到医共体建设带来的红利。积极探索创新，推进财政补助资金、公共卫生服务资金、医保基金支付方式改革，充分尊重医共体整体网络在资金使用和分配上的自主权，充分发挥医共体网络参与主体的积极性，推动建设分级诊疗体系。

第三，建立更高标准的医疗信息平台和沟通机制。

强化医共体网络结构的关系，增强医共体网络参与主体之间的合作和共享关系，保证医共体网络参与主体之间的信息交流和共享。在现有信息化建设基础上，统筹医共体信息化改革，消除信息互通壁垒，实现医共体内疾病诊断、公共卫生、健康管理、医疗保险等信息互联互通，特别是多学科远程联合门诊，基层医生可以"一键呼叫"上级医生协助，随时联动解决问题，让优质医疗资源以更新的方式下沉基层，让"信息多跑路，百姓少跑腿"。同时依托信息化建设，组建医学检验中心、心电网络中心、远程会诊中心、医学影像中心和消毒供应中心，解决基层医技人员不足、仪器设备使用率低等问题，保障基层医疗机构的服务质量和水平，推动建设分级诊疗体系。

6 基于委托—代理理论分析的慈溪市县域医共体支付方式改革对分级诊疗体系的影响

6.1 问题提出

建立健全分级诊疗体系是我国医疗卫生领域改革的重要目标。然而，目前我国在医疗卫生领域仍然存在优质医疗资源配置总量不足、分布不均衡、结构不合理等一系列问题①，阻碍了分级诊疗体系的有序运行。因此，要破解分级诊疗发展之"难"，必须从优化医疗资源配置入手，推进优质医疗卫生资源扩容下沉和区域均衡布局，推动建立医疗、护理和康复有序衔接的医疗服务体系，使"基层首诊、双向转诊、急慢分治、上下联动"的分级诊疗目标落到实处。

医共体是医疗资源整合的基础单位，对于建设分级诊疗体系具有重要意义。为更好地建设县域医共体，推进优质医疗资源合理分配，浙江省慈溪市牢牢把握医保支付方式改革契机，鼓励各级医疗机构加强服务能力和服务水平建设，实现医疗服务控费保质，为建设和完善分级诊疗体系提供了重要支持。2019 年，浙江省慈溪市首次出台了《慈溪市县域医共体基本医疗保险支付办法（试行）》，宣布正式启动县域医共体医保支付方式改革，全面实施总额预算管理，要求实现医疗项目"控基金""提质量"双目标，医保基金支出年增速原则上不超过 10%。2020 年，县域医共体医保支付方式改革全面铺开，基本实现了以基金支出总额预算管理下的按人头

---

① 张平. 县域医共体建设的浙江承载 [J]. 卫生经济研究，2018 (12)：3-6.

总额预算付费，推进住院医疗服务按 DRGs 点数法付费。2021 年，慈溪市医保基金预算更加合理、分类方式更加科学，总额预算管理下的门诊按人头总额预算付费、住院按 DRGs 点数法付费方式基本形成。到 2022 年，慈溪市群众就医满意度不断提高，基层就诊率达到 65% 以上，县域就诊率达到 90% 以上。实践经验表明，慈溪市实施医保支付方式改革，医共体医保控费效果较好，基层首诊率不断提高，医共体内各级医疗机构服务目标、服务对象更加明确，服务质量不断提升，极大缓解了医疗资源分配不均的困境，对于分级诊疗体系的形成起到了积极的作用。

本书基于委托—代理理论构建分析框架，通过对慈溪市县域医共体建设利用医保支付机制改革，实现医疗服务控费增效的案例进行分析，研究县域医共体建设中医保制度建设对于分级诊疗体系的影响，以期为分级诊疗体系的逐步完善提供有益支持。

6.2　文献回顾

分级诊疗体系旨在构建"基层首诊、双向转诊、急慢分治、上下联动"的基层就医格局。分级诊疗指按照疾病的轻重缓急及治疗的难易程度进行分级，不同级别的医疗机构承担不同疾病的治疗，逐步实现从全科到专业化的医疗过程。医共体作为全新的医疗卫生服务架构，通过整合医共体内部的医疗卫生资源，推进医疗卫生资源的扩容下沉和区域均衡布局，提升基层医疗卫生服务能力和患者基层就医的意愿，促进分级诊疗体系的形成。目前，针对医共体促进分级诊疗体系的形成已有较多研究，主要包括实施路径和效果两个方面。

6.2.1　医共体促进分级诊疗体系构建的实施路径

邹晓旭等认为，医疗服务体系是一个由多个利益相关集团组成的复杂系统[①]，协调好各方主体的利益，是构建高效医疗服务体系的关键。姚银銮和熊季霞采用博弈论分析我国分级诊疗体系中政府、大型综合医院、上级医疗机构与基层医疗机构的利益诉求，指出政府投入不足、上级医疗机

---

① 邹晓旭，姜橙，张徽徽，等. 基于博弈论的我国分级医疗服务体系构建策略分析 [J]. 中国医院管理，2015，35（7）：24-26.

构不愿下沉医疗资源、基层医疗机构能力不足等问题阻碍了分级诊疗体系的推行[①]。黄严和张璐莹认为,"患者、政府、医院、医生"四个利益主体形成的多级"委托—代理"链条中的激励机制失当,导致我国分级诊疗制度难以有效建立[②]。可以通过改革医保支付机制、人事绩效考核与编制机制、家庭医生签约机制及信息共享机制,重构四方利益主体的激励相容机制,从而建立有效的分级诊疗体系。刘宝琴等回顾了我国县域医共体的发展历程,结合多源流模型理论,构建了县域医共体发展的动力机制和路径优化分析模型,提出问题源流、政策源流和政治源流分别是推动县域医共体发展的内部动力、外部动力和关键动力,通过医共体建设能够有效推进分级诊疗体系的形成[③]。

6.2.2 医共体促进分级诊疗体系构建的效果

医共体建设在促进分级诊疗体系的构建过程中发挥了关键作用。彭博和王博文对从国家紧密型县域医共体绩效评价监测系统调取的2021年某省数据进行定性分析,指出医保基金、全科医生和县域医共体建设对分级诊疗起到了主导作用[④]。揭映楣等通过对广东省粤西地区某县域医共体分级诊疗建设项目访谈和调查数据的研究,指出可以通过高位推动、融合资源、破除壁垒、错位发展、上下联动等措施开展县域医共体建设,提高基层诊疗水平,助力分级诊疗体系构建[⑤]。医保支付方式改革是医共体建设过程中的重要抓手,也是有效推进分级诊疗实践的关键举措。董寅等通过对玉环市人民意愿健共体集团的研究,指出通过服务模式和管理模式的优化,运用医保总额预算管理、建立"结余适当留用、超支合理分担"机制、门诊病人结合家庭医生签约服务按人头包干付费、住院服务按疾病诊断相关分组(DRG)、统筹区差别化报销等手段,有效促进了分级诊疗体

---

① 姚银鉴,熊季霞.基于博弈论与激励相容理论的我国分级诊疗体系分析 [J].中国医院管理,2017,37 (12):6-8.

② 黄严,张璐莹.激励相容:中国"分级诊疗"的实现路径:基于S县医共体改革的个案研究 [J].中国行政管理,2019,409 (7):115-123.

③ 刘宝琴,赵莉娜,张宗久.多源流模型视域下县域医共体发展动力机制和路径探析 [J].中国医院,2023,27 (1):19-22.

④ 彭博,王博文.紧密型县域医共体建设中分级诊疗实施效果的主导作用分析 [J].中国卫生经济,2022,41 (12):89-93.

⑤ 揭映楣,黄紫彤.广东某县域医共体分级诊疗建设效果研究 [J].卫生软科学,2021,35 (5):24-27.

系的形成[①]。

6.2.3 文献评述

医共体建设在促进分级诊疗体系构建的过程中发挥了重要作用，学者针对医共体促进分级诊疗体系构建的路径和效果进行了较多的研究。医共体涉及医保机构、医疗机构、医务人员、患者等多方主体的利益，协调好利益主体之间的关系，关系到医共体是否能良性发展。医保支付方式作为医共体建设的重要内容，其对于分级诊疗体系构建的作用研究仍较少，但这与分级诊疗体系的有效落实密切相关。因此，本书基于委托—代理理论，构建县域医共体支付方式改革对分级诊疗体系的影响分析框架，总结慈溪市医共体建设的发展路径，为进一步推进医共体建设和分级诊疗体系构建提供经验参考。

6.3　理论框架：委托—代理理论

由于医疗体系之中存在多方利益主体，且内部存在知识高度专业化、诊疗手段复杂化等特征，导致医患双方常常面临信息不对称的问题。由此，可能有部分掌握专业信息的主体利用信息优势来谋取自身效用的最大化，这一手段加重了体系内各主体之间的信息差距，同时也加剧了多方主体之间的利益冲突，导致医疗资源错配的情况发生。

在信息经济学领域中，建立委托—代理关系是应对市场信息不对称而造成的资源错配问题的重要方法。在委托—代理关系中，代理人或代理机构受雇于一个或多个委托人，双方将根据合同开展工作，以期达成委托人所预期的结果[②]。然而，双方的委托代理目标可能会因委托人与代理人的效用函数不一致而存在差异，造成代理目标与代理初衷的差异。因此，为了预防目标差异行为和提高委托效率，委托人有必要采取激励和监督相配合的手段，使代理人与委托人的目标尽可能趋同，以达到帕累托最优。为

---

① 董寅，张高峰，黄月红，等. 医保支付方式改革推进分级诊疗的实践与成效：以玉环市人民医院健共体集团为例 [J]. 中国农村卫生事业管理，2022，42（11）：791-795.

② PETERSEN T. The economics of organizations: the principal agent relationship [J]. Acta Sociological, 1993 (36): 277-293.

了改善医疗体系资源配置情况，引导医生为患者提供适配的医疗服务，有必要在医疗体系中的多主体之间建立起委托—代理关系，通过委托人对代理人的合理激励，以解决多方主体之间存在的信息不对称，有效缓解利益冲突①，推动医疗体系持续健康发展。

目前，学者普遍认为，在我国医疗体系中，患者、政府、公立医院和医生四方参与者构成了多级委托—代理关系链条。这一链条从患者与政府之间的一级委托代理关系出发，经过政府对公立医疗机构的二级委托代理关系，层层传递到最后的公立医疗机构对医生的三级委托代理关系②。要实现这一长链条的有效运行，必须要有合理的激励和监督机制作为支撑。医保支付机制即是支撑这一委托代理关系链条有效运行的重要机制。在医保支付机制下，政府将不断完善监督制度和执行效率，保证一定的医疗投入，以保障公民健康。同时，各级医院将控制成本，提高医疗效率，根据自身职级和资源水平合理承担医疗任务，并在实现医保资金合理利用的同时保障医疗服务的水平。各级医院医生在激励机制下，以最少的支出为病人提供标准化高水平的医疗服务，患者也根据自身情况合理选择恰当层级的医疗服务，从而减少医疗资源的挤兑和浪费③。

6.4 案例分析：慈溪市医共体支付方式改革的委托—代理理论分析

慈溪市是浙江省辖县级市，由宁波市代管。2018 年，慈溪市开始医共体建设工作，进行完善新型医疗卫生服务体系和改善民生服务，保障人民群众健康的重要实践。2019 年 2 月，慈溪市医共体建设工作全面开展，按照群众就医习惯，以方便就医并兼顾原有医联体现状为原则，组建了四个医疗健康集团。医共体的整体框架基本成形，整合资源、市镇村融合的效应初步显现。2021 年，慈溪市获得 " 推进县域医共体建设工作成效显著的县（市、区）" 督查激励，成为 2021 年度浙江省三家、宁波市唯一入

---

① 刘有贵，蒋年云. 委托代理理论述评 [J]. 学术界，2006（1）：69-78.

② 黄严，张璐莹. 激励相容：中国"分级诊疗"的实现路径：基于 S 县医共体改革的个案研究 [J]. 中国行政管理，2019，409（7）：115-123.

③ 王前强. 激励相容与中国医改 [J]. 中国医院管理，2009，29（3）：1-5.

选推进县域医共体建设工作成效明显的县（市、区）。其中，慈溪市医共体医保支付方式改革获评 2021 年度浙江省综合医改"十佳典型案例"。

在医共体建立和发展的过程中，浙江省慈溪市政府以医保支付方式改革为契机，综合考虑政府、公立医疗机构、医生、患者等多个主体的利益，建立起合理的运行机制。具体来看，慈溪市基于医保支付改革重点，建设了政府与公立医疗机构之间的委托—代理关系，并完善公立医疗机构与医生之间的委托—代理关系，有效形成委托—代理多级主体链条，促进医共体内部各级机构实现控费增效，为分级诊疗体系的形成提供了有力支持。

6.4.1　政府与公立医疗机构的委托—代理关系

在政府与公立医疗机构的委托—代理关系中，慈溪市医保部门设计了合理的医保支付方式，从医保支付、结算、监管全流程出发，推动各医共体内各医疗机构落实诊疗职能，提高诊疗能力，实现医疗服务控费增效，引导居民主动与医共体签约并依据签约结果前往各级医疗机构就医，推动分级诊疗有序开展，具体主要包括医保基金支付机制、医保基金结算机制、医保基金监管机制。

第一，医保基金支付机制。

慈溪市人民政府以医保基金预算管理为基础，实施付费总额预算管理。按照"以收定支、收支平衡、略有结余"的原则，慈溪市人民政府以"基数×增幅"确定医保基金预算总额。"基数"为上一年度医保基金收支的结果，"增幅"综合考虑下一年度基金收入预算、GDP 增长速度、城乡居民可支配收入和医疗服务数量、质量、能力等因素。2020 年，慈溪市城镇职工医保和城乡居民医保的基金支出增长率分别为 7% 和 3.5%，明确了当年度医保基金预算总额。由于门诊、住院的诊疗具有很大的差异性，医共体内部的医疗机构主要承担的职责也有所不同。因此，慈溪市根据门诊和住院诊疗的特点差异，设置了不同的医保支付方式，以适应不同医疗机构的发展需求。

在门诊领域，慈溪市人民政府按照"人头×定额"的方式对医共体付费进行预测，推动公立医疗机构实行分级诊疗。"人头"主要按照家庭医生签约地、户籍所在地、参保单位所在地等先后顺序原则，将全市医保参保人员精准分配到各镇（街道）卫生院（社区卫生服务中心），再汇集到所属医共体,让每位病人"有去处,明去处",充分调动基层医疗机构在门诊首诊上的积极性。同时,进一步明确了各医共体包干人头,确立医共体各成员单位分配包干服务人头之和为该医共体门诊服务总人头,便于各医共体精准有效锁定服务范围、服务人群,密切群众与医共体内部各级医疗机构的联系,为基层医疗机构尤其是家庭医生开展连贯性的定点、定人服务提供便利。"定额"是根据年初合理设定的医保基金支出总额预算除以总人头数而确定的。为避免医共体的参保人员因年龄结构差异造成的基金分配不均衡,慈溪市根据参保人群年龄特征制定"5+3"分档定额的人群精分规则和包干标准。其中,城乡居民医保分婴幼儿、学生、45 周岁以下成年人、45~60 周岁成年人、60 周岁以上成年人五档,城镇职工医保分45 周岁以下、45~60 周岁、60 周岁以上三档。同时,对于耗费医疗资源的大病,医保实施全市调控机制,有效减少个别高额费用对医共体包干付费的影响,有效平衡了各医共体的医疗服务资金压力,防止医院推诿病人现象的发生,保障了医疗服务的质量。

在住院领域,慈溪市参照医共体门诊包干方式,试行按 DRG 点数法与按人头包干相结合的医保支付模式。其主要特点有:①根据确定的医保基金支出预算总额,合理分配医共体年度预算总额。②实施 DRG 点数付费,首先,按照浙江省、宁波市确定的 DRG 标准、入组疾病点数和 DRG 点数付费办法,根据慈溪市年度实际结算医疗服务病组和项目,生成全市服务总点数,其次,依据全市住院医保基金支出预算总额,确定每点的实际金额。最后,以各医疗机构的服务总点值为支付依据,清算医保基金。③在年终决算时,医共体年度住院按人头包干决算来确定分享分担额(按70%结算),按住院 DRG 点数付费法确定核算的分享分担额(按30%结算),DRG 年度核算的分享分担额=年度医疗机构 DRG 总点数×年度点值−年度医疗机构住院总费用。这一方式参考了标准化的指标体系,有效缩小了医共体内部各机构之间医保资金预算和报销差距,引导群众按签约方式有序就医。同时,考虑到患者就医具有一定惯性,采取 DRG 与按人头包干相结合的方式可以让患者更好理解、更快适应[①]。

---

① 朱国泉,赵幼儿,韩帅,等.浙江慈溪:医共体医保支付闭环管理 [J].中国卫生,2022(4):80–82.

第二，医保基金结算机制。

为更好推动医共体各级机构合理利用医保资金，减少大医院虹吸现象，充分鼓励基层医疗机构承担诊疗责任、提高诊疗水平、提供高质量医疗服务，慈溪市推动各医共体建立"结余留用、超支分担"的责任共担机制，医共体当年医保基金统算按80%比例自留或自负。同时，为确保资金使用效率提高和服务质量不下降，结余留用和超支分担比例将与年度服务质量评价等级挂钩，共分4类6档，将根据考核等级上下浮动5%分享（分担）比例。考核机制规定，经服务质量评价为AAA、AA、A的医疗机构在80%基础上增加（减少）5%、3%、1%的结余分享（分担）比例，服务质量评价为B、C的医疗机构在80%基础上减少（增加）3%、5%的结余分享（分担）比例，服务质量评价为D档的医疗机构结余不再分享（超过全额分担）。这一结算激励机制有利于推进县域医共体合理统筹规划医疗资源分配方式，促进各级医疗机构落实职能，实现协同发展。

第三，医保基金监管机制。

目前，医保数字化改革已成为深化医保支付改革的重要技术手段，这也是未来医保大数据发展的基础。慈溪市把握住数字化技术发展和大规模运用的重要契机，充分开展数据监管，使得医疗信息更加公开、透明、可量化、易比较，推动县域医共体内部各医疗服务单位积极加入医保支付全过程，激发各级医疗机构控制医疗费用和提升医疗服务质量的内生动力。慈溪市的主要做法如下：

（1）积极推进医疗监管融合发展。慈溪市依托智慧平台加强医保支付"事前、事中、事后"管理，借助医共体内部资源共享的力量，将患者的医疗整体全过程推送给上级医院，由掌握更多诊疗资源和知识优势的上级医院把关审核基层医疗机构费用，并参与到医保部门的监管中，形成医保部门和医共体融合监管的模式，构建科学有效的医疗资源使用评价体系。

（2）开展医疗数据深度挖掘。慈溪市充分利用了标准化信息资源优势，通过数据建模，引入第三方技术作为支撑，深入开发了医保支付模型，深层次挖掘了医保相关数据，为精细化医保支付制度管理，实现医保支付精准严格控费控质提供了有力支撑。

6.4.2　公立医疗机构与医生的委托—代理关系建设

在公立医疗机构与医生的委托—代理关系建设过程中，为更好激励各级医疗机构人员为患者提供优质医疗服务，慈溪市各医共体把握住医保支付方式改革过程中医保资金调整契机，积极推动薪酬改革，在原有将医保管理与医共体绩效总量挂钩和领导干部年薪挂钩的基础上，改进医改资金池管理办法，将医保结余奖励资金、医院收支结余预算超额资金纳入资金池管理，一定比例用于职工收入分配，而且不纳入原有绩效工资总额。基于医保支付机制的政府与公立医疗机构间委托—代理关系建设流程如图6-1所示。

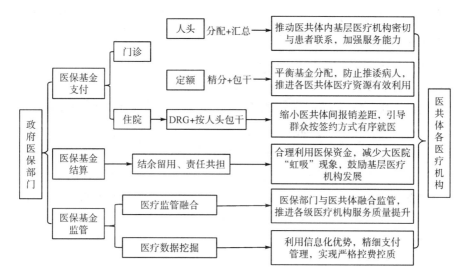

图6-1 基于医保支付机制的政府与公立医疗机构间委托—代理关系建设流程

2020年，慈溪市4个医共体中，医务人员获得医保结余分享总额1.83亿元，有力地提了了医务人员提升诊疗服务水平和节省诊疗服务成本的内在动力，为患者提供低成本高效益的医疗服务。同时，各医共体落实药品集采制度，有效提升公立医院资金自主权，引导患者在医共体内部双向转诊，实现医共体市镇村三级统筹，落实"住院一张床"等，充分彰显了医保联动在推进分级诊疗体系建设中的重要作用。

第一，实现医保基金"基本可控"。

在改革实施前，2017—2019年三年间慈溪市财政为城乡居民医保基金兜底收支缺口3.8亿元。在改革实施后，2020年，慈溪市职工医保总医疗费用、基金支出同比分别下降6.54%和10.16%，城乡居民医保总医疗费用、基金支出同比分别下降9.6%和9.78%；2021年，慈溪市基本医保总医疗费用同比2020年增幅为10.44%，同比2019年增幅仅为2.78%，扭转了医保基金支出持续快速增长的势头，城乡医保基金实现收支平衡、略有结余，为实现医疗体系的健康可持续发展打下了坚实的基础。

第二，医防融合推动分级诊疗发展。

在医保支付机制改革的影响下，慈溪市进一步加强了包干人头健康管理，确保辖区内包干人群少生病、不生病，推动健康管理由上级医院"治疗为主"向医共体各级机构"医防融合"转变，推进医共体内部各级医疗机构各司其职，推进分级诊疗格局有序形成。2021年，慈溪市基层就诊率为71.10%，比2020年提高0.22个百分点，这一指标已超过了国家对基层就诊率65%的考核要求。2021年，慈溪市县域就诊率为87.86%，比2020年提高1.07个百分点。全市国家级农村医疗基本公共服务标准化项目专项试点和省级两慢病管理改革稳步推进，诊疗流程细化分级，两慢病一体化门诊建设加快。"下沉分级"诊疗秩序的转变，带动家庭医生成为健康管理的重要力量，签约服务质量和需求均稳步上升。2021年，慈溪市重点人群家庭医生签约率同比增长12.4%。高血压达标中心全域推进，市镇村三级标准化代谢性疾病管理中心实现（MMC）分级管控，慢阻肺、肺部肿瘤、结直肠癌预防与诊疗一体化全面启用，中医治未病健康工程不断深入。在医共体内各级机构统筹协调发展的基础上，各级医疗机构充分发挥本级别作用，开展一体化建设，充分引导居民在集团内部依照分级诊疗体系实现合理有序就医。

第三，区域医疗服务质量提升。

在医保机制的有力推动下，慈溪市医共体集团中不同层级的医疗机构服务质量都得到了一定提升，为居民在医共体接受适配、高质量服务提供了有力支持，同时也为分级诊疗格局的进一步完善打下坚实基础。①在集团总院的领导下，各个医共体医疗服务质量评级都有了提高。其中，市人民医院接受并通过三级乙等综合性医院评审，市妇幼保健院接受并通过三级乙等医院复审，市第三人民医院和龙山医院已接受创二甲医院宁波市能力评估专家组现场评审，并有2家市级医院的4门学科列入第四轮宁波市市县共建医学重点学科建设计划。②基层医疗机构的绩效得到快速提升。2家社区卫生服务中心达到"优质服务基层行活动"国家推荐标准。全省基层医疗卫生机构绩效考核总成绩在90个县（市、区）中列第五，宁波市第一医院龙山医院医疗健康集团在全省167个医共体中位居第二，崇寿镇卫生院位居全省乡镇卫生院榜单第一。新浦镇卫生院手外科、逍林中心卫生院耳鼻咽喉科获评2021年度宁波市基层特色专科。在医共体的激励机制下，村卫生室的医疗服务功能也进一步提升。慈溪市推行了《慈溪市农村基本医疗卫生服务标准（2021版）》和5项地方技术性规范，推动实现标准化村卫生室全覆盖。经过3年的建设，慈溪市308家村卫生室完成了示范化、规范化、合格化改造，并开展了检验、口腔保健、眼保健服务和中医药服务等一系列基础性服务，为村民提供了触手可及的基本医疗服务。

6.5 慈溪市医共体建设不足之处

经过数年的建设发展，慈溪市通过深化医保支付方式改革，加快形成医共体"一家人，一盘棋，一本账"的格局，推动县域医共体高质量发展，也推进了慈溪市分级诊疗就医格局的形成。但是实际的发展过程中，也存在诸多局限，其具体问题如下：

第一，"超支分担、结余核算"的激励机制有待完善。

医共体总额预算仍然遵循"超支合理分担、结余适当留用"的原则，从本质上讲，医保机构还是进行总额控制，所产生的激励效应与真正的总额预算仍有差异，主要表现在以下几个方面：

（1）无论对医共体内部的"合理分担"机制进行如何设计，只要医共体申请核拨的金额超过预算，那么医保经办机构为了确保没有过度医疗，只能继续进行按项目审核并开展结算。这样的做法说明医保经办机构的业务重心依然是医保费用审核，并不是医保费用测算和预算。这一点在"总额预算制"实施后仍然没有改变，即所谓的"多元化"支付方式改革，实质仍然是按项目付费。

（2）复杂的程序虽然在一定程度上限制了医保支出总额，但在一系列规则的限制下，医共体内各医疗机构既要保证医疗服务质量，又要严格控制结余，最后结果即是结余存量并不多，甚至还有可能亏空。这些微不足道的结余即使投入资金池，规划为医务人员的激励，但整体而言激励力度仍然较小，这使得医共体内各级医疗机构的医务人员缺乏控费降费和提高医疗服务质量的积极性。

作为医疗领域的重要激励机制，县域医共体医保支付机制的改革在促进分级诊疗中仍然受到一定现实条件的约束。因此，应当切实考虑医共体各级医疗机构发展现状和临床诊疗实际情况的现实需求，建立起多元化协同发展的支付机制，逐步过渡到协调统一的支付机制，给予充足时间，合理引导医共体各级机构根据居民切实需要做好自身建设，不断提高服务质量，降低服务成本，优化资源配置。

第二，各级医疗机构服务水平有待提高。

在医共体构建的过程中，医保支付机制的约束能对其降费提质发挥一定促进作用，然而这一机制主要是通过二级委托代理关系建设发挥主要作用，更多影响到的是政府医保部门及其相关的一系列医疗机构。事实上，对于患者与政府之间的一级委托代理关系（患者选择信任政府所推动的签约关系，按照分级诊疗体系前往就医）、医疗机构与医务人员之间的三级委托代理关系的影响并不十分明显，无法在引导居民就医、激励医务人员提升医疗能力和医疗水平、引导医疗学科建设发展等多个方面起到决定性作用。因此，考虑如何进一步完善医疗机构与医务人员之间的委托代理关系，鼓励患者与政府之间发展一级委托代理关系尤为重要，即要继续鼓励优秀医务人员流通，提升基层医疗机构的医疗水平，并不断增强参保人员对县域医共体签约基层医疗机构的信任感。

因此，政府应对医务人员加强培训并建立激励机制，引导大医院的专业技术人员到基层工作，通过医疗机构与医保的共同努力，不断加快强基层的步伐；同时，医保应着眼于基金平衡运行，加强对医疗服务行为的监管，确保基金安全。

6.6　结论与建议

浙江省慈溪市县域医共体开展医保机制建设，对于推动分级诊疗体系建设具有重要成效。本书基于委托—代理理论，从政府与公立医疗机构委托—代理关系和公立医疗机构与医生之间的委托—代理关系两个方面构建了县域医共体支付方式改革对分级诊疗体系的影响分析框架，总结慈溪市医共体建设的发展路径。研究发现：①在政府与公立医疗机构委托—代理关系中，医保部门通过医保基金支付、医保基金结算和医保基金监管三个机制约束医共体内部各医疗机构的行为；②在公立医疗机构与医生之间的委托—代理关系中，医保部门通过推动薪酬改革，改进医改资金池管理办法，调动各医疗机构的积极性。纵观慈溪市医保支付方式改革全流程，其以政府与公立医疗机构之间的委托—代理关系建设为切入点，采用"以点带面"的方式，从医保支付方式改革"支付、结算、监管"三过程入手，进而影响公立医疗机构与医生之间的委托—代理关系，逐步构建起了"激励—约束"两大机制，推动了医疗资源的优化配置，提升了县域医共体各级医疗机构服务能力，促进了分级诊疗格局的形成和发展。本书就推进医共体建设和分级诊疗体系构建提出如下政策建议：

第一，医保机制激励医共体各级机构落实医疗职能。

医疗资源的有效配置是实现分级诊疗的必要条件。在医共体建设过程中，需要积极发挥医保机制激励作用，以包干、定点等方式充分密切基层医疗机构与患者之间的联系，促进诊疗流程细化分级，并采取打包方式合理引导患者前往定点医疗机构就医，按照基层首诊、双向转诊方式进行就医选择。同时，需要通过支付引导、结算激励、有效监管、薪酬改革等一系列举措全面激发各级医疗机构及医疗服务人员提升医疗服务质量的动力，实现医疗服务控费提质。这一机制能够充分发挥激励作用，推动各级医疗机构落实职能，有效削弱大医院虹吸效应，推动基层医疗机构医疗水平提升，从而吸引患者积极参与分级诊疗。

第二，医保机制约束医共体各级机构合理分配资源。

医疗资源的合理配置离不开医保支付方式的有效约束。首先，通过"结余留用、超支分担"的责任共担机制和与年度服务质量评价等级，督促各级医疗机构找准自身在县域医共体中的职能定位，合理使用与自身相匹配的医疗资源，提供相应医疗服务，促进医共体之间、医共体内部合理规划各级医疗机构之间资源分配，缓解大医院"就医难"的问题。其次，大数据技术的发展促进了各级医疗机构医疗资源配置和使用的信息公开透明，为合理评价各级医疗机构统筹实现医疗资源合理配置和使用提供了良好数据支持。因此，需要积极利用大数据等现代科学技术赋能医共体发展，促进分级诊疗体系的建设。

7 基于整体性治理理论分析的德清县医共体建设对提高基层医疗卫生服务能力的影响

7.1 问题提出

新中国成立以来，我国的人口健康和医疗保障水平都取得了重大成就。《2022年医疗保障事业发展统计快报》数据显示，截至2022年年底，我国基本医疗保险参保人数 134 570 万人，基本医疗保险覆盖率稳定在95%以上，参保人数不断增加，参保质量持续提升。同时，我国基本医疗保险基金规模不断扩大，2022 年，我国基本医疗保险基金总收入为30 697. 72亿元，总支出为 24 431. 72 亿元，年末基金累计结存 42 540. 73 亿元，基本医疗保险福利水平不断提升，显著降低了居民的医疗负担。我国已经建成了世界上最大的医疗保障网络①。

医共体将一个区域内的医院与其他医疗服务机构和组织联系在一起，重新构建了一个整体性的全新的医疗组织架构。2013 年，浙江省开始实施医共体战略，将"双下沉、两提升"作为发展目标，旨在推动医疗、医药、医保三医联动改革，通过三甲医院与县域医院联合办医模式，提升基层医院的服务水平。2017 年，浙江省发布《浙江省医改办关于开展县域医疗服务共同体建设试点工作的指导意见》，要求各级政府正式开始县域医共体试点工作。2018 年，浙江省人民政府办公厅发布《关于全面推进县域

---

① 李珍. 论基本医保"二元向一体"渐进融合发展道路 [M]. 北京：社会科学出版社，2020：170.

医疗卫生服务共同体建设的意见》，宣告全面推动县域医共体的建设的开始。2019 年，国家卫生健康委发布《关于推进紧密型县域医疗卫生共同体建设的通知》，在全国范围内开始医共体建设的试点工作。2020 年，《国家卫生健康委办公厅关于印发紧密型县域医疗卫生共同体建设专家组人员名单和工作职责的通知》和《关于印发紧密型县域医疗卫生共同体建设评判标准和监测指标体系（试行）的通知》的发布，进一步完善了医共体建设的人员管理和考核管理。

医疗服务体系改革是深化医疗卫生体制改革和落实"健康中国"战略宏伟目标的重要环节，是优化医疗资源配置和提高医疗服务质量的重要杠杆。我国医共体的建设已经取得了重要成效，但仍存在医共体统筹力度不够、整体性协调不足等问题，阻碍了我国医共体的良性发展。因此，本书基于整体性治理理论分析框架，分析浙江省德清县医共体建设内容与作用路径，总结医共体建设的"德清经验"，为探索我国医共体建设的发展方向，提高医疗服务质量和效率，实现"健康中国"战略宏伟目标提供经验支持。

7.2 文献回顾

2023 年 3 月，中共中央办公厅、国务院办公厅印发《关于进一步完善医疗卫生服务体系的意见》，强调要全面建立中国特色优质高效的医疗卫生服务体系，强化城乡基层医疗卫生服务网底。城乡基层医疗卫生服务网底需要提升基层医疗卫生服务能力。目前学者们对基层医疗卫生服务能力的研究主要集中在评价指标和方法路径两个方面。

7.2.1 基层医疗卫生服务能力的评价指标

科学的评价指标能够合理有效地反映基层医疗卫生服务能力的情况。常笑等从基层医疗机构的基础条件、医生能力和服务效果三个维度出发，选取了 11 项基层医疗服务能力的评价指标（人均机构数、人均床位数、人均卫生人员数、诊疗人次、入院人数、病床使用率、平均住院日、人均家庭卫生服务人次数、住院床日、医师日均担负诊疗人次、医师日均担负住院日），并分别采用熵值法、TOPSIS（优劣解距离）法和具有速度特征的动态评价方法对 2010—2018 年我国基层医疗服务能力进行了静态和动态的评价[①]。汪炜等从浙江省基层卫生网络直报系统中筛选了 32 项适宜指标，采用改进的 TOPSIS 法对某市的基本公共卫生服务项目完成情况进行综合评价，指出 TOPSIS 法是一种适用于区域性基本公共卫生服务项目的综合评价方法，具有简单易行、局限性低等特点[②]。常海月等也采用TOPSIS 法，分别对湖南省和乌鲁木齐市基层医疗机构服务状况进行了综合评价研究[③]。张怡青等从医疗人力资源、医疗服务设施和医疗服务量三个维度选取 8 项指标，综合应用熵权-TOPSIS 法分析不同地区基层医疗卫生机构服务能力及其差异，发现我国基层医疗卫生机构服务能力存在地区性差异，与经济发展水平存在非一致性，各维度发展不同步[④]。

7.2.2 基层医疗卫生服务能力的提升路径

提升基层医疗卫生服务能力需要多主体参与、多手段融合。詹祥等（2022）将社会学领域中的社会资本理论引入卫生领域，发现社会资本对基层卫生服务提供、利用、能力提升等具有积极作用，因此可以通过鼓励社会资本参与基层办医、以人为本地建立社会资本嵌入的新型基层卫生机构医患关系来提升基层医疗卫生服务能力[⑤]。鲁盛康等基于沙堆模型对提升基层医疗机构服务能力要素间的次序关系进行了研究，指出基层医疗机构服务能力要素间存在累积效应，因此应按卫生政策—财政投入—设备设施—人员配置—服务产出路径来提升基层医疗卫生服务能力[⑥]。薛晓等基于"合作金融"理论，指出可以通过提取基层医疗卫生集团内各医院部分收入，构建集团"资金池"，并将"资金池"资金有序、合理、及时用于

① 常笑，张海锋，王丽. 基于速度特征的动态评价方法对我国基层医疗卫生服务能力综合评价研究 [J]. 现代医院，2022，22（1）：13-18.

② 汪炜，叶驰宇，徐校平，等. TOPSIS 法在区域基本公共卫生服务项目评价中的应用 [J]. 预防医学，2017，29（4）：424-426.

③ 常海月，湛欢，周良荣. 基于 TOPSIS 法的湖南省基层医疗机构医疗服务能力评价研究 [J]. 中国初级卫生保健，2021，35（9）：10-12.

④ 张怡青，王高玲. 基于熵权-TOPSIS 法的我国基层医疗卫生机构服务能力差异性分析 [J]. 中国卫生事业管理，2018，35（7）：509-512.

⑤ 詹祥，许兴龙，王安琪. 基层医疗卫生服务能力提升研究：基于社会资本嵌入视角 [J]. 中国卫生事业管理，2022，39（4）：241-244，249.

⑥ 鲁盛康，朱士俊，胡媛荣，等. 基于沙堆模型的基层医疗机构服务能力提升路径探究 [J]. 中国卫生事业管理，2021，38（6）：430-432，458.

对集团内各基层医院服务能力水平的提升建设①。医共体作为全新的医疗卫生服务架构，将县乡村三级医疗机构进行统筹整合，能够有效提升基层医疗卫生服务能力。沈春芳对某地的中医医共体进行研究，指出市、区、镇、村一体化中医医共体的工作方式显著提升了区域内基层卫生院的中医服务能力，同时也促进了分级诊疗②。王思琦等采用双重差分法模型对陕西省78个县（市、区）乡镇卫生院2017—2020年微观数据进行研究，发现紧密型县域医共体信息化建设对乡镇卫生院总诊疗人次数和病床使用率有显著影响③。

7.2.3 文献评述

国内已有较多学者对基层医疗卫生服务能力的评价指标进行了研究，并根据评价结果提出了提升路径。医共体将县乡村三级的医疗卫生资源进行统筹整合，此举能够优化区域内部医疗卫生资源的分布，是提升基层医疗卫生服务能力的重要举措，与公立医院的高质量发展密切相关。国内学者对医共体对基层医疗卫生服务能力的影响已有较多研究，但缺乏对因果影响机制的研究。因此，本书基于整体性治理理论的分析框架，分析德清县医共体对提升基层医疗卫生服务能力的影响机制，总结医共体建设的"德清经验"，为推进我国医共体高质量发展提供经验借鉴。

7.3 理论框架：整体性治理理论

整体性治理理论由英国学者佩里·希克斯提出，该理论从治理理念、治理结构和治理机制三个层面对组织治理展开论述，旨在解决治理过程中产生的"碎片化"问题。我国的医疗卫生服务体系涉及医保机构、医疗卫生机构、医务人员、患者等多个利益主体，不同利益主体在医疗服务的供给与需求的过程当中，极易因为权力与资源的分散导致医疗体系之间不协

---

① 薛晓，杨继瑞，李孜.基层医疗卫生机构服务能力提升的创新路径：基于"合作金融"理论的重庆彭水"资金池"制度的思考 [J].农村经济，2018，433（11）：118-122.
② 沈春芳.市、区、镇、村一体化中医医共体对提升基层服务能力的实践与思考 [J].中医药管理杂志，2022，30（12）：140-142.
③ 王思琦，原效国，关超，等.紧密型县域医共体信息化建设对乡镇卫生院服务能力的影响：基于DID的实证研究 [J].中国医院，2021，25（11）：43-45.

调，从而导致个体与总体的目标出现偏差。因此，去碎片化是整体性治理的关键目标，是实现区域内治理思想、信息、决策、资源配置等方面一体化的重要抓手。

在治理理念上，该理论认为应该以公众需求为核心，追求公共利益的最大化，强调政府部门之间、各机构之间的利益协调，将分散的资源进行整合，实现主体间的协作。在紧密型医共体的建设过程中，应当确立"以健康为中心"的理念和目标，解决医疗服务供给过程中的碎片化问题，为群众提供"无缝隙"的公共服务。

在治理结构上，该理论主要包括治理子系统、治理维度、治理中的功能要素三个内容。一是治理子系统，可以从政策、顾客、组织和机构四个方面切入。医疗服务体系是由各个主体共同组成的共治体系，每个主体都承担着不同的责任，有着各自的偏好并发挥着不同的作用。医共体治理体系可以划分为服务子系统和政策子系统，通过在子系统内部和子系统之间构建良好的协同关系实现整体性治理目标①。在医共体建设政策子系统中，通过主要领导的重视来推动跨部门合作最终实现政策协同；服务子系统的建设则主要通过组织整合与管理改革提升医疗卫生服务能力，重塑服务流程；同时，政策子系统与服务子系统通过权力关系的调整实现交互，进而形成良好协同。二是治理维度，即协同关系构建的维度。整体性治理理论提出了层次、功能、公私部门三个治理维度，从纵向、横向和公私划分三个方面对治理过程中的协同要素进行了概括总结。在医共体建设过程中，政策子系统的构建属于层次上的横向协同，服务子系统属于功能层面的纵向整合，后者还能通过一定程度的非公参与更好地提供服务。三是治理中的功能要素，即关系治理子系统功能发挥的要素。医共体建设中政策子系统和服务子系统中的功能要素对于整合协同整体治理发挥了重要作用。

在治理机制上，该理论强调协调机制、激励机制以及整合机制三个机制。希克斯等人认为，主体间的本位主义、沟通的缺失是导致治理过程中行动偏轨的关键原因。因此，将不同组织与资源进行整合，在不同主体间建立有效的合作与交流机制可以有效地缓解运行过程中的冲突②。因此，

---

① 崔兆涵，王虎峰. 整体性治理视角下紧密型医共体的构建逻辑与实施路径 [J]. 中国卫生政策研究，2021，14（2）：1-7.

② 宋涛，宋毅，鲁盛康，等. 论疾病预防控制体系整体性治理的路径与策略 [J]. 卫生软科学，2022，36（10）：86-90.

在医共体建设过程中，行政体系通过协同合作能够形成良好的协调机制，医保基金和公共卫生打包付费对激励机制的构建来说非常关键。同时，服务体系内部组织之间的深度整合对完善治理机制也是不可或缺的。

7.4 案例分析：德清县医共体建设的整体性治理理论分析

德清县是浙江省湖州市辖县，位于浙江省北部，总面积936平方千米，辖8个镇、5个街道。根据第七次人口普查数据，截至2022年1月底，德清县常住人口为65万人。作为浙江省首批县域医共体建设的试点县，浙江省首批"三医联动""六医统筹"集成改革工作试点县，德清县自2017年起在全省率先开展了县域医共体建设。德清县委、县政府高度重视医改工作，成立德清县医药卫生体制改革领导小组以及县域医共体管理委员会，全面推进德清医共体的发展。在建设过程中，德清县通过整合医疗卫生服务体系建设，为分级诊疗和连续医疗提供基础保障，建成了武康健保集团和新市健保集团两个紧密型医共体，推动了管理服务提质、人员双向流动和信息共享互通，有效促进了县域内医疗卫生资源的整合，提升了基层医疗卫生服务能力。在医共体实际建设过程中，德清县的改革主要有以下三个方面。

7.4.1 医保支付方式改革

首先，德清县推行确定年度预算总额的医保支付方式。德清县医保支付方式改革首先以医共体为单位确定年度预算总额（仅指统筹基金），将城镇职工医保和城乡居民医保的参保人员（易地安置和财政安排资金人员除外）年度内本地和异地就医所发生的费用（门诊+住院）包干给医共体。医共体预算总额按"以收定支"原则，根据医保基金当年度预测筹资总额、上年度基金支出总额、当年度基本医保工作领导小组确定的基金支出增长率、上年度各个医共体的基金支出额占比来确定，除发生重大公共卫生事件、医保待遇政策调整外，原则上不再调整。

其次，德清县对参保人员本地和异地发生的门诊（含药店配药）和住院医疗费用实行按人头付费，城乡居民医保参保人员按镇（街道）划分，城镇职工医保参保人员按单位和户籍（灵活就业人员）所属镇（街道）划分。同时，根据两大医共体参保人员年龄结构，将人头月支付标准（仅指统筹基金）分为"60周岁及以下"和"60周岁以上"两类，"60周岁以上"的支付标准稍高，避免人头月支付标准"一刀切"，充分体现以公众为核心的治理理念。人头月支付标准乘以各个医共体上年度参保人员待遇享受总月数，即为当年度各个医共体包干总额，包干总额在年度结束后按当年度参保人员待遇享受总月数予以调整。

最后，在医保基金结算方面，两大医共体外门诊和药店配药月度发生的费用按实结算，医共体内月度发生的门诊费用，扣除审核扣款后按97%的比例拨付，住院费用纳入DRG点数法付费管理。医保经办机构按月结算给医共体牵头医院，由牵头医院分配。年度决算时，参保人员在县域内其他医共体就医的，由医共体之间交叉结算。其中，门诊扣除医共体超上年基金次均5%以上金额后交叉结算；住院按DRG点数法交叉结算；参保人员在统筹区外发生的住院费用按实结算，相应的住院医保基金支出从所属医共体年度预算中扣减。科学合理的医保基金结算方式能够优化激励机制，促进医共体内部利益的协同整合。

7.4.2 重塑医疗卫生服务体系

统筹整合县域内医疗卫生资源，构建全新的医疗卫生服务体系，优化医共体内部子系统的功能要素是有效提升基层医疗卫生服务能力的关键。县乡医疗卫生机构之间的纵向整合是德清县组建县域医共体的首要步骤，德清县医疗卫生机构按片区划分为武康健康保健集团和新市健康保健集团两大医共体。集团下设管理中心和资源中心，在资源充分整合和共享的基础上对核心管理部门实现统一部署。除医疗资源外，人力、物力和财力资源也将最大化统筹管理，主要表现为集团内部人员打破单位、科室和身份的限制实行统一招聘与管理；集团内药品、耗材和设备进行集中采购和统筹分配；床位、设备、号源等资源进行统一规划和重新配置；设立集团财务总账户，取消原成员单位的独立账户，由集团财务管理中心对各院区财务实行统一管理、集中核算、财政预算、统筹调配和审计监督。在内部治理结构方面，县政府成立集团理事会，实行理事会领导下的集团院长负责制，在保留各成员单位法人资格的前提下，建立集团唯一法人代表的紧密型法人治理架构，形成科学合理的医共体治理架构。

7.4.2　行政体制改革

德清县政府成立县深化医药卫生体制改革领导小组，下设理事会和监事会，作为医共体的最高决策机构和监督机构；通过卫健委权力下放以推动管办分离；制定以医保基金使用情况和医疗水平为核心的集团绩效考核办法，实施与考核挂钩的集团院长年薪制和集团工资总额制。在医共体建设的过程中，德清县充分发挥了党委和政府的关键领导作用，从行政体制层面推动多个主体的利益整合，凝聚多方力量，推进基层医疗卫生服务能力的提升。

首先，在德清县医共体的改革过程中，县乡医疗卫生机构之间进行了纵向整合，建立集团医疗机构唯一法人代表的紧密型法人治理架构，县政府成立理事会、监事会，推动管办分离，推动县乡医疗卫生资源的统筹整合，从而推进以治疗为中心向以健康为中心转变。其次，医保支付方式改革将参保人员县内和县外就医的统筹基金一并按人头打包给医共体，使医共体明白没有必要通过做大医疗服务规模来获取更多的医保基金，年度内能否产生结余与辖区内参保人员的健康管理水平和医疗服务质量紧密相关。因此，德清县医共体设立连续医疗服务中心，构建了连续一体的健康服务新模式，加强健康管理和分级诊疗工作，激励医疗机构当好群众健康"守门人"。同时，德清县在医疗卫生资源充分整合和共享的基础上，对医疗机构核心管理部门实现统一部署。除医疗资源外，人力、物力和财力资源也将最大化统筹管理，打破单位、科室和身份的限制，实行统一招聘与管理。集团内药品、耗材和设备也进行集中采购和统筹分配，从而促进了各医疗机构间的协作，优化了医疗卫生资源的合理配置，提升了基层医疗卫生服务能力。

7.5　德清县医共体建设成效与问题

德清县医共体在实际运行的过程中取得了显著成效，但也存在诸多问题亟待解决。

7.5.1 德清县医共体建设的成效

第一，医保基金平稳增长。德清县医共体的建设推进了医保支付方式改革，通过落实"超支承担、结余留用"的政策，调动了医共体内部控费提质的积极性，医保基金支出增长势头得以控制，运行安全性得以提高。2018—2020 年，德清县县域内、医共体、县域外的医保基金支出增长率分别从 11.1%、8.18%、15.97%下降至−14.23%、−11.29%、−13.56%，基金支出年增长率低于全省平均水平。2020 年，德清县医保基金支出同比减少 14.23%。实施总额预算后，两大医共体医保基金首次出现结余，医保基金安全性得到保障。

第二，县域医疗服务水平明显提升。德清县医共体的建设要求上级医院为基层医疗卫生机构提供阶段性的指导和帮扶，显著提升了县级专科诊疗能力。同时，医共体加大与省级医院的合作力度，组织骨干医生常态化外出进修培训，县级医院的专科能力明显增强。德清县域内 CMI 值（病例组合指数）由 2017 年的 0.746 上升到 2020 年的 0.860，三四级手术占比由 2017 年的 9.19%上升到 2020 年的 24.58%，县域医疗服务能力明显提升。通过县域内的同质化管理与资源协调，县域内有 5 家乡镇卫生院有能力开展一二级手术，实现等级卫生院全覆盖，2 家卫生院达到国家"优质服务基层行"活动推荐标准，群众对基层卫生院的医疗水平更加信任。同时，德清县建立了 3 个县级医学龙头学科，13 个市县级重点学科，基层专科服务能力得到明显提升。

第三，基层就诊率明显提高。2019 年，县域内基层门诊就诊共计383.78 万人次，基层就诊率达 71.95%。其中，全年县域两家医共体基层门诊就诊 203.51 万人次，同比增长 8.2%，比牵头医院增长率高 6.46 个百分点；县域医共体基层住院人次同比增长 17.57%，比牵头医院增长率高12.44 个百分点。基层医疗卫生服务能力的提升显著提升了患者基层就诊意愿，有效促进了分级诊疗就医格局的建设，缓解了上级医疗资源的拥堵，改善了就医环境，优化了患者就医体验。

总之，德清县从三个方面来优化医共体的整体性治理结构，提升基层医疗卫生服务能力。首先，创新了医保结余资金的使用方式。医共体医保打包的目的就是产生结余，医保基金的结余是调价的基础，需要将医疗服务价格调整到位，从而实现总体医疗服务性收入占比的提升。其次，德清县创新了医疗卫生服务模式，乡镇卫生院和村医积极开展主动医疗，增加了民众对县域医疗服务体系的信任程度。同时，医共体在建设信息平台的基础上，通过新型可穿戴设备等，为基础医疗带来创新性服务模式。最后，德清县医共体促进了实质性的医疗卫生服务能力的提升，通过县人民医院与大型医院的紧密合作，提升基层医疗卫生机构专科诊疗能力，从而提升了基层首诊率，推进分级诊疗就医格局的形成。

7.5.2 德清县医共体建设的问题

第一，医疗市场竞争不足。德清县内成立两家医共体，虽然避免了一家独大的绝对垄断，但两家医共体之间的实际竞争力有限。两家医共体统一管理中心，医疗资源互认共享，集团之间的运行机制、管理模式和医疗质量标准等趋于同质化，忽视了民众日益增长的多样化、差异化和个性化需求。由于两家医共体接受同一理事会的领导与同一监事会的监督，因此两个医共体集团之间更似合作伙伴而非竞争关系，缺乏市场竞争会限制自身的成长与发展。同时，医疗集团是由等级不同、医疗水平和功能定位具有差异的医疗机构组成的整体，这些医疗机构在原先的医疗市场上具有不同的专科特色，并存在一定的竞争关系，将原本具有一定竞争关系和不同优势特色的多个独立医疗机构整合成一体，破坏了机构的多样性。同时，县域内两家医共体均只吸纳了公立医疗卫生机构，对民营医疗机构的包容性偏弱，医共体内公立医疗"唱独角戏、抱团"的趋势进一步加重了民营医疗的弱势地位，社会竞争进一步弱化，不利于形成多元化办医的格局。此外，政府对社会办医的支持力度不够，办医格局趋于单一。

第二，基层医疗卫生服务能力偏弱，基层人才队伍建设亟待加强。全科医生是吸引群众到基层首诊的核心要素。多年来基层医疗服务机构，尤其是县级单位全科医生团队大多面临人才短缺的现象，阻碍了基层医疗卫生服务能力的提升。目前绝大多数基层医疗卫生机构仍面临着医疗服务人员数量不足、全科医师缺乏、医疗水平偏低等问题，这些问题阻碍了基层首诊和分级诊疗的推进。

第三，群众对医共体的认知不足，医疗卫生和医保政策知识的宣传亟待加强。德清县毗邻省会杭州市，地理位置优越，交通便利，参保人员无论大病小病都偏好去省城就医。尽管从 2020 年起，转外就医需经县内二级及以上医疗机构备案，未经备案人员的自理比例提高 15 个百分点，同时医共体在改善就医环境、提升医疗技术水平等方面做了大量工作，但医保基金县域外支出率仍在34%左右，没有出现明显下降。同时，对部分参保人员小病、慢性病、普通病也要外出就医的行为，医共体并没有有效措施来扭转，省城医院对基层病人的虹吸现象仍然存在。

7.6 结论与建议

本书基于整体性治理理论，从医保支付方式改革、重塑医疗卫生服务体系、行政体制改革三个方面，构建了德清县医共体建设对提升基层医疗卫生服务能力影响机制的分析框架。在实际建设过程中，浙江省德清县的医共体建设取得了显著成效。从个体层面而言，医共体的建设有效降低了患者经济负担，改善了居民健康状况；从医疗体系层面而言，医共体的建设促进了各级医疗机构分工协作，医疗资源利用效率得以提升，医保资金也得到了有效利用。但不容忽视的是，医共体建设仍存在诸多问题亟待解决。县域内就诊率不高，双向转诊仍存在阻碍，利益分配不均等问题，都阻碍了德清县基层医疗卫生服务能力的提升。通过上述对浙江省德清县医共体建设情况的分析，本书提出以下政策建议：

首先，明确机构职责，整合区域医疗资源。医疗机构间的利益分化是影响区域医疗体系整体运行效率的重要原因，推动区域内医疗机构形成利益共同体是建设医共体的核心目标。未来我国需要进一步推进"三医联动"等改革，推动一体化管理，使医疗机构间的人力、物力、信息资源公开透明，促进其在机构间的流动，从而科学调配资源，提高医疗卫生服务资源利用效率与机构运行效率。

其次，政府牵头引导，优化激励监管措施。制度建设是国家机器正常运行的保障。各地应在政策措施的引导下，因地制宜，完善各项规章制度并坚决落实。相关管理部门需切实承担起监督职责，将社区首诊率、双向转诊率等纳入考核指标，提升基层诊疗能力。此外，政府可进一步深化薪酬制度改革，使得医务人员的收入不与医疗机构收入直接挂钩，从而遏制上级医院的虹吸现象，促进分级诊疗模式的实现。

最后，引入社会力量，改变群众就医观念。一方面，有关部门应积极宣传县域医共体，向群众普及分级诊疗流程，鼓励群众转变就医模式，实现"小病在社区"的诊疗方式。另一方面，基层医疗机构需发挥其优势，深入基层，定期开展相关宣传活动，积极推进社区家庭医生签约，提升基层医疗机构的存在感。

8 基于分享经济理论分析的紧密型医共体对提升基层医疗卫生服务能力的影响

8.1 问题提出

党的二十大报告强调，"深化医药卫生体制改革，促进医保、医疗、医药协同发展"。健康是人民群众最基本的生活需求，因此，医疗卫生事业一直是社会各界重点关注的问题。2009 年，中共中央和国务院联合发布《关于深化医药卫生体制改革的意见》，为我国新一轮医改工作搭建了改革框架。为进一步提升基层医疗卫生服务能力，提高基层群众医疗资源的可及性，2017 年 4 月，国务院办公厅印发《关于推进医疗联合体建设和发展的指导意见》，明确提出要开展医疗联合体建设。2019 年 5 月，国家卫生健康委印发《关于开展紧密型县域医疗卫生共同体建设的通知》，明确提出要加快建设紧密型县域医疗卫生共同体。医共体作为医联体的重要衍生物，能够有效促进医疗资源的合理流动与布局。作为新一轮医改的产物，紧密型医共体是推动优质医疗资源扩容下沉和区域均衡布局，提升基层医疗卫生服务能力的重要举措。

医共体是以县级医院为主导，整合县乡村医疗卫生服务资源，进行集团化运行管理的利益共同体。推进医共体建设，提升县乡村医疗卫生服务能力，满足基层群众的就医需求，优化基层群众的就医体验，是我国深化医药卫生体制改革的重要手段。但是，目前我国在紧密型医共体建设过程中还存在较多难点，如医疗资源统筹力度不够、基层信息化建设不足、综合监管力度不够、绩效考核方式落后，导致医共体建设紧密性不足，阻碍了基层医疗卫生服务能力的提升。已有研究表明，紧密型医共体建设能够提升基层医疗卫生服务能力，但缺少对紧密型医共体建设影响机制的研究。本书基于分享经济理论分析框架，总结云南省新平彝族自治县（以下简称"新平县"）紧密型医共体建设经验，分析紧密型医共体建设对提升基层医疗卫生服务能力的影响机制，为进一步推进紧密型医共体建设提供政策建议。

8.2　文献回顾

医共体是以县级医院为牵头单位，乡镇卫生院和村卫生室为成员单位，利益整合的县域医疗服务体系，是一个全新的医疗组织架构，能够将医疗资源进行纵向整合，促进医疗资源的合理流动与布局。其核心是通过牵头医院渗透和控制来管理全新的医疗组织架构，由统一法人对医共体内部的医疗资源进行统筹管理和分配。

8.2.1　国内研究进展

（1）我国医共体建设的研究进展。

目前我国医共体建设的研究主要集中于医共体建设的运行成效、政府作用、财务管理、组织管理、治理机制和医防融合等方面。吕朋朋等基于多中心治理理论视角，认为紧密型医共体建设能够通过县域医疗机构的紧密联合，实现医疗资源的纵向联合共同发展[①]。吕朋朋等还认为，紧密型医共体建设存在政府单中心治理突出，多中心协同治理不足的问题[②]。郑大喜等指出多个会计主体的存在，会导致核算管理更加复杂，并针对财务管理体系的搭建提出了优化路径[③]。陈楚颖等指出，医共体背景下仍存在

---

① 吕朋朋，杨凤，罗光强，等. 我国县域医共体建设热点问题研究进展 [J]. 中国医院，2022，26（12）：1-4.

② 吕朋朋，杨凤，罗光强，等. 多中心治理理论视角下我国县域医共体建设发展研究 [J]. 中国医院，2022，26（8）：21-23.

③ 郑大喜，戴小喆，雷勇恒，等. 医共体财务管理与会计核算特点、难点及其突破 [J]. 现代医院管理，2021，19（6）：65-68，72.

基层卫生人力资源不足的问题，同时提出了优化医共体内部人力资源建设的路径①。任勇等基于整体性动态治理视角，分析了医共体建设中的权力结构关系，认为需要将整体性动态治理与政医社融合进行紧密融合②。吕朋朋等基于共生理论，分析了我国县域医共体建设的利益相关者之间的矛盾，并就优化医共体共生发展提供了建议③。

（2）紧密型医共体建设提升基层医疗卫生服务能力的主要实践。

目前我国已有较多学者关注到医共体建设对提升基层医疗卫生服务能力的影响。张霄艳等基于推拉理论视角，认为可以通过政府主导、激励基层医疗机构、政策宣传等措施，实现医共体强基层的改革目标④。申红娟等对河北省保定市康县医院集团进行案例研究，指出可以通过完善组织架构与治理体系、明确功能定位、创新服务模式、创新绩效考核分配模式、加强医院集团文化建设等方式，推动县域医疗卫生高质量发展⑤。林银章通过对福建省闽清县紧密型医共体案例的研究，指出可以推动通过高位推动、合理放权、激活动力、严管严控、加强联动、搭建平台、柔性引才等方式，提升基层医疗卫生服务能力⑥。杨孝灯等基于三明市尤溪县紧密型医共体案例的研究，指出可以通过完善健康责任体系、健康管护体系，构建医防协同融合一体化三种方式，促进基层提升服务能力⑦。

---

① 陈楚颖，魏来，周丽，等. 医共体背景下基层卫生人力资源建设阻碍因素及对策的质性研究 [J]. 中国卫生事业管理，2022，39（3）：180-184.

② 任勇，朱丽. 整体性动态治理视角下的县域医共体建设：以 Z 县为研究对象 [J]. 国家现代化建设研究，2022，1（5）：73-86.

③ 吕朋朋，杨风，罗光强，等. 我国县域医共体建设利益相关者分析研究 [J]. 中国医院，2022，26（12）：9-11.

④ 张霄艳，王静. 推拉理论视角下县域医共体强基层的策略分析 [J]. 赤峰学院学报（自然科学版），2022，38（12）：59-62.

⑤ 申红娟，崔兆涵，史二敏，等. 紧密型医共体推动县域医疗卫生高质量发展案例研究 [J]. 中国医院管理，2022，42（5）：16-20.

⑥ 林银章. 凝心聚力促改革 用心用情惠民生：福建省闽清县紧密型医共体建设成效 [J]. 中国农村卫生，2022，14（3）：38-41.

⑦ 杨孝灯，黄晨晶. 县域紧密型医共体运行机制研究报告：以三明市尤溪县为例 [J]. 现代医院管理，2022，20（3）：19-21.

8.2.2 国外研究进展

（1）国外整合医疗体系建设的研究进展。

国外整合医疗体系与我国紧密型医共体类似，本质上都是对医疗资源的整合。研究国外整合医疗体系的发展模式，对我国紧密型医共体的建设具有借鉴意义。王红波等基于"自上而下"的效益视角和"自下而上"的人本视角，对整合型医疗的理论原则、服务对象、整合类型、整合方向、整合深度和评估模型进行了系统研究[①]。袁浩文等指出，国外整合医疗形成了以政府主导为主，医疗机构和保险机构等多部门共同参与的整合模式，整合度较高[②]。不同学者对于整合医疗体系的目的也有不同看法。Leutz 认为，整合医疗体系能将多种卫生服务资源进行整合，统筹卫生服务资源的投入、提供和管理，进而提高临床效果和患者的满意度，提高医疗服务的效率[③]。Kodner 和 Spreeuwenberg 认为，整合型医疗服务能将医疗资源创造性地连接、对接和整合，进而提高服务质量和生命质量[④]。Enthoven 和 Tollen 认为，医疗机构能通过结盟或签订合约等方式形成整合式医疗服务，提高医疗卫生服务供给的安全性[⑤]。世界卫生组织（WHO）认为整合型医疗服务能协调各级各类医疗机构之间的利益诉求，使其能提供连续的医疗服务。

（2）国外整合医疗体系的主要实践。

叶江峰等系统性梳理了国外整合型医疗服务模式及运行情况，并提出了推进我国医联体改革的路径措施[⑥]。国外针对整合医疗体系实践的研究也较为丰富。Laugesen 和 France 指出，美国的整合医疗体系包括横向整合

---

① 王红波，龚曦. 国外整合型医疗研究：演变、进展与启示 [J]. 卫生经济研究，2022，39（9）：15-19.

② 袁浩文，杨莉. 国内外整合医疗理论、实践及效果评价 [J]. 中国循证医学杂志，2020，20（5）：585-592.

③ LEUTZ W. Policy choices for medicaid and medicare waivers. [J]. Gerontologist，1999，39（1）：86-93.

④ KODNER D L，SPREEUWENBERG C. Integrated care：meaning，logic，applications，and implications：a discussion paper [J]. International Journal of Integrated Care，2002（2）：12.

⑤ ENTHOVEN A C，TOLLEN L A. Competition in health care：it takes systems to pursue quality and efficiency. [J]. Health Affairs（Project Hope），2005（5）：420-433.

⑥ 叶江峰，姜雪，井淇，等. 整合型医疗服务模式的国际比较及其启示 [J]. 管理评论，2019，31（6）：199-212.

和纵向整合两个方面，医院之间、医疗机构和保险机构之间、医生集团之间为横向整合，医院和医生之间为纵向整合①。Humphries（2015）指出，英国的整合医疗体系实现了初级卫生保健服务和公共卫生服务的整合和全科医生和专科医生的整合②。国外较早开展整合医疗体系建设，已经形成了成熟的体系，能够为我国紧密型医共体建设提供经验参考。

8.2.3　文献评述

国内外对于有效整合医疗资源、推进医疗卫生事业高质量发展都有较多的改革措施，并取得了较为显著的成果。国外整合医疗体系和我国紧密型医共体建设有很多相似之处，都是推进医疗资源有效整合的关键举措。目前，国内外关于整合医疗体系和紧密型医共体建设的研究较多集中于整合医疗体系和紧密型医共体对提升基层医疗卫生服务能力的影响，但其中的影响机制却鲜有研究，该因果传导机制的研究对于未来有效推进紧密型医共体建设极其关键。分享经济理论是经济理论的重要组成部分，最初用来分析劳动所有者和资本所有者之间的利益关系。紧密型医共体涉及医疗系统中多主体的利益关系，将分享经济理论分析框架应用于紧密型医共体，具有较好的解释性。因此，本书基于分享经济理论，重点分析紧密型医共体对提升基层医疗卫生服务能力的因果影响机制，为紧密型医共体建设提升基层医疗卫生服务能力提供建议参考。

8.3　理论框架：分享经济理论

1984 年，美国经济学家威茨曼提出了分享经济理论，主要应用于企业内部劳资双方利益分配关系的研究③。分享经济理论强调，"分享基金"将工人与雇主的利益进行捆绑，劳资双方按照一定比例来分配利润，共享经济利益。传统的"分享"思想由来已久，"平均分配""劫富济贫"等现

---

①　LAUGESEN M J, FRANCE G. Integration: the firm and the health care sector [J]. Health Economics, Policy and Law, 2014, 9 (3): 295-312.

②　HUMPHRIES R. Integrated health and social care in England - Progress and prospects [J]. Health Policy, 2015, 119 (7): 856-859.

③　吴晓隽，沈嘉斌. 分享经济内涵及其引申 [J]. 改革，2015，262 (12): 52-60.

实的分享实践都蕴含了朴素的"分享"思想①。分享经济理论填补了现代收入分配理论的空白,强调用产权结构来解决现实管理问题②。随着社会经济的发展和理论架构的不断完善,分享经济理论被应用到了企业治理、社会治理等领域的分析中。例如,在市场经济的发展中,要将国家、企业和员工的利益进行紧密捆绑,通过利益调配机制来实现不同产权主体的利益共享③。紧密型医共体作为深化我国医疗卫生体制改革的重要举措,涉及医保机构、医疗卫生机构、医务人员、患者等不同主体的利益分配,从分享经济理论来看,紧密型医共体通过构建统一的医疗卫生服务体系,统筹体系内部的医疗资源,能够促进医疗卫生人才、医疗资源、医保基金等资源的协同共享,促进优质医疗资源扩容下沉和区域均衡布局,从而提高基层医疗卫生服务能力,推动我国基层医疗卫生事业的高质量发展。紧密型医共体建设提升基层医疗卫生服务的机制,如图8-1所示。

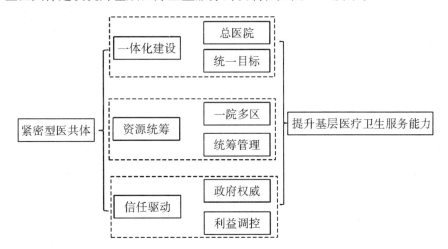

图 8-1 紧密型医共体建设提升基层医疗卫生服务能力的机制

① 代明,姜寒,程磊. 分享经济理论发展动态:纪念威茨曼《分享经济》出版30周年 [J]. 经济学动态, 2014, 641 (7): 106-114.

② 王雅俊,王书斌. 分享经济理论进展与中国模式选择 [J]. 经济论坛, 2010, 474 (2): 46-49.

③ 周志强,李舜,王洁莹. 民营企业参与国有企业混合所有制改革的协同治理研究:基于分享经济理论的视角 [J]. 江淮论坛, 2020, 302 (4): 126-131.

8.3.1 紧密型医共体的一体化建设

分享经济理论秉承"求同存异，共享共赢"的发展原则①。紧密型医共体涉及医保机构、医疗卫生机构、医务人员、患者等不同主体的利益。医保机构需要考虑如何优化医保基金的筹集和支出方式，保障医保基金的安全；医疗卫生机构尽管具有公益的性质，但也要为了自身的正常发展而逐利；医务人员作为医疗卫生服务的主要提供者，需要通过自己的服务来获取报酬。患者希望用最低的价格获取高质量的医疗服务。不同主体具有不同的利益诉求，由于结构性矛盾可能会出现利益冲突，阻碍利益相关者的发展。例如，同一区域内部的医疗卫生机构为了获取利益，会出现抢夺患者的非良性竞争情况，损害医疗系统的稳定。紧密型医共体将同一区域内部的医疗卫生机构进行整合，形成一个全新的医疗卫生组织，使得紧密型医共体内部的医疗卫生机构达成"求同存异、共享共赢"的共识，通过医疗集团一体化建设来推动不同的医疗卫生机构实现协同发展和利益共享，提升不同医疗机构的服务质量，从而提升基层医疗卫生服务能力。

8.3.2 紧密型医共体的统筹管理

分享经济理论强调"使用而不占有""不使用即浪费"两个核心观念。分享经济理论认为，可以通过同一平台将社会分散的资源进行统筹使用，减少浪费，提升有限资源的经济价值和社会价值。紧密型医共体通过构建统一的医疗卫生服务体系，能够将统一区域内的医疗资源进行整合，统一管理、分配，资源共享和利益共赢。在资源分配方面，紧密型医共体通过统一的设备、系统、技术、人事、财产管理，推动内部医疗卫生机构的资源共享，提升基层薄弱医疗卫生服务机构的能力。在资金分配方面，紧密型医共体通过统一的财务管理系统、财务管理原则、医保基金付费、绩效考核方案等方式进行财务管理，协调内部不同医疗卫生机构间、同一医疗卫生机构间的利益分配，减少由于利益冲突导致的摩擦，通过利益共享共赢增强内部凝聚力，统筹资源使用、减少资源浪费。

---

① 林坤河，刘宵，钟正东，等. 基于分享经济理论的社会办医参与紧密型医共体协同发展研究 [J]. 中国卫生经济，2022，41（9）：5-8.

8.3.3 紧密型医共体的信任驱动

分享经济理论强调利益共同体内部的信任依从对于协调不同利益相关者自身利益的重要性。紧密型医共体由当地政府成立的专门机构进行领导管理，由该专门机构对紧密型医共体内部资源进行统筹分配，增强不同医疗卫生机构之间的依赖。同时，政府的权威能够保证紧密型医共体的可持续发展。此外，紧密型医共体内部通过同一套绩效考核和服务监管方案，通过绩效约束和服务监管，调动不同医疗卫生机构发展的积极性，推动基层医疗卫生服务能力的提升，促进医疗卫生机构对紧密型医共体的信任和依赖。

综上所述，本书将紧密型医共体的建设放入分享经济理论框架进行分析，认为紧密型医共体能够在政府统一领导下，秉承"求同存异、共享共赢"的发展原则，整合同一区域内部的医疗资源，增强利益共同体内部不同医疗卫生机构的信任依从，推动不同医疗卫生机构的协同发展，提高基层医疗卫生服务能力，推进基层医疗卫生机构的高质量发展。

8.4 案例分析：新平县紧密型医共体的分享经济理论分析

为探究紧密型医共体对提升基层医疗卫生服务能力的影响机制，笔者于 2023 年 2 月对新平县紧密型医共体的建设进行了调研。新平县是一个少数民族自治县，位于西南边陲，面积 4 223 平方千米，辖 6 乡 4 镇 2 街道、124 个村（居）委会、1 483 个村（居）民小组，常住人口 26.14 万人。新平县共有各级各类医疗卫生机构 182 个，该县于 2018 年 8 月启动医共体建设，并取得显著成效。据统计，新平县紧密型医共体包括打包付费医疗机构共 137 家，其中二级医院 3 家、街道卫生服务中心 2 家、乡镇卫生院 10 家、村镇卫生室 122 家。因此，本书选取新平县作为调研对象，总结新平县紧密型医共体建设的成功经验，为进一步推进紧密型医共体建设提供经验参考。

本次研究集中调查了总医院及县医保局，同时对医疗机构的主要负责人和医生（10 人）以及政府部门的主管领导（11 人）进行了访谈，共计访谈 21 人，访谈次数 31 次。其中，访谈次数包括集体访谈和单独访谈，均为半结构化访谈。所涉及的被访谈人员均做匿名处理，访谈人员情况分布见表8-1。

访谈提纲的设计围绕一个核心问题：紧密型医共体建设对提升基层医疗卫生服务能力有什么样的影响？通过对访谈内容的整理与分析，笔者发现访谈者对核心问题的回答主要集中在三个方面：紧密型医共体的一体化建设、紧密型医共体资源的统筹管理和紧密型医共体的信任驱动三个方面对提升基层医疗卫生服务能力产生的影响。因此，笔者将从以上三个方面来分析紧密型医共体建设对提升基层医疗卫生服务能力的影响。

表8-1　访谈人员情况分布

调研单位	访谈人员	访谈人数/人	访谈次数/次
总医院（北院区）	相关负责人、医生等	4	5
总医院（西院区）	相关负责人、医生等	3	4
总医院（嘎洒院区）	相关负责人、医生等	3	4
县医保中心	主任、相关科室负责人等	5	7
市医保中心	主任、相关科室负责人等	5	9
市医保局	主任、相关科室负责人等	1	2

8.4.1　新平县紧密型医共体一体化建设

分享经济理论强调"求同存异、共享共赢"的发展目标，新平县紧密型医共体在实践过程中实现了不同医疗卫生机构的利益共享共赢，促进了该县基层医疗卫生服务能力的提升。2018年8月，新平县启动医共体建设，分别以新平县人民医院、新平县中医医院为龙头，在县域内牵头组建了两个医共体，分别托管不同乡镇的卫生院和社区卫生中心及其所属卫生室。2019年9月，新平县组建以新平县人民医院为牵头单位，统一法人的紧密型县域医共体。2019年11月，新平县审议通过《新平县紧密型医疗卫生服务共同体章程（试行）》，选举产生新平县紧密型医共体第一届理事会及理事长、副理事长，标志着新平县紧密型医共体建设进入新阶段。新平县将新平县人民医院、新平县中医院和新平县嘎洒镇卫生院进行整合，成立总医院，紧密型医共体原有的16个成员单位统一管理，产生一个统一的法人，通过统一平台，对人员招聘、设备耗材及后勤服务、医疗质量管理标准、护理质量管理标准、审计执行标准进行统一，推进新平县紧密型医共体一体化建设。

新平县紧密型医共体坚持"统一管理，分账核算"的原则，用同一领导班子进行管理，此举能够避免不同医疗卫生服务机构之间的利益矛盾，能够通过统一管理达成不同医疗机构之间的利益共享共赢，实现"求同存异、共享共赢"的目标。新平县紧密型医共体将县乡村三级的医疗卫生机构进行重组整合，形成县乡村三级的整体联动，搭建全新的县域医疗卫生服务体系。同时，新平县总医院的医务人员会定期在各分院之间进行流动，以下派管理人员、领办临床科室、建立专家工作室、强化培训等方式做实县级优质医疗资源下沉基层，即使偏远地区也能够获取优质的医疗资源。2021 年 1~9 月，新平县县级公立医院出院 19 980 人次，同比减少 2 162 人次，下降 9.76%；乡镇分院出院 7 461 人次，同比增长 1 499 人次，增率为 25.14%，基层医疗卫生服务能力显著提高。新平县紧密型医共体通过精准帮扶指导，以"县级强"带动"基层强"，有效提升基层卫生服务能力，最终实现"县域强"的目标。

8.4.2 新平县紧密型医共体资源的统筹管理

分享经济理论强调用统一的平台统筹盘活资源，实现资源利用的价值最大化。新平县按照"一院三区"的规划理念，将全县的医疗机构均纳入了总医院的管理范围，对业务、人事、财务、设备等医疗资源进行深度融合，全县医共体改革进入深入推进阶段。新平县通过紧密型医共体，实施机构、人员、财务、业务、药械、信息、医保、绩效考核八个统一管理，将新平县域内的医疗资源进行统筹管理，真正把医共体建设成为管理、服务、责任、利益、发展的紧密型命运共同体。

在医保基金使用方面，2019 年新平县根据"总额管理、结余留用、超支不补"的原则，在全县范围内推行医共体医保基金区域性打包付费工作，将城镇职工、城乡居民门诊、住院发生的应有基本医疗保险统筹基金、大病保险基金支付的费用统一打包给医共体牵头医院，由总医院进行管理分配。该举措将医保基金进行统筹，能够有效避免利益博弈的情况。2020 年，新平县实行县域医共体城乡居民基本医疗保险基金按人头打包付费，将医共体城乡居民基本医疗保险基金当年的收入总额，提取一定比例的风险调剂金后，剩余部分整体打包给医共体，由医共体统筹管理使用。

新平县推行医共体医保基金区域性打包付费工作以来，除 2019 年超支 144 万元，2020—2022 年连续三年基金实现了收支平衡、略有结余的良好局面，其中 2020 年结余 823.11 万元、2021 年结余 392 万元、2022 年预计结余 487.83 万元。医保基金的统筹管理使用，能避免不同医疗卫生机构由于医保基金分配不当导致的矛盾问题，同时保障医保基金的安全。

8.4.3 新平县紧密型医共体的信任驱动

分享经济理论强调通过信任依从来驱动利益关系的协同，实现共同发展的目标。新平县通过高位推动，强化党对紧密型医共体建设的全面领导，通过政府权威实现医共体内部的信任依从。新平县成立了以县委书记和县长任"双组长"的紧密型医共体建设改革工作领导小组，充分发挥党委和政府的关键作用，联动卫健、财政、人社、医保等部门，协调不同部门的利益，为紧密型医共体建设提供坚强的组织保障。新平县成立紧密型医共体管理委员会，统一制定目标绩效考核办法、监管办法等方案，推进紧密型医共体管理和运行机制改革。此外，新平县还成立了中共新平县紧密型医共体委员会，以高质量的党建引领紧密型医共体高质量发展，强化紧密型医共体内部的信任依从。

新平县通过完善利益调控机制，激活紧密型医共体的运行；完善绩效分配机制，允许县疾病预防控制中心适度参与医共体绩效考核分配，允许财政全额拨款医疗机构将业务收支结余，提取医疗风险基金和职工福利基金后用于绩效分配，充分调动职工工作积极性；按照"一院一策、分类推进"的原则建立紧密型医共体内部绩效考核体系，根据不同的成员单位核定任务指标，按照考核结果实施绩效分配，以合理的利益分配促进成员单位对紧密型医共体的认同和信任。此外，新平县医保部门依托医共体对县域内医疗卫生机构实施监管，强化基金运行分析，及时发现并解决问题，确保改革实施效果，提升医疗卫生机构对紧密型医共体的信任和依从。

8.5 新平县紧密型医共体提升基层医疗服务能力的启示

作为国家紧密型县域医共体建设试点县，经过三年多的努力，新平县紧密型医共体改革取得显著成效，县域医疗卫生服务水平不断提升。分析新平县紧密型医共体建设对提升基层医疗卫生服务水平的影响机制，总结新平县紧密型医共体建设的经验，对于其他地区紧密型医共体的建设具有重要的借鉴价值。

第一，持续高位推动，强化党对紧密型医共体建设的全面领导。

党的十八大以来，习近平总书记就我国医改工作的开展作出了多次重要论述，深刻反映出党对医改工作的重视。新平县成立了紧密型医共体建设改革工作领导小组及管理委员会，充分发挥党委的关键领导作用，为新平县紧密型医共体建设提供坚实的组织保障。紧密型医共体的建设也离不开政策支持。自推进紧密型医共体建设以来，新平县出台了《新平县紧密型医共体财政投入保障方案》等多部配套方案，为紧密型医共体建设提供了良好的改革环境。

第二，加强统筹管理，建设新型县域医疗卫生服务体系。

新平县通过成立总医院，统一法人代表，形成了全新的医疗卫生服务组织。新平县通过紧密型医共体对县域内的医疗资源进行统筹，由总医院对医疗资源进行管理分配，实现县乡村三级整体联动，通过"县级强"带动"基层强"，有效提升基层卫生服务能力。新平县也在全县范围内推行医共体医保基金区域性打包付费工作，统筹医保基金的使用，避免医疗机构间的冲突，对于医疗系统的稳定有重要意义。

第三，完善利益调控，激活紧密型医共体运行活力。

紧密型医共体的良好运行离不开内部成员单位的积极参与。新平县通过构建紧密型医共体管理委员会，利用政府权威，加强内部成员单位对紧密型医共体的信任依从。同时新平县根据实际情况制定了合理的绩效考核分配方案，建立激励与责任机制，充分调动内部成员单位的积极性，增强紧密型医共体发展的可持续性。信任是组织协调发展的基础条件，也是分享经济理论重点强调的原则。组织内部的信任依从对组织的持续发展具有关键作用，这也是紧密型医共体高质量发展的重要基础。

8.6 结论与建议

本书基于分享经济理论，从一体化建设、统筹管理和信任驱动三个方面构建紧密型医共体影响基层医疗卫生服务能力的分析框架，结合笔者的田野调查，总结新平县紧密型医共体建设经验，分析了紧密型医共体建设对提升基层医疗卫生服务能力的影响机制。研究发现：①一体化建设能够促成"求同存异，共享共赢"目标的实现，紧密型医共体由统一法人进行管理，能够促进内部成员单位的利益整合，实现利益共享共赢。②医疗资源统筹管理使用是紧密型医共体可持续发展的关键，通过统筹管理能够减少利益摩擦，提高医疗资源的使用效率。③政府权威和合理的绩效考核分配机制能够有效提升内部成员单位对紧密型医共体的信任依从，激活紧密型医共体运行活力。基于新平县紧密型医共体建设经验，木书就加强紧密型医共体建设，提高基层医疗卫生服务能力提出政策建议。

第一，建立更加集约的医疗资源统筹管理模式。

医疗资源的统筹管理使用能有效促进紧密型医共体的可持续发展。以集约管理为手段，进一步推进"人、财、物"的集约化管理，整合紧密型医共体内部成员单位的闲置医疗资源，能够避免闲置资源浪费，发挥医疗资源的最大化价值，满足基层医疗卫生需求。设立统一的管理机构，制定统一管理标准和管理办法，能够加快人才招聘、管理、培养、调配的统一，推进医疗资源下沉，促进优质医疗卫生医院在紧密型医共体内部的流动，"以强带弱"，提高基层薄弱医疗卫生机构的服务能力，最终实现"县域强"的目标。

第二，建立更加科学的绩效考核及分配机制。

合理的绩效考核分配机制能有效调动紧密型医共体内部成员单位和医院人员的工作积极性。根据内部成员单位的实际情况，按照"一院一策、分类推进"的原则制定绩效考核及分配机制，将绩效评估结果与绩效分配有机结合，激活紧密型医共体发展的活力。允许调取部分财政拨款用于绩效分配，构建合理的绩效分配管理体制，充分调动职工的积极性、主动性和创造性，促进医疗卫生技术服务的进步，提高基层医疗卫生服务能力。

第三，建立更加稳固的信息化诊疗和沟通机制。

医疗资源的统筹使用离不开信息化的支持。充分利用互联网、区块链、大数据等新兴技术，加快建设紧密型医共体数据管理中心，及时进行信息管理系统的更新和维护，合理管理和调配医疗资源，推进医疗资源的下沉。加快建设远程影像诊断中心，推进"互联网+医疗"建设，推进远程诊疗服务的开展，实现医疗资源的同质化管理，进一步提升基层医疗卫生服务能力，让群众就医更有"医靠"。

9 基于利益相关者理论分析的云县 医共体建设对利益整合的影响

9.1 问题提出

随着经济社会的不断发展，人民日益增长的美好医疗资源需要和不平衡不充分的医疗事业发展之间的矛盾逐步凸显，一定程度上阻碍了我国医疗卫生事业的发展。因此，2009年3月出台的《中共中央 国务院关于深化医药卫生体制改革的意见》（以下简称《意见》），标志着我国新一轮医改拉开序幕。《意见》强调了五项重点改革：一是加快推进基本医疗保障制度建设；二是初步建立国家基本药物制度；三是健全基层医疗卫生服务体系；四是促进基本公共卫生服务逐步均等化；五是推进公立医院改革试点。其中，分级诊疗制度作为基本医疗卫生制度中一项基础性、长远性和系统性的制度[①]，能优化医疗资源配置、促进医疗资源下沉，是新一轮医改的重要抓手。

分级诊疗是指按照疾病的轻重缓急及治疗的难易程度进行分级，不同级别的医疗机构承担不同疾病的治疗，逐步实现从全科到专业化的医疗过程[②]，以达成"基层首诊、双向转诊、急慢分治、上下联动"的目标。自2013年起，我国政府高度重视医联体的建设，着手以大型公立医院的技术力量带动基层医疗卫生机构能力提升，从而推进分级诊疗体系的构建。

---

① 李晶泉. 医联体视域下的分级诊疗制度建设研究：以浙江实践为蓝本 [J]. 卫生经济研究，2022，39（5）：49-52.

② 陈锦华，刘霞. 我国医联体分级诊疗模式研究述评 [J]. 中国卫生产业，2019，16（7）：195-196.

2015 年，国务院办公厅下发《国务院办公厅关于推进分级诊疗制度建设的指导意见》，强调要探索建立包括医联体、对口支援在内的多种分工协作模式。2017 年，我国启动医联体建设的试点工作，强调三级公立医院要全部参与并发挥引领作用。2019 年，国家卫生健康委发布《关于推进紧密型县域医疗卫生共同体建设的通知》，标志着我国县域医共体建设进入改革深化阶段。可见，医共体的建设是我国实现分级诊疗的重要改革抓手。

医共体的建设涉及多方利益主体，包括政府、中心医院、基层医疗机构、第三方机构（药房和体检中心等）、医生、患者等，如何推进各利益主体协同合作，统筹各方利益，一定程度上影响医共体的建设效果。在全国各地的实践中，有许多因为各方未能开展有效合作而导致失败的案例，也不乏充分考虑并有效整合各方利益而取得良好成效的案例。因此，研究医共体建设中利益整合问题对推动医共体高质量发展具有重要意义。因此，本书基于利益相关者理论，分析云南省云县医共体建设中的利益整合问题，总结"云县经验"，从而为医共体建设中整合各主体利益提供经验证据。

9.2 文献综述

9.2.1 医共体的概念

县域医共体是指在一定区域内，以县级医院为龙头，整合全域医疗卫生资源，进行统一管理、统筹配置的医疗合作组织。目前，学者们主要从地域、资源整合程度、资源配置方式三个层面界定医共体的概念。从地域层面看，医共体是将县级医院、乡镇卫生院、村卫生室统一到一个共同体之中，分别发挥龙头、枢纽、基础的作用，构建县乡村三级联动、分工协作的医疗服务体系[①]。从资源整合程度层面看，主流观点基本均是将医疗联合体划分为松散型和紧密型两类[②]，也有学者在其中加入了半紧密型一

① 詹林城. 国内县域医共体建设研究进展 [J]. 现代医院管理, 2021, 19 (5): 20-24.
② 王文婷, 陈任, 马颖, 等. 分级医疗背景下的安徽县域医疗服务共同体实施路径 [J]. 中国卫生资源, 2016, 19 (6): 470-474.

类①。从资源配置方式看，医共体对于医疗机构的整合不仅包含医疗水平、人员编制和患者转诊等，其关键在于将医疗机构之间的资产统一，以单个医共体的单个法人代替多个医疗机构的多个法人②，并将资产通过股份进行分配，进而形成利益共同体。

县域医疗共同体是具有中国特色的概念，首次出现在 2017 年国务院发布的文件中，国外学者对其概念的界定较为欠缺。国外学者的研究主要集中于医联体这一相近概念。1996 年，WHO 的报告《Integration of Health Care Delivery》中对比了垂直系统项目与整合医疗卫生服务的优缺点，并提出要建立一个集中于整合医院及其服务的新模型。2016 年，WHO 在报告《Framework on Integrated，People-centered Health Services》中，正式将整合医疗服务定义为"令人得到持续的健康促进、疾病预防、疾病诊断及治疗、疾病管理、康复服务、在医疗部门之内和之外不同层次和地点相协调的服务，以及根据人整个生命进程所需要的服务"。

9.2.2　医共体建设的实践

从我国的实践来看，2017 年，我国政府部门提出在县域重点探索医共体建设，并于 2019 年 8 月确定在山西省、浙江省与其他 567 个县启动紧密型县域医共体建设试点。截至 2022 年年初，全国已有 535 个县建成县、乡、村三级联动的紧密型县域医共体，试点地区医疗服务效能提高，县域内就诊率超 90%。目前已经有较多学者对我国医共体建设模式展开了研究，其中包括浙江慈溪模式（坚持"承担工作的主体机构不变、主管机构逐渐过渡"的原则，保持乡镇卫生院或社区卫生服务中心作为主体机构，而卫生院的管理主体由以往的卫健局转变为医共体总院）③、安徽天长模式（成立医管会统一决策并监管，将具体化的人事、绩效分配等权力下放给医共体集团，其中医保基金按人头预付，实行节余留用、超支分担的机制），深圳罗湖模式（实行理事会领导下的集团院长负责制，在发展投入

---

① 张瑞华，赵大仁，何思长，等. 我国医联体实践的问题探析与思考 [J]. 卫生经济研究，2016 (6)：12-14，15.

② 王红波. 县乡医疗服务体系一体化改革模式、挑战与对策 [J]. 中国卫生经济，2017，36 (12)：78-81.

③ 吴金华. 县域医共体如何开展公共卫生工作：以慈溪市为例 [J]. 卫生经济研究，2020，37 (10)：27-29.

上向社康中心倾斜，在拨款上通过"以事定费、购买服务、专项补助"的方式)① 等。

从国外的实践来看，第二次世界大战后，国外许多医院面临医疗费用不断上升、政府投入不足、医疗机构内部机制落后、医疗保险制度不完善以及私营医院迅速发展的挑战。为了提高服务水平和管理效率、促进医疗机构之间资源流动和共享，许多医疗机构组成了联合体。表9-1是具有代表性的国外和国内台湾地区的医联体模式。

表9-1　国外与国内台湾地区医联体模式②

整合结构	联合方式	
	虚拟联合	实体联合
横向整合	策略联盟 代表地区：中国台湾	
纵向整合	服务等级网络 代表国家：英国	实体区域医疗中心 代表国家：澳大利亚
	委托管理 代表国家：新加坡、美国、日本	
横纵整合	集团式联合体 代表国家：新加坡	联合兼并式医院集团 代表国家：德国、英国

9.2.3　医共体建设的评价指标

随着医共体建设范围逐步扩大，需要及时评估其构建成效并反馈问题，这对有效推进医共体建设具有重要作用。

2020年，国家卫健委颁布《关于印发紧密型县域医疗卫生共同体建设评判标准和监测指标体系（试行）的通知》，明确了紧密型县域医共体建设的评判标准由责任共同体、管理共同体、服务共同体、利益共同体4个维度11个方面组成，指标体系由有序就医格局基本形成、县域医疗卫生服务能力提升、医疗卫生资源有效利用、医保基金使用效能提升4个方面26个指标构成，明确了我国紧密型县域医疗卫生共同体建设的评价指标。

---

① 刘海兰，何胜红，陈德生，等. 深圳市罗湖区医改的经验及启示 [J]. 医学与哲学，2018，39（5）：74-77.

② 陶然，吴华章. 国外医疗联合体模式研究概述 [J]. 国外医学（卫生经济分册），2015，32（3）：97-100.

也有大量学者创新性地提出了其他的评价指标。江蒙喜从体系建设、机构发展、社会价值三个维度入手，通过间接评估关键医疗业务和财务运行指标情况来对县域医共体改革发展效果进行评价[①]。赵敏捷等构建了服务数量、医保资金流向、服务效率、资源配置、医疗费用、收入水平六个指标[②]。周蒙将县域医共体绩效评价划分为运行效率、健康管理、医疗服务和社会效益四个维度[③]。戴悦等基于"结构—过程—结果"模型，提出了10个一级指标、26个二级指标以及45个三级指标，对医共体建设的组织结构、资源投入、服务模式、服务产出及效果等方面进行全方位评价[④]。这些评价指标体系从不同角度着手，基本涵盖了基金使用、资源配置、服务水平以及发展程度等多个方面，我国的评价指标体系构建已经比较完善。

9.2.4　医共体建设存在的问题

医共体作为我国深化医疗卫生制度改革过程中的一个较新的改革内容，不可避免地存在一些问题和缺陷。吴建等将组织脆弱性的概念引入医共体的理论与实践领域，从合作稳定性、管理费用和服务连续性三个方面对医共体存在的问题进行了阐述[⑤]。笔者基于这一框架，并适当引入其他视角，总结学界对医共体建设中存在问题的看法。

在合作稳定性方面，从医疗公正的角度来看，医共体的运行关系到多元利益群体。一是机构层面，医共体建设中出现的不公正问题体现在医共体总院与基层农村医疗机构的矛盾中，这种矛盾可以归因于医共体内部尚未建立健全分工协作、资源共享、利益分配、风险分担等长效运行机制[⑥]，各医疗机构对于医共体的资源依赖路径尚未形成。二是人员层面，目前县

①　江蒙喜. 县域医共体改革发展效果的评价指标体系构建：基于浙江省德清县的案例研究[J]. 卫生经济研究，2018（12）：11-13.

②　赵敏捷，贾梦，王芳，等. 浙江省德清县县域医共体改革措施与效果分析[J]. 中国卫生政策研究，2019，12（11）：53-58.

③　周蒙. 县域医共体绩效评价体系研究[D]. 青岛：青岛大学，2019.

④　戴悦，林燕美，吴韶嫣，等. 福建省紧密型县域医共体绩效评价指标体系构建[J]. 中国卫生经济，2021，40（1）：75-80.

⑤　吴建，杜晓楠，付晓丽，等. 医共体组织脆弱性形成机制及"十四五"期间的关键治理策略分析[J]. 中国医院，2022，26（2）：21-23.

⑥　高晶磊，赵锐，刘春平，等. "十三五"期间我国医疗联合体建设成效及发展建议[J]. 中国医院管理，2021，41（2）：23-26.

域医共体机构内医务人员存在认识不足、有畏难和抵触情绪、积极性不高等问题①。

在管理费用方面，政策开发和修订过程较为复杂，需要消耗大量的制度成本；政策执行过程中，组织协调、资源调配、信息共享等方面也要求政府不断投入；医疗资源在下沉到基层时医务人员薪酬发放、医疗设备添置、服务场地构建、信息平台建设等都需要大量资金。这些资金上的问题都是阻碍医共体发展的重要因素。

在服务连续性方面，医共体的建设目标是通过畅通双向转诊绿色通道，为医疗服务需求者提供连续性诊疗服务，但多项研究表明实践与政策目标差距较大。任妮娜等发现，对卫生院技术水平的不信任以及不均衡的医疗资源配置导致许多患者不愿意下转乡镇卫生院②。陈楚颖等指出，由于个人激励与保障欠缺、基层医院力量薄弱、财政投入不足等原因，基层卫生人力资源严重不足，高质量医疗卫生人才匮乏③。此外，焦思琪等还指出，目前医共体建设中缺乏对农村健康服务可行能力改善措施的重视，其发展、提升受到了较大限制④。

此外，薛俊军等指出，通过定额分配发放公共卫生服务经费的方式使得以服务数量和质量为导向的内在激励机制不足，医防协同难以落实⑤。焦思琪等也从医疗服务需求者的赋能方面出发，指出目前医共体建设中多层级的沟通渠道不畅，决策往往采取不充分、不民主的公共理性方式⑥。

---

① 薛俊军，李念念，王存慧，等. 基于共生理论的县域医共体医防协同问题探讨［J］. 南京医科大学学报（社会科学版），2022，22（1）：15-19.

② 任妮娜，陈国强，黄香梅，等. 2016年-2018年某县级医院双向转诊情况分析［J］. 中国病案，2020，21（5）：50-52.

③ 陈楚颖，魏来，周丽，等. 医共体背景下基层卫生人力资源建设阻碍因素及对策的质性研究［J］. 中国卫生事业管理，2022，39（3）：180-184.

④ 焦思琪，王春光. 医疗卫生共同体背景下农村医疗服务供给公正性研究［J］. 江苏社会科学：2022（2）：156-165.

⑤ 同①.

⑥ 同④.

9.3　理论框架：利益相关者理论

利益相关者理论（stakeholder theory）最早诞生于组织管理领域。传统的观点认为不断提升企业控股人的收益才是组织管理的重心。此种观点往往使得企业的决策和行为重点关注经济利益，牺牲社会最优利益等其他方面的利益。利益相关者理论打破了这种传统观点的束缚。该理论由斯坦福研究所（stanford research institute，SRI）于1963年提出。1984年，弗里曼把利益相关者定义为"一切能影响组织目标达成，或受目标不同程度影响的组织或个人"，并提出利益相关者理论是指组织的经营管理者为综合平衡各个利益相关者的利益要求而进行的管理活动①。利益相关者的参与度、积极性对于目标的实现具有重要作用。根据利益相关者理论，将各利益相关者纳入组织决策，既是一种伦理要求，也是一种战略资源，而这两点都有助于提升组织的竞争优势。

1995年，学者从描述性、工具性和规范性三个角度对利益相关者理论进行了分类。描述性视角仅仅说明了组织中有利益相关者，组织的作用在于满足广义范围上的利益相关者的权益。工具性视角认为，考虑了利益相关者利益的组织比没有此类考虑的组织更容易获得成功，该领域的研究验证了利益相关者战略和组织绩效之间的联系，最终证明实行利益相关者管理的组织在营利能力、稳定性、成长性等方面都相对更成功。规范性视角关注为何组织应该对其利益相关者给予关注，认为利益相关者的利益本身对于组织就是有价值的，这种视角一直是利益相关者理论的重要观点。

美国学者布莱尔和怀特海较早系统地将利益相关者理论与方法引入卫生领域。20世纪90年代，该理论被广泛应用于卫生政策分析及各种类型的卫生机构管理中。20世纪90年代末期，我国卫生领域也引入了利益相关者理论的分析框架。21世纪初，利益相关者理论在我国得到推广，涉及卫生政策等多个领域，尤其是公立医院政策、医疗保障政策及药物政策这3个领域。

本书基于描述性视角和工具性视角，以云县的医共体建设为例，分析

---

① 弗里曼. 战略管理：利益相关者方法［M］. 王彦华，梁豪，译. 上海：上海译文出版社，2006：102.

医共体建设中各个利益相关者的利益整合问题，总结"云县经验"，为推进医共体的高质量发展提供经验借鉴。

9.4 案例分析：云县医共体建设的利益相关者分析

9.4.1 云县医共体建设基本信息

9.4.1.1 改革背景

云县位于云南省西南部、临沧市东北部，是云南省临沧市的下辖县。县内7镇5乡，常住人口38.5万人，户籍人口44.2万人。表9-2展示了云县自2014年以来的经济状况、医疗资源状况及其变化。

表9-2 云县经济及医疗资源基本情况

年份	地区生产总值/万元	城镇居民可支配收入/元	农村居民可支配收入/元	各级卫生机构数量/所	卫生机构人员数量/所	卫生机构床位总数/张	每千人床位数/张
2014年	846 726	19 855	7 649	—	—	—	—
2015年	907 091	21 624	8 552	262	869	1 201	2.6
2016年	978 562	23 570	9 457	257	1 466	1 515	3.2
2017年	1 060 214	25 550	10 441	257	1 712	1 959	3.25
2018年	1 064 357	27 620	11 412	251	1 861	1 921	3.99
2019年	1 220 920	29 995	12 622	217	1 575	1 848	2.98*
2020年	1 310 431	31 208	13 561	254	2 884	1 761	4.5*
2021年	1 434 399	34 137	14 984	257	2 885	2 324	6*

注：*为常住人口对应数据。

资料来源：云县历年国民经济和社会发展统计公报。

启动医共体建设以前，云县县域医疗卫生机构功能错位与偏移严重，医疗服务供需偏差矛盾突出，县域卫生医疗系统生态日益恶化。具体表现在两方面：一方面，乡镇卫生院服务能力弱，且存在人才短缺和人才流失的问题；同时，其资金由国家全额拨款，因此使用受到诸多限制，公共资源利用效率低；以上原因导致其业务萎缩，所以其逐利动机严重，普遍存在"小病大治"问题。另一方面，县人民医院由于服务能力强，交通便利，因此门诊业务量大，使得疑难重症的诊疗能力提升缓慢和大病患者外流；同时，由于县人民医院实行差额管理，医保实行按项目付费，医院为提高收入，同样也会过度诊疗。

启动医共体建设之前，云县各医疗机构之间基于自身利益会导致盲目竞争。一方面是不同层级医院的竞争，乡镇医院为了维持正常生存会盲目开展三四级手术，县人民医院没有动力和精力去真正帮扶乡镇医院。另一方面还存在着中医和西医的竞争。

医疗机构兼具经济理性人和公共组织的双重身份，因此需要兼顾逐利行为和公共产品的提供。云县卫生财政投入有限、医疗保险制度不健全、有效控费机制缺失，使得医疗机构的逐利动机呈现偏离公共目标的盲目状态。为了明确各级医疗机构的定位、有效配置资源、促进公共目标和经济激励的平衡、保障人民的医疗需求，云县开展了紧密型医共体的改革和建设。

9.4.1.2 改革历程

云县自 2014 年起开始实行医疗资源县乡村一体化改革，2018 年正式推行紧密型医共体建设，其医共体建设经历了由"自下而上"一体化，到"自上而下"+"自下而上"共同推进的过程，具体历程及主要特征如图 9-1 所示。

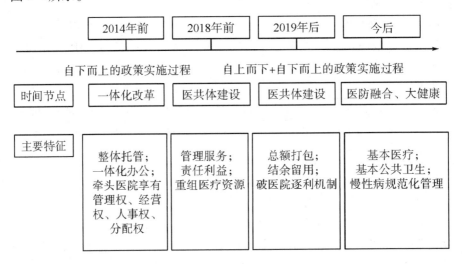

图 9-1　云县医共体改革历程及主要特征

（1）改革初期自下而上探索（2014—2018 年）

2014 年，基于云县人民政府一体化改革政策指导框架，在云县人民政府的充分信任和赋权下，云县提出了县乡村一体化改革，旨在建立紧密型医共体的联盟，以"县人民医院为龙头、乡镇卫生院为枢纽、村卫生室为基础"，用整体托管的形式实施对乡镇卫生院的全方面管理和运营。这是我国第一个紧密型县域医共体的雏形。

2018年，云县县乡村医疗一体正式更名为"医共体"，将人民医院、中医医院、疾控中心、妇幼保健院、乡镇卫生院、村卫生室，以及民营医院或诊所（非紧密型成员）的医疗资源进行整合，围绕职能管理体系、服务供给体系、人事与绩效制度改革、筹资与预算管理、信息化建设等方面对医共体成员单位进行全方位的改革。

（2）改革后期"自下而上"与"自上而下"的共同推进（2019年至今）。

2019年，国家明确提出建设县域医共体的目标，赋能云县医共体的建设发展。一是政策支持方面，政府将对各级医疗机构业务指导和服务协作等权力下放至医共体牵头医院，为云县医共体改革提供了政策支持；二是在财政投入方面，云县人民政府财政主管部门与医保部门加大了对云县医共体的投入，为云县医共体改革提供经费支持；三是医保支付方面，云县开始实施"医保基金总额控制、打包付费、结余留用、超支自付"的模式，将财政补助经费、医保基金和公共卫生基金打包统一拨付给医共体牵头医院，由其按资金性质和用途统筹分配，提升医保基金的使用效率，保障医保基金安全；四是评价监督方面，政府配合医保部门运用绩效工具对医共体医保费用使用情况以及服务指标进行监督与控制，加强内部医疗质量控制，保障医疗服务质量和安全，提高诊疗服务标准化。

9.4.1.3 改革成效

云县的医共体建设取得了显著成效，包括以下三个方面：

一是云县医疗机构服务水平和医疗收入得到提升。2017年云县医共体牵头医院首批通过云南省县级医院提质达标，2019年晋级为三级医院，12家乡镇卫生院"优质服务基层行"活动均达到云南省甲级标准；医共体医务人员的数量增加，医疗能力与水平显著提升，本科及以上学历的医务人员数量由2013年的293人增加到2020年的654人，高级职称人数从2013年的62人增加到2020年的154人，卫技人员持证率从2013年的55.94%升高到2020年的70.9%。改革后，牵头医院三四级手术开展数量从2013年的1 044台增加到2020年的3 119台，CMI值从2013年的0.79提高到2020年的1.093；相比2013年，2020年牵头医院的医疗业务收入增加了近2倍，乡镇卫生院医疗业务收入翻番。

二是云县就医格局逐步优化。2020年县域内基层就诊率达到55.13%，县域内基层医疗卫生机构医保基金占比为13.10%，医共体牵头医院下转院患者数量占比从2018年的5.64%增加到2020年的10.24%。

三是医疗机构的诊疗行为及费用得到较好管控。医保打包支付制度有效减少了基层医疗服务机构的过度医疗行为，乡镇卫生院的门诊收入占比大幅增加，住院收入占比大幅降低，药品收入和检查检验收入占比下降；医疗卫生服务公平性提升，几个单病种（如心力衰竭、剖宫产）的次均费用降低；医保基金使用效率提升，县域内城乡居民基本医保基金使用占比71.93%，医保基金有稳定结余。

9.4.2 基于利益相关者理论的分析

9.4.2.1 描述性视角下云县医共体建设中的利益相关者

云县县乡村医疗服务一体化改革中涉及多个利益主体，其组织结构如图9-2所示。

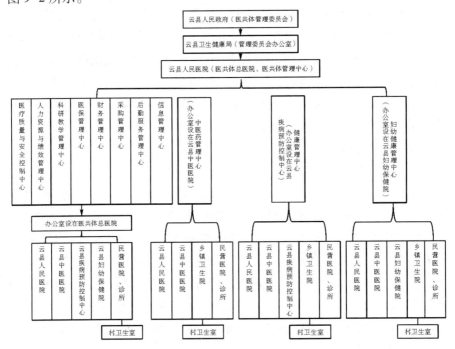

图9-2 云县医共体组织结构

图 9-2 具体呈现了云县医共体运行中的相关组织，笔者将相关利益主体划分为管理者、医疗机构（包括县人民医院和基层医疗机构）、医疗机构工作人员（包括县人民医院员工和基层医疗机构员工）和患者。以上各方的角色和利益诉求等如表 9-3 所示。

表 9-3　云县医共体中的利益相关者的角色和利益描述

利益相关者	角色	利益描述	利益相关程度	影响力	执行意愿	受政策影响程度
医院管理者	政策的制定者、施行者、监督者	更好地统筹、管理医院的运营和发展	高	高	高	高
云县人民医院	医疗服务的提供方，医共体政策实施的带动者	医院技术水平和收入的提高，吸纳更多优质人才，医疗资源的优化配置、利用，获得患者的认可，成为当地医疗枢纽	高	高	高	高
云县人民医院员工	提供医疗卫生服务	收入提高，获得更多的机会，职位的晋升，获得工作带来的成就感	中	中	高	中
基层医疗机构	医疗服务的提供方，医共体政策的重要施行者	医疗机构服务能力和收入的提高，就诊量的提高，获得患者的认可	高	中	高	高
基层医疗机构员工	提供医疗卫生服务	收入提高，提升个人专业技术水平，职位的晋升	中	低	高	中
患者	医疗服务的利用者	获得更加优质、便利的医疗卫生服务	高	低	—	高

9.4.2.2　工具性视角下各方的利益整合

云县医共体内部各方在组织运行过程中的利益整合具体体现在管理模式、资源配置、人才方针、绩效考核、配套措施和信息赋能六个方面，如图 9-3 所示。

（1）管理模式。

云县医共体是一个高效动员与控制的紧密型联盟组织。云县建立了县级公立医院理事会制度，成立了县乡村医疗卫生服务一体化管理中心。在该制度结构下，云县人民医院选派骨干担任乡镇卫生院的重要职务，由此将管理理念注入乡镇卫生院；但各片区的管理则授权于片区院长，使片区积极性得以调动。在这种联系紧密、理念先进的管理模式下，乡镇卫生院的服务水平不断提高，为基层首诊的实现提供支持。而乡镇卫生院管理人员的选拔机制不仅激发了员工的工作积极性，同时也使得员工的能力得到充分展现。

（2）资源配置。

云县实行"三点三片区"的规划设置，根据片区人口结构、地理环境、医疗状况等因素确定其医疗发展的模式与目标。例如，离城较远的片区侧重发展产科和儿科以确保孕产妇及儿童的安全，公路沿线的片区侧重发展骨科以方便外伤人员救治。此外，云县鼓励基层医院开展简单手术，同时遏制医院之间的恶意竞争。这种因地制宜的资源配置模式，能够化解资源总量不足的问题，而且可以打造片区优势，从而有针对性地提高医疗服务供给能力，优化患者的就医格局。

（3）人才方针。

医共体改革需要人才支撑。云县通过改革，形成了畅通的人员双向流动渠道，牵头医院可以根据情况进行人才统筹调配。上层医院的医生可以申请到基层锻炼，且满足条件时可以返回中心医院，基层医疗机构的医务人员也可获得到上级医院就职的机会。这种双向无障碍的人才流通机制，有效解决了基层人力资源匮乏的难题，平衡了医务人员的利益诉求。

（4）绩效考核。

云县医共体内部员工的考核标准以运行绩效为核心，突出多劳多得和优绩优酬的标准，并重点向临床和公共卫生一线、业务骨干、关键岗位、高风险科室和偏远乡镇卫生院倾斜。考核不设定科室创收指标，把传统的分配方式转变为按业务量、服务质量、行为规范、技术能力、成本控制、医德医风和患者满意度等综合考核目标进行分配。这种考核方式一方面破除了平均主义，使得员工工作积极性得以提升；另一方面将医德医风纳入考核，使绩效与药品、检查、治疗等收入脱钩，充分体现了公益性，既能提高工作人员的满意度，也能让患者享受到更加优质的医疗服务。

（5）配套措施。

云县医共体在医共体建设过程中，还配套了相应的整体打包付费机制，县政府将财政补助经费、医保基金、公共卫生基金打包统一拨付医共体，允许牵头医院自主分配使用，三项资金打通使用，切块分包预算，向边缘地区和薄弱项目倾斜，实施结余留用和超额自负的激励。云县在责权统一的基础上通过整体打包付费，进一步实现了医共体内部权、责、利的平衡统一，有利于规范医疗服务行为，提高资金使用效率。

（6）信息赋能。

云县在改革之初就注重县域内的信息化建设，逐步建起了县域统一的检验、影像、心电、病理、消毒供应等共享中心，实现了县域内患者特定人群电子健康档案和电子病历的连续记录。基于信息化平台，公共卫生信息、医疗信息、运营管理等信息能够在医共体内及医共体之间得到互联互通和信息共享，医共体内所有机构的医疗卫生服务信息也能及时更新。信息化赋能的手段有效提升了牵头医院的实时监测能力，促进了医疗机构之间服务与技术的沟通，为患者获取健康信息提供了支撑。总之，云县医共体的信息化建设加强了成员之间的信任程度，提升了成员的医疗服务绩效与能力，进一步促进了协同效果。

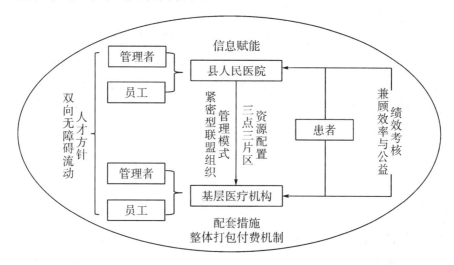

图 9-3　云县医共体利益整合模式

9.5　云县医共体建设中多元主体利益整合的启示

由社会政治经济学可知，缺乏经济利益统一体做支撑，医联体就是虚构的。县域医共体的建设旨在实现各级医疗机构的全面对接，利益主体的利益整合是其关键部分。云县的医共体建设模式具有重要的参考价值，其他医共体组织在建设过程中也应充分考虑各主体的角色、关系及利益诉求，提高各主体的积极性，最终推进医共体的高质量发展。

第一，医院管理人员加强顶层设计，推进政策实施。

医院管理者作为引领发展的牵头者，需要将更加先进的管理理念注入医疗机构的发展中，同时需要明确自身职责，积极参与政策推进过程。医院管理者还需要关注基层医疗机构的现况，给予全面的指导和管理，提高基层医疗机构的服务能力。此外，各级医疗机构都应该从管理模式上对自身进行重新定位，探索出有效的发展模式。

第二，各级医疗机构间建立全方位的紧密联系。

在县域医共体的建设中，上级医院处于中心的地位。因此，上级医院要加强对基层医疗机构的指导和帮扶，提高基层医疗机构的服务能力，促进医共体整体服务能力。上级医院与基层医疗机构之间应该建立更加畅通的人才流动机制，促进医务人员按需流动，提高基层医疗机构的服务质量，进而提升医共体整体的医疗实力。同时还需要建立人员培训机制，提高医务人员的诊疗水平，实现服务质量的无缝衔接，避免转诊前后出现断崖式变化。此外，基层医疗机构需要根据自身特点，用有限的医疗资源打造优势项目，缩小与上级医院的差距，满足患者的就医需求，从而实现基层首诊的改革目标。

第三，引导医务人员提升服务能力。

充分了解医务人员的需求，以需求为引导，合理统筹、分配人力资源，优化医共体内部医务人员的分配格局。建立合理高效的绩效考评体系，用更加综合全面的指标来反映医务人员的技术能力、服务能力、服务意识，促进医务人员诊疗能力和职业责任感的提升。此外，加强政策的宣传解读，提高医务人员的转诊意识，充分发挥医务人员在分级诊疗中的导向作用。

总之，在县域医共体的建设过程中，应当将患者的需求作为出发点和落脚点，有效整合利益相关者的利益需求，以满足利益主体的利益，提高其参与改革的积极性，推进医共体的高质量发展。云县医共体建设中的利益整合模式具有重要参考价值，能够为其他地区医共体的建设提供"云县经验"。

10 基于整体性治理理论分析的
铁力市医共体建设对优化医疗
卫生资源集约配置的影响

10.1 问题提出

2015 年 9 月，国务院办公厅印发《国务院办公厅关于推进分级诊疗制度建设的指导意见》，加快部署推进分级诊疗制度建设，形成科学有序的就医格局，提高人民健康水平，进一步保障和改善民生。分级诊疗制度坚持"基层首诊、双向转诊、急慢分治、上下联动"的原则，以强基层为重点，完善分级诊疗服务体系，能有效推进优质医疗资源扩容下沉和区域均衡布局。医共体作为推进分级诊疗制度的重要抓手，能够整合区域内部的医疗资源，优化医疗卫生资源集约配置，不断提高人民群众就医的可及性。

2017 年 4 月，国务院办公厅印发《国务院办公厅关于推进医疗联合体建设和发展的指导意见》，指出要逐步形成多种形式的医联体组织模式，在城市主要组建医疗集团、在县域主要组建医疗共同体、跨区域组建专科联盟、在边远地区发展远程医疗协作网。其中，县域医共体通过统筹整合县乡村三级的医疗资源，构建三级联动的县域医疗服务体系，进而优化医疗卫生资源集约配置，提高人民群众医疗资源的可及性，以实现"健康共富"。目前学者们对于医共体的研究主要集中在医共体的建设方式以及建设效果方面，缺少对于影响机制的研究。因此，本书基于整体性治理理论分析框架，总结黑龙江省铁力市医共体建设经验，分析铁力市医共体建设对优化医疗卫生资源集约配置的影响机制，为医共体建设优化医疗卫生资源集约配置提供经验。

10.2 文献回顾

医疗资源配置是指政府或市场使医疗资源公平且有效率地在不同地区、部门、领域、项目、人群中分配，从而实现医疗资源社会效益和经济效益的最大化的过程。2015 年 3 月，国务院办公厅印发《全国医疗卫生服务体系规划纲要（2015—2020 年）》，为有效配置医疗资源，解决民众"看病贵、看病难"问题指明了方向。目前学界对医疗资源配置已有较多研究，主要围绕医疗资源配置的公平与效率、配置模型两个方面进行研究。

10.2.1 医疗资源配置的公平与效率

医疗资源配置的公平与效率受到多方面因素的影响。胡梅玲等运用DEA-Malmquist 指数模型，对我国 31 个省（区、市）的医疗卫生资源配置效率进行了综合测度，发现医疗设备和人才不足制约了医疗卫生资源效率的提升[①]。李中凯等运用径向超效率模型和曼奎斯特（Malmquist）指数分析我国医疗资源配置效率变化轨迹，指出技术效率是影响医疗资源配置效率的关键因素[②]。陈冠南等运用 DEA－Malmquist 评价模型，对 2010—2020 年中国 30 个省（区、市）医疗卫生资源效率进行测度，同样证实了技术效率对医疗资源配置的重要影响[③]。我国在医疗资源配置方面存在较多问题。李勇等运用 DEA 方法和熵权 TOPSIS 法估计 2012—2017 年我国医疗卫生资源的配置效率，指出我国省际卫生资源的配置效率存在显著差异，存在配置效率低下和投入规模不到位的问题[④]。谢金亮等通过计算投入指标的基尼系数来研究医疗卫生资源配置的公平性，指出我国医疗卫生

---

① 胡梅玲，陈少晖. 医疗卫生资源配置效率测度及时空演化分析 [J]. 统计与决策，2023，39（1）：72-76.

② 李中凯，李金叶. 中国医疗资源配置效率测度及影响因素分析 [J]. 统计与决策，2021，37（19）：84-87.

③ 陈冠南，杨臻煌. 基于 DEA-Malmquist 模型的我国公共医疗卫生资源配置效率评价研究：以我国 30 个省市地区的数据为例 [J]. 福建医科大学学报（社会科学版），2022，23（4）：14-22.

④ 李勇，檀楠楠. 我国医疗卫生资源配置效率的实证 [J]. 统计与决策，2021，37（13）：80-83.

资源配置相对公平，但利用效率有显著差异，其中经费投入、需求不足、人口密度和居民可支配投入是其重要的影响因素①。Lee 对新型冠状病毒感染时期的医疗资源配置情况进行了分析，并提出了加快医疗系统内沟通的方法②。Igoumenidis 等指出，决策者决定预算、人员配置、成本效益阈值、临床指南和保险支付，医疗保健专业人员决定谁来治疗，适当的治疗是什么，每个病人应该得到多少时间和精力，以及需要护理的紧急程度，这两个方面会决定医疗资源配置的公平和效率③。

10.2.2　医疗资源配置的模型

目前已有较多的研究关注到如何构建模型来优化医疗资源配置的问题。夏甫开提·阿力甫等提出了一种基于边缘计算的医疗资源配置重构优化模型，该模型能够通过多准则决策分析方法来动态优化网络边缘侧的计算资源，从而缓解医院环境中医疗资源不足的问题④。王明珠等根据 GCRA-DEA 方法，提出了广义集中资源配置模型，该模型能使决策者设定投入产出目标，在资源利用效率提高及资源相对合理分配的前提下，实现总投入能够有所缩减的效果⑤。朱汉聪等基于位置分配模型对医疗机构的空间位置进行优化，得到了优化后医疗机构点构成的配置模式⑥。曹宇等从系统动力学的角度，基于 Ven-sim 仿真平台，利用西安市 2008 年各级医院的就医数据构建了城市医疗资源调整优化的模型⑦。Prasad 等构建了整合机器学习和优化模型来配置医疗资源，并证实该模型能有效减少患者的平均

①　谢金亮，方鹏骞. 我国医疗卫生资源省际间的配置公平性和利用效率研究 [J]. 中国卫生经济，2013，32（1）：60-62.

②　LEE K. Rapid communication for effective medical resource allocation in the COVID - 19 pandemic. [J]. Acute and Critical Care, 2021, 36（3）: 15-18.

③　IGOUMENIDIS M, KIEKKAS P, PAPASTAVROU. The gap between macroeconomic and microeconomic health resources allocation decisions: the case of nurses. [J]. Nursing Philosophy : an International Journal for Healthcare Professionals, 2020, 21（1）: 28-35.

④　夏甫开提·阿力甫，周京涛，努尔比亚·吾素因，等. 基于边缘计算的医疗资源配置重构优化模型构建 [J]. 中国医学物理学杂志，2022，39（11）：1407-1411.

⑤　王明珠，卢子芳，常家宝，等. 基于 GCRA-DEA 方法的医疗资源配置优化 [J]. 物流技术，2021，40（12）：65-69.

⑥　朱汉聪，任海洋. 位置分配模型在医疗资源优化配置中的应用研究：以南京市为例 [J]. 物流科技，2022（5）：1-9.

⑦　曹宇，温小霓. 基于系统动力学模型的医疗资源配置与优化 [J]. 现代医院管理，2012，10（1）：19-23.

等待时间①。Sailaja 等认为，机器学习在医疗资源的配置中发挥了重要作用②。

10.2.3 文献评述

国内外学者对医疗资源的优化配置已经有了较多研究，主要包括医疗资源配置的公平与效率、优化医疗资源配置的方法两个方面。医疗资源的合理关系到医疗机构的均衡发展。目前，国内的医共体以及国外的整合医疗体系在统筹整合医疗资源、优化医疗资源配置方面发挥了重要作用。目前国内的研究主要集中于医共体对配置医疗资源的效果上，缺乏医共体优化医疗资源配置具体路径的研究。因此，本书基于整体性治理理论，具体分析铁力市医共体建设对优化医疗卫生资源集约配置的影响机制，为进一步推进医共体建设提供经验参考。

10.3 理论框架：整体性治理理论

在医疗改革与实践中，整合医疗卫生服务供给是紧密型医共体的建设目标之一。整体性治理理论由英国学者佩里·希克斯提出。在治理结构方面，该理论认为由于整体性治理涉及的关键活动包括政策、规章、服务、监督四个方面，这些活动的整体性运行往往需要跨越组织功能边界，因而需要从治理层级、功能以及公私部门关系三个层面入手进行整合。在治理手段方面，该理论主张将信息技术手段作为治理工具，构建网络信息平台，将服务重新整合。在治理机制上，该理论强调协调、整合与激励三大机制③，通过协调、整合，治理层级、功能、公私部门关系及信息系统等碎片化问题，实现从分散走向集中、从破碎走向整合，从而为公民提供整

---

① PRASAD V, RAZIA S, SRIDEVI G. APPLICATIONS OF MACHINE LEARNING ANDAUXILIARY TUMOR TREATMENT IN THE PROCESS OF MEDICAL RESOURCE ALLOCATION [J]. Electrochemical Society Transactions, 2022, 107 (1): 25-28.

② SAILAJA M, AHAD A, SIVARAMAKRISHNA K, et al. Machine Learning Medical Resource Allocation [J]. Journal of Physics: conference Series, 2021, 2089 (1): 43-49.

③ 司俊霄，柯雄. 整体性治理语境下紧密型县域医共体改革研究 [J]. 中国农村卫生事理，2020, 40 (8): 562-567.

体性服务①。该理论以公民需求为导向，以协调与整合为核心，为解决医疗卫生服务体系中出现的"碎片化"问题提供了新的视角，其以公众为中心，以整体性为取向，以综合性的组织为载体，为我国医共体建设提供了一套全新的治理方式和工具。

本书从整体性治理理论出发，通过对黑龙江省铁力市建设医共体的各项举措进行分析，为我国其他进行医共体建设的试点城市提供经验借鉴。

10.4 案例分析：铁力市医共体建设的整体性治理理论分析

铁力市位于黑龙江省中部，是伊春市所辖的县级市。铁力市地处小兴安岭南麓，面积约 6 620 平方千米，地形"八山一水一分田"，主要由山地、平原、丘陵和水域构成，山地、林地约占全市面积的 70%；丘陵、漫岗约占 13%。该市最高处为平顶山，海拔高度 1 429 米；最低处为呼兰河谷，海拔高度 190 米，海拔差距较大。在特殊的地理条件下，铁力市居民居住相对比较分散，因而医疗资源的布局成为一个难题。如何保障偏远地区乡镇卫生院、村卫生所、卫生室等机构的医务人员、医疗资源供给，让地处农村或山林的居民获得便利的医疗条件，一直是铁力市医疗卫生服务系统面临的难题。

为了提高人民群众医疗资源可及性，实现"大病不出县、小病不出村"的目标，铁力市于 2019 年 5 月 9 日正式成立铁力市医疗服务共同体，重建县乡村三级卫生服务网，统筹整合县乡村三级医疗卫生资源。整体性治理视角下的铁力市医共体建设实践，如图 10-1 所示。

---

① 史云贵，周荃. 整体性治理：梳理、反思与趋势 [J]. 天津行政学院学报，2014，16（5）：3-8.

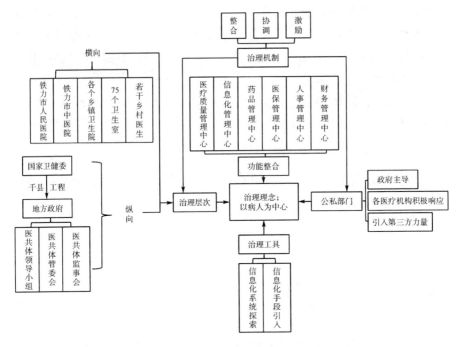

图 10-1　整体性治理视角下的铁力市医共体建设实践

10.4.1　秉持"以病人为中心"的工作理念

整体性治理以公民需求和公众服务为导向，将公共利益置于首位，主张各公共服务提供主体协同合作，为公众提供整体性服务。患者是医疗活动的重要主体，其合理诉求应当得到最大程度的回应和满足。铁力市医共体建设始终贯彻"以患者为中心"的理念，致力于实现从"以医疗为中心"向"以人为本"的服务模式转变。在特殊的地理环境挑战下，铁力市医共体积极落实双向诊疗模式，逐步推行分级诊疗，力求满足当地常见病、多发病和疑难病症诊治需求，同时为基层医疗机构的护理、康复等服务工作的开展提供支持和帮助，提高铁力市整体医疗服务能力。

10.4.2　治理层级横纵整合，创新管理体制机制

整体性治理通过层级之间的联动，使得横向和纵向治理层级有效贯通，促进内部资源的优化配置。医共体建设一方面要求重塑央地关系，授予地方医疗体系更大的自主权，在纵向上构建科学统一的指挥链；另一方

面，地方政府与相关卫生行政部门也应充分参与，激活改革活力，推进医共体改革进程。铁力市医共体的建设实现了不同层级医疗机构的纵向整合和相同层级医疗机构的横向整合，有效整合了区域内部的医疗卫生资源，提高了区域内部的医疗资源的集约化水平。

横向上，铁力市医共体由铁力市人民医院牵头，成员单位包括铁力市中医院、年丰乡卫生院、王杨乡卫生院、工农乡卫生院、双丰镇卫生院、桃山镇卫生院和神树镇卫生院，以及 75 个卫生室、若干乡村医生。该医共体实行统一法人，统一管理，有效整合了全域内的医疗卫生资源，逐步形成了规模发展优势，推动了医疗卫生资源的优化配置，提高了全市的医疗卫生服务效率以及综合服务水平。

纵向上，铁力市医共体跻身"千县工程"，在国家卫健委的统筹指导下，定期接受能力评估与考核，不断提升综合服务能力，强化了从中央至地方的指挥链条。此外，铁力市党政领导高度重视，始终把满足人民群众的基本医疗需求作为中心工作任务，成立了以常务副市长为组长、以主管副市长为主任的医共体管理委员会，充分发挥地方党委和政府的关键作用。同时，明确医共体管理模式、保障政策和运行机制。设立医共体监事会，对医共体的运营进行监管，该监事会由审计局、财政局、医保局、卫健局、市监局和医共体纪委各派一人，医共体职工代表 1 人构成。在地方党委和政府的高位推动以及各行政部门的积极参与下，铁力市医共体有效整合了县域内的医疗卫生资源，运行效率得到提高。

10.4.3 实现医共体"六统一"，内部功能整合程度得以提高

整体性治理理论认为，治理过程中各功能部门整合力度越强，改革效果就越好。铁力市医共体在建设过程中，重点关注内部治理的功能整合，除统一医共体法人，强化内部条块融合外，铁力市医共体将"一家人、一盘棋"作为建设目标，致力于盘活内部医疗资源与功能。

铁力市医共体依托人民医院的丰富资源及先进技术，成立了医疗质量管理中心、信息化管理中心、药品管理中心、医保管理中心、人事管理中心、财务管理中心六大管理中心，对医共体内部的医疗质量进行统一管理，并将各中心办公室设在市人民医院职能科室。医共体"六统一"有效实现了各成员医疗机构的功能整合，使医共体运营管理过程中各职能部门能够高效运转。同时，统一管理、统一调配也有利于减少部门冗余和功能

重复，提高了医疗卫生资源的利用效率，实现了组织内部功能整合程度的空前强化。

10.4.4　积极引入第三方力量，公私部门合作密切

整体性治理理论强调公私部门的有机协调和利益整合。公私部门的合作有助于发挥专业组织机构的技术优势，提高服务的专门化及高效化程度，形成助推合力，共同推进医共体的建设。铁力市医共体建设由政府主导，并调动县域内各医疗机构和企业等社会力量，通过多方主体的积极参与，实现共赢的发展目标。

铁力市位于我国东北地区，人口流失严重，60周岁及以上的老年人口已经超过20%，老龄化程度高，因此，铁力市慢性病、老年疾病、养老服务等方面的医疗服务需求量大且要求高。为适应当前人口结构以及疾病谱现状，铁力市人民政府与阿斯利康等多家药企在重大疾病防治以及人才培养等相关领域展开了合作。例如，通过"星光计划"为该市的医务人员提供培训，为其打造终身学习的良好环境，以提高医共体的综合服务能力。该计划由国家卫健委医政医管局指导，国家卫健委卫生发展研究中心主办，阿斯利康中国提供配套支持，能有效对接省内一流三甲医院，加强重点专科合作，对骨干医生展开技术培训，提升乡医、村医等医疗水平，进一步加强医共体内部医务人员专业技能水平。此外，通过合作建设疾病全程管理方案，落实涵盖慢性呼吸系统疾病、疑难杂症及呼吸危重症的全程一体化诊疗措施等，心血管等相关疾病在铁力市的县内就诊率大大提高，并且实现了"肿瘤救治不出县"的重大技术突破。

10.4.5　充分利用信息技术手段，解决信息系统碎片化问题

信息技术是整体性治理的重要手段。随着数字手段的不断发展，信息技术的出现为服务的重新整合、信息交换成本的降低以及跨组织、跨部门的合作提供了契机。整体性理论主张将信息技术手段作为治理工具，构建网络信息平台，将服务重新整合，解决公共事务运行过程中存在的信息系统碎片化、分散化问题。

铁力市医共体在建设过程中充分运用信息技术手段，通过信息共享、在线审批等方法提高了工作效率，减少了各机构工作对接中出现的碎片化和分散化问题。例如，铁力市医共体中心医院引入了移动查房车、移动端

病历书写等信息化管理方法，同时使用企业通用办公软件"钉钉"进行移动审批、信息互通和网络会议，极大地提升了医务人员的工作效率。此外，铁力市医共体在网络心电中心、病理中心、影像中心、检验中心和消毒供应中心工作对接等方面均引入了信息化手段，加大五大资源中心的信息化建设投入程度，帮助医务人员更加便捷精确地获取患者的病史病情信息，实现区域内各医疗机构的信息共享与结果确认，提高各级医疗机构之间的沟通与协作效率。目前，铁力市医共体已经完成了信息化建设立项，并且正处于升级医养集团和医共体信息化系统的探索进程中，为实现医共体内部真正的互联互通打下坚实的基础。

10.4.6 落实激励机制，增加运行效益

整体性治理理论认为，整体性预算与整合型筹资有助于提升整体内部各主体之间的信任程度，并增强各主体对组织目标的共识性理解。激励机制有助于促进组织间的协同合作，能有效激发成员机构及工作人员的积极性、主动性和创造性。希克斯强调物质激励中整体性预算与整合性筹资的重要作用。

铁力市医共体实行"一本账"制度，在各乡镇医院与人民医院之间实行报账制。财务资金作为医疗机构运行的物质基础，财务资金统一有助于消除各成员单位各自为政的现象，提高成员单位的责任感以及对上级机构的信任感，保证医共体实现经济效益。此外，铁力市医共体在统一人员管理的基础上创新改革了薪酬制度。在医共体已有的宏观绩效考核方案的指导下，各成员单位可以结合实际情况建立基层医疗卫生服务质量考核体系，对基层医务工作人员进行全面管理和综合评估，结合考核评估结果，以进行奖励和处罚。科学利用正负激励措施，可以创造合理的岗位竞争氛围，从而调动医务工作者的主动性和积极性，进一步提高医疗卫生服务的质量和工作效率。

10.4.7 协调整合优质医疗资源，推动医疗资源扩容下沉

协调机制与整合机制是整体性治理理论所强调的重要治理机制。协调机制侧重对话，通过交换信息、协商对话，在组织的计划与决策方面达成共识；整合机制则强调执行，要求各组织部门通力合作来实现计划。资源整合不是资源的简单相加。在医疗资源的利用上，铁力市医共体充分利用

协调机制与整合机制，挖掘各医疗机构优质特色医疗资源，并根据实际情况优化配置，实现了多方面的统筹协调，主要表现在以下四个方面。

第一，在药品资源整合方面，铁力市医共体实行中心药房式管理，由医共体中心医院统一购入药品，并及时收集各个成员单位的药品销售情况信息，根据供需情况统一配送，同时要求临期药品原路返还。这些措施协调了药品的调配，减少了药品资源的浪费，提高了医疗资源的利用效率。

第二，在资金整合方面，铁力市医共体重点强调资金的统筹协调。为重构"县—乡—村"一体化三级服务网，真正落实分级诊疗，提高常见病患者基层就诊的意愿，铁力市医共体内的乡镇卫生院全部实行就医费用部分减免的政策。2021年，铁力市乡镇卫生院就医诊疗的核销比例高达90%，高于在市医院的诊治核销比例20%。铁力市医共体2021年度部门决算显示，基层医疗卫生机构支出为1 064.18万元，约占该市卫生健康支出的72.96%，此举极大地提升了基层医疗卫生机构服务水平。目前，部分乡镇卫生院患者就诊率已经达到90%以上，有效地发挥了医保政策就医分流的作用。同时，铁力市医共体在资金投入力度上向欠发达地区倾斜，提升了欠发达区域基层医疗机构的医疗卫生服务水平，推进了医疗公平的实现。截至目前，铁力市已投资1 300万元来建设医共体，对全市76个村卫生所和5个村卫生室进行了改造。即使目前仍处于欠发达地区，但铁力市乡村医疗机构已全部达到国家级建设标准，实现了医疗服务能力的快速提升，为欠发达地区医共体的建设提供了经验借鉴。

第三，在人员整合方面，铁力市医共体强调医疗人才的筛选与培训。铁力市医共体定期安排各成员单位的医务人员参与免费进修与专业技术培训，同时安排市人民医院的骨干医师到各级成员医疗单位开展坐诊、查房、手术、会诊。此外，铁力市医共体积极开展义诊和巡诊活动，设计"名医下沉""流动医院""下午医院"等特色资源下沉方式，以"县级强"带动"基层强"，有效提高了医共体的综合服务能力，提高了基层群众优质医疗资源的可及性，促进了"基层首诊、双向转诊、小病在社区、大病在医院、康复回社区"合理就医秩序的形成。此外，铁力市医共体以乡镇卫生院为平台，组建了家庭医生签约服务团队，实现了家庭医生签约网格化管理，为基层注入了更多基础医疗资源。铁力市通过将专家纳入团队，为团队提供技术支持，建立了以家庭医生为主体、全科专科有效联动、医防融合的服务模式。同时，铁力市医共体采取了为家庭医生签约的患者开通绿色通道、按需制定个性化服务包等方式，提高了签约居民的获得感。这些举措优化了医疗卫生资源的集约配置，有助于保障医共体内部人力资源的高效利用。

第四，在内部利益协调方面，铁力市医共体领导班子对各个成员单位的特点进行了深入研究，根据各成员单位的服务优势与建设重点制定不同的发展策略，通过个性化辅助指导推动医共体的全面发展，实现"整合式管理，个性化措施"双轮驱动。首先，按照三级医院的标准和要求来建设铁力市人民医院，充分发挥其作为区域医共体的龙头作用。其次，针对铁力市中医院，医共体领导层要求其与人民医院"错位发展"，突出中医特色，以中医为引领，加强如眼科、妇产科、康复科、老年病等特色科室的重点建设，实现与人民医院的差异化发展。再次，在乡镇卫生医疗中心的特色挖掘上，桃山和双丰都作为乡镇医疗中心，坚持医疗服务和公共卫生服务两手抓。最后，要求益康社区在做好公共卫生服务的同时强调家庭医生签约，通过家庭签约服务让老年人和慢性病人的健康得到更好的保障。

10.5 铁力市医共体建设的问题

在地方党委和政府的支持下，铁力市医共体建设成效显著，基层医疗卫生资源配置趋于合理，基层医疗卫生水平不断提升，基层群众的医疗服务需求基本得到满足。目前，铁力市的转诊率已经多年保持在10%以下。然而，作为新一轮医改的新兴产物，铁力市医共体建设仍然存在部分问题。

第一，缺乏系统的运行机制和卫生行政体制。

在目前铁力市医共体的管理实践中，虽然六个"统一"已经实现，但仍然缺乏系统有效的体制机制对各成员单位进行有效的协调指导。如何从宏观上科学合理地对医共体内部成员单位进行管理，如何对医疗卫生资源、医务工作人员，进行优化配置等仍然处于探索阶段；如何彻底落实各级医疗机构之间的分级诊疗及双向转诊工作等问题，仍未总结出科学、成熟的工作经验。此外，铁力市的医共体建设改革并未涉及卫生行政体制方面的改革，原有的卫生行政体制无法匹配该市目前的医疗卫生工作，在一定程度上限制和阻碍了医共体运行效率的提高。

第二，现行医保制度不匹配。

铁力市属于欠发达地区，当地社会保障制度运行以及资金供给与发达地区相比，仍存在较大差距。在铁力市医共体建设过程中，医保基金作为提供医疗服务的物质基础，对于医共体运行过程中的人员、设备、药品等各个方面的保障具有关键的作用。然而，铁力市现行的医保报销和结算政策并未随医共体建设实践而更新，无法为医共体建设提供足够的支持，一定程度上影响了医共体的建设。

第三，信息化建设仍有提升空间。

铁力市医共体虽然已基本实现了资源共享，但仍受到资金、资源等条件限制，信息化程度仍然较低，难以满足医共体内部信息交流与共享的需要。同时，由于缺乏科学完备的信息化标准规范体系以及信息平台，医疗机构之间无法完成患者电子健康信息的共享，不便于患者病历信息的精准获取以及健康大数据的收集。

10.6 结论与建议

本书基于整体性治理理论，从治理理念、治理层次、治理工具、公私部门、功能整合、治理机制六个角度构建医共体影响医疗卫生资源集约配置的分析框架，总结铁力市医共体建设经验，分析医共体建设对优化医疗卫生资源集约配置的影响机制。研究发现：在医共体建设过程中，需要秉持"以病人为中心"的工作理念，加强治理层级横纵整合、提高内部功能整合程度、积极引入第三方力量、利用信息化手段解决信息系统碎片化问题、落实激励机制、协调整合优质医疗资源，从而推动医疗资源的扩容下沉，优化医疗卫生资源的集约配置。总体来说，黑龙江省铁力市的医共体建设受到当地经济发展水平以及政府管理水平等方面的限制，改革试点的措施仅仅局限于医共体本身的改革，忽视了其运行管理过程中所必需的配套政策和制度，一定程度上限制了医共体建设发展进步的步伐。因此，针对铁力市医共体医疗服务能力的建设标准，需要考虑小县域的医疗现实，实事求是地进行改革优化。基于铁力市医共体建设，本书就加强医共体建设，优化医疗卫生资源集约配置提出政策建议。

第一，建立更加合理的治理层级整合模式。

医共体的治理模式对医共体的可持续发展至关重要。因此，在医共体建设的过程中，需要建立科学合理的治理模式，协调各利益主体的利益，凝聚共识。充分发挥基层党委和政府的带头作用，建立统一的医共体领导班子，将医共体的治理层级进行有效的纵向整合，对医共体的运行进行统一指挥和统筹管理，同时建立科学的激励机制，激发相关卫生部门的参与积极性。

第二，建立更加稳固的公私部门合作机制。

公私部门的合作有助于发挥专业组织机构的技术优势，提高服务的专业化及高效化程度，形成助推合力，共同推进医共体的建设。因此，在医共体建设的过程中，需要建立稳固的公私部门合作机制，充分引入第三方力量，将现代化的医疗技术引入医共体的建设。同时加强医生队伍体系的建设，提高基层医疗卫生服务能力，促进医共体的可持续发展。

第三，建立更加科学的信息化服务机制。

医疗资源的统筹使用离不开信息化的支持。因此，在医共体建设的过程中，需要充分发挥信息化手段的作用。利用互联网、区块链、大数据等新兴技术，加快建设紧密型医共体数据管理中心，解决信息管理碎片化的问题。同时推进"互联网+医疗"建设，推进远程诊疗服务的开展，进一步推进医疗卫生资源的集约配置，让更多的民众享受到优质的医疗卫生资源。

11 基于整合理论分析的蓝山县医共体建设对医疗卫生资源整合的影响

11.1 问题提出

随着社会经济和人民生活水平的不断提高，人们越来越重视健康需求。多层次和多样化的健康需求成为我国经济健康发展的重要内容，因此，医疗卫生事业的高质量发展成为社会各界重点关注的问题。2009 年 3 月，中共中央和国务院发布《中共中央 国务院关于深化医药卫生体制改革的意见》，为我国新一轮医改搭建了改革框架。自 2009 年新一轮医改启动以来，我国的医疗保障事业已经取得了显著成就，全民基本医保初步建立，国家基本药物制度初步建立，基本公共卫生服务水平提高，公立医院改革持续推进，但也存在诸多问题亟待解决。2021 年 9 月 23 日，国务院办公厅印发《"十四五"全民医疗保障规划》，指出要推进医疗保障高质量发展。医疗保障高质量发展需要多主体、多手段推进。2019 年 5 月，国家卫生健康委印发《关于开展紧密型县域医疗卫生共同体建设的通知》，明确提出要加快建设紧密型县域医疗卫生共同体。医共体作为新一轮医改的重要产物，能够促进县域内部医疗卫生资源整合，促进优质医疗卫生资源扩容下沉和区域均衡布局，进而推动医疗保障高质量发展。

目前，中国仍存在人民日益增长的健康生活需要和医疗资源不平衡不充分的发展之间的矛盾，这是导致"看病难、看病烦、看病贵"的重要诱因。"大医院人满为患、小医院门可罗雀"已成为普遍现象，这会导致医疗资源拥堵的现象，使得患者无法获得满意的就医体验。医共体是指以县级医院为龙头，整合县乡两级医疗卫生资源，形成的全新的医疗卫生体系架构。医共体能够统筹县域内的医疗卫生资源，促进优质医疗卫生资源扩容下沉和区域均衡布局，通过"县级强带动基层强"，提高基层医疗机构卫生服务能力，让患者能够就近获得高质量的医疗卫生服务，提高患者的就医满意度。医共体能够整合医疗卫生资源，如何高效地进行整合，提升医疗服务运行的效率，是学界内重点关注的议题。因此，本书基于整合理论分析框架，分析湖南省蓝山县医共体建设对医疗卫生资源整合的影响机制，以期为进一步推进医共体高质量发展提供经验参考。

11.2 文献回顾

国外的整合型医疗服务体系和国内的医共体都诸多相似之处，本质上都是对医疗卫生资源进行统筹管理和分配，提高医疗卫生服务系统运行的效率。国内外学者对整合型医疗服务体系和医共体的建设都有较多研究。

11.2.1 国外整合型医疗服务体系建设情况

在过去的十年中，美国、英国、荷兰等国家的卫生系统已经实施了整合型医疗服务。作为一种替代性的医疗服务提供方式，整合型医疗服务更适合需要长期接受治疗的患者。根据世界卫生组织（WHO）的定义，整合型医疗服务为"管理和提供卫生服务，使人们通过卫生系统内的不同级别和不同地点的护理，根据自己的需要，获得连续的健康促进、健康保护和疾病预防服务，以及诊断、治疗、长期护理、康复和姑息治疗服务"。因此，整合型医疗服务往往包括改变卫生系统、社区资源的使用、病人与医生的关系、护理流程的设计、通信基础设施和卫生专业人员提供护理的方式，以实现人口健康、患者体验和成本效益的改善。国外已经有学者针对整合医疗服务的结果、管理、服务质量、整合的理论基础、影响整合的因素和机制、特殊群体的具体整合服务方式及效用展开研究[①]。Rawlinson 等认为，整合医疗服务能够促进医疗服务资源的一体化和专业人员的协调，

---

① 李文敏，程梦珍，谭荧，等. 基于知识图谱分析的国内外整合型医疗卫生服务体系研究[J]. 中国医疗管理科学，2022，12（4）：12-21.

实现可持续和有效和护理[①]。Bukenya 等认为,整合医疗服务能够改善患者的就医体验[②]。Ana 等构建了分析和理解医疗整合的概念模型,指出整合型医疗服务体系能够有效整合护理资源,优化医疗资源的使用[③]。从国外学者的研究可以发现,整合型医疗服务体系能够有效统筹、整合医疗卫生资源,提高医疗卫生资源的配置效率和使用效率。

11.2.2 国内医共体建设情况

健康支持的效益与连续性需要使得医疗卫生服务体系的整合日益必要,医疗用户希望通过纵向整合提高服务的连续性与可及性,而服务提供者则希望通过横向整合来降低成本[④]。2017 年 4 月,国务院办公厅发布的《国务院办公厅关于推进医疗联合体建设和发展的指导意见》指出,"重点探索以县级医院为龙头、乡镇卫生院为枢纽、村卫生室为基础的县乡一体化管理,与乡村一体化管理有效衔接。充分发挥县级医院的城乡纽带作用和县域龙头作用,形成县乡村三级医疗卫生机构分工协作机制,构建三级联动的县域医疗服务体系。"县域医共体是建设医疗联合体(以下简称"医联体")的一项重要内容,也是整合型医疗模式的一种实践运用。现有研究中,学者普遍将分级诊疗的效果作为评判县域医共体建设情况的标准。彭博和王博文指出,医保基金、全科医生、县域医共体建设在分级诊疗体系的构建中起到了关键作用[⑤]。医共体的建设能够显著提高基层医疗服务能力,促进分级诊疗体系构建。但在实际的运行过程当中,仍存在基层分级诊疗存在首诊水平低、上下转诊制度趋于单向、上级医院的虹吸效应影响等问题。也有学者采用其他的方法对医共体建设情况进行考察,江

① RAWLINSON C, LESAGE S, GILLES I, et al. Healthcare stakeholders´ perspective on barriers to integrated care in Switzerland: results from the open-ended question of a nationwide survey. [J]. Journal of Evaluation in Clinical Practice, 2021, 28 (1): 96-98.

② BUKENYA D, VAN H MC, SHAYO E H, et al. Integrated healthcare services for HIV, diabetes mellitus and hypertension in selected health facilities in Kampala and Wakiso districts, Uganda: A qualitative methods study. [J]. PLOS global public health, 2022, 2 (2): 78-82.

③ ANA D, JORGE S, SILVINA S. A conceptual approach to integrating healthcare services: an investigation of the Portuguese case [J]. Knowledge-Based Development, 2018, 9 (3): 26-32.

④ 吴素雄, 余潇, 杨华. 医疗卫生服务体系整合的过程、结构与治理边界: 中国实践 [J]. 浙江学刊, 2022, 254 (3): 54-63.

⑤ 彭博, 王博文. 紧密型县域医共体建设中分级诊疗实施效果的主导作用分析 [J]. 中国卫生经济, 2022, 41 (12): 89-93.

蒙喜（2018）基于浙江省德清县的案例研究，构建了体系建设、机构发展和社会责任三个维度的评价指标体系①。总之，医共体在组织、管理、功能、服务方面进行整合，并取得阶段性成效：医保基金在县域内支出率有所上升、乡镇卫生院卫生人员数量、医疗收入有所提高，乡镇卫生院住院病人人均医药费有所降低②。医疗卫生资源的有效整合是医共体建设的重要内容，也是推动医共体高质量发展的核心。

11.2.3　文献评述

无论是国外的整合型医疗服务体系，还是国内的医共体，其核心都是通过整合集团内部的医疗卫生资源，实现医疗卫生资源利用价值的最大化。从资源整合到深度融合的发展趋势，已经成为推动医共体高质量发展的关键路径。国内外学者的研究表明，整合型医疗服务体系和医共体能够整合集团内部的医疗卫生资源，但是对于整合的路径和模式却少有研究，但这对于未来推进医共体的建设是至关重要的。因此，本书基于整合理论分析框架，对医共体建设对于医疗卫生资源整合的路径模式进行探讨，以期为推动我国医共体的建设提供路径参考。

11.3　理论框架：整合理论

整合是指由系统整体性及系统核心的统摄、凝聚作用而导致的使相关部分或因素合成一个新的统一整体的建构、序化过程。使用整合理论检视整合型卫生服务，可以根据整合模式分为单一整合和复杂整合，根据整合要素分为资源整合、管理整合与服务整合，如图 11-1 所示。

---

① 江蒙喜. 县域医共体改革发展效果的评价指标体系构建：基于浙江省德清县的案例研究 [J]. 卫生经济研究，2018，380（12）：11-13.

② 赵敏捷，贾梦，王芳等. 浙江省德清县县域医共体改革措施与效果分析 [J]. 中国卫生政策研究，2019，12（11）：53-58.

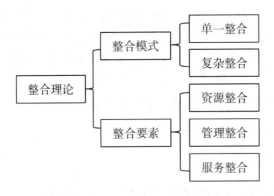

图 11-1　整合理论的关键要素分类

依据资源及卫生资源的内涵，资源互动可释义为人际互动、技术互动、信息互动与资本互动等，其目的是使卫生领域的资源达到最优化与最大化的利用。资源互动主要是指各类医疗工作者及管理者、技术、信息与资本等在医疗卫生服务网络中相互联通、流动，尽可能地实现医疗卫生资源在人际间的相互交流与联系，实现卫生技术与信息的共享，推动卫生资本的公益性与经济性的共赢与增值。在一个系统内部，人际、技术、信息与资本等多种资源之间相互联系和作用。人际的相互交流与联系能够带动技术与信息的共享，促进资本的流通。例如，目前在部分已具备较高集成度的卫生信息系统的地区，不同层级医疗机构的医生能够通过互联网远程交流，实现卫生信息的共享，提升基层医疗机构的服务能力，对疾病的诊疗、康复与管理利大于弊。同时，近年来社会资本办医广泛出现在医疗卫生领域，部分社会资本看到基层医疗机构在分级诊疗体系之下发展的新机遇，积极开展投资，便于政府采取购买个性化、定制化服务，充分利用社会资本，扩大具有满足新需求特点的基本医疗服务供给。社会资本的引入为分级诊疗卫生服务网进一步的整合与互动提供了经济基础。

管理互动是指各级医疗机构在机构、人际、技术、信息与资本的管理方面开展的规范化、互利性的互动。目前，国内各级医疗机构层级间的管理互动主要倾向于高级别的医疗机构管理低级别的医疗机构。医疗机构的托管模式在一定程度上被看作是实现双向转诊与机构联动的有效途径，但就目前的实施情况来看，这一机制事实上往往是高级别医疗机构到低级别医疗机构方向的沟通渠道相对通畅，而反向的通道却缺失。各级医疗机构间的互动关系不够流畅健全，就会影响到医疗服务协同提供的连贯性。

服务互动指在一个系统内，不同级别医疗机构提供的卫生服务是可衔接的、延续性的、拓展的。服务互动可以使各级医疗机构提供连续性与可及性的卫生服务。在分级诊疗体系中，各级医疗机构间的双向转诊依赖不同机构之间的上下联动和服务互动。双向转诊是规范医疗机构诊疗服务行为、妥善处理患者趋高就医与跨层级多机构服务利用的有效方式，这一过程中需要不同层级之间的医疗机构通过人际、技术与信息等资源互动，为患者提供具连续性、协调性的医疗服务。服务互动是患者获得有效、便捷的医疗卫生服务的基本路径之一。

总之，医疗服务系统因其自身的特点，有更迫切的整合需求和适宜的整合条件。现代疾病谱的变化显示，近年来越来越多的疾病开始带有并发症，对多学科会诊（multi-disciplinary treatment）提出了要求。此外，我国的医疗体系等级建立在地市行政等级的基础上，接受医疗服务的患者具有在初级和专科机构之间转折的双向流动的一般特性，迫切需要区域机构从组织个体转变到整合的功能整体。因此，本书依据湖南省蓝山县县域医疗共同体的特点，采用整合理论的分析框架，从医共体的资源、管理和服务三个维度的互动进行案例分析，旨在为推动医共体的高质量发展提供经验参考。

11.4　案例分析：永州市医共体的整合理论分析

湖南省永州市蓝山县位于湖南省南部，南岭山脉中段北侧，总面积1 806平方千米，下辖5个镇、3个乡、6个民族自治乡、5个国有林场。2017年年末，全县户籍总人口为42.5万人，常住人口为34.5万人，城市化率为48.29%。国家医保服务平台数据显示，蓝山县县域内现有医保定点医疗机构36家，其中综合医院1家，妇幼保健院1家，疾控中心1家，精神病医院1家，中心卫生院6家，乡卫生院19家，村卫生室7家。

蓝山县是国家县域紧密型医共体建设试点县。按照县委、县政府制定的《蓝山县城乡一体化医疗卫生服务体系县域医共体改革总体方案》《蓝山县县域紧密型医疗卫生共同体建设试点工作实施方案（试行）》文件要求，蓝山县于2020年正式启动县域紧密型医共体建设工作，成立了以县中心医院为牵头单位，15家乡镇卫生院为成员单位的"蓝山县县域紧密型医共体"。通过各方协同努力，蓝山县县域紧密型医共体建设取得了阶段性的成效。截至 2021 年年底，蓝山县 15 家医共体分院在住院、门急诊量和医疗业务效益明显提升，住院人次月增长 9.4%，同比增长 7.07%，门诊人次月增长 15.78%，业务收入呈上升趋势。其中，楠市分院住院人次同比增长 39.03%；毛俊分院门诊和住院人次同比增长了 32.77% 和 277.78%，药占比下降 20%；土市分院住院人次同比增长 27.05%；太平分院门诊人次增长 12.5%；地域偏远的荆竹分院，门诊收入增长 34%，住院和中医服务收益增加了近 90%，药占比下降了 12%；太平和荆竹分院也新增了住院业务。

总体来看，2020 年年底至 2022 年 6 月，蓝山县全县医药费用平均降幅达 53%，直接减少医药费用支出 5 800 余万元，县域内就诊率达 95% 以上，基层门诊及住院就诊量分别同比增长 88.75% 和 103.69%，县内患者均次诊疗费用降幅达 30%。蓝山县的紧密型县域医共体建设基本实现了创建基层首诊、双向转诊、急慢分治、上下联动的新型医疗体系的要求。蓝山县医共体整合模式，如图 11-2 所示。

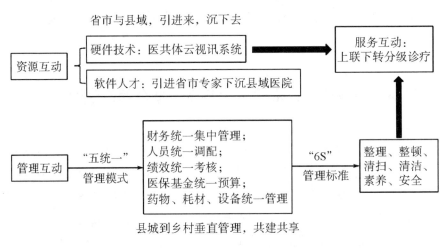

图 11-2　蓝山县医共体整合模式

11.4.1　资源互动：技术与人才，引进来，沉下去

资源互动可释义为人际互动、技术互动、信息互动与资本互动等，其目的是使县域内的医疗卫生资源被最优化与最大化地利用。县域医共体不仅肩负着向内部下辖乡镇输送资源的责任，也需要向外部学习以促进县域

整体服务水平的提高。蓝山县县域医共体通过硬件技术支持信息循环，通过积极寻求对外合作、切实发展内部下沉引导人才流动，充分实现了县域医共体内的资源互动。

在硬件技术方面，蓝山县县域医共体总院积极与省市高水平医院开展合作，与中南大学湘雅医院、湖南省人民医院、郴州市第一人民医院、永州市中心医院等省市三甲医院建立医联体，新建胸痛中心、脑卒中中心、孕产妇急救中心，添置"高、精、尖"设备56件，运用新技术35项。同时蓝山县县域医共体开展下辖15个乡镇和200多个村卫生室的"医共体云视讯系统"的安装和培训工作。通过"医共体云视讯系统"建设，解借助云视讯"远程会诊"中心平台，总院为各分院随时提供检验报告分析、病例诊断、诊疗指导、技术培训等远程服务。截至目前，蓝山县县域医共体已通过"医共体云视讯系统"开展了县乡村业务培训10余次，开展了线上会议3次，线上会诊5次。

在软件人才方面，一是让专家"走进来"。蓝山县县域医共体联系省市医院专家教授定期或不定期到医共体内开展会诊、手术、教学、查房等业务；二是让医师"沉下去"。根据15个医共体分院实际情况，下派资深科主任担任分院院长，向各分院派出专家开展现场业务指导，实现专家下沉常态化。蓝山县县域医共体积极拓展分院特色科室和专科技术建设，落实医疗技术对口帮扶工作，优化各科室对接片区帮扶的模式，推动县级优质医疗资源下沉到乡镇坐诊、查房、教学，同时派出心血管内科、急诊科主任、资深医师到新圩分院、楠市分院等坐诊带教，进行技术指导、查房和开展学术讲座。经过不断建设，蓝山县县域医共体分院业务量大幅提升，医疗收入同比增长64.77%，大多数分院综合实力得到有效提升，部分分院也在逐步恢复原来萎缩的产科、普外科，部分卫生院新设置了五官科、口腔科，开展中医馆，有效提高中医药服务能力。此外，影像中心在医共体内已投入使用，现已成功为竹管寺、楠市分院阅片350人次。楠市中心卫生院新建的标准化手术室也已建设完工，并投入使用。

11.4.2 管理互动：县城到乡村，垂直管理，共建共享

在资源流通的基础上，蓝山县各级医疗机构应当开展规范化、互利化的互动，以促进各类资源要素得到最大化的利用。然而，由于各级医疗机构之间往往存在着利益博弈，良性、有序、可持续的互动必然要求规范清

晰的管理模式予以保障。蓝山县县域医共体的推进由蓝山县委书记牵头，成立医改工作领导小组，制定《蓝山县紧密型医共体分级诊疗实施方案》，强调要切实做到"五统一"，即财务统一集中管理，人员统一调配，绩效统一考核，医保基金统一预算，药物、耗材、设备统一管理。按照"五统一"模式，蓝山县医改工作领导小组同时制定了《蓝山县紧密型医共体理事会章程》《蓝山县紧密型医共体分级诊疗实施方案》《蓝山县紧密型医共体分级诊疗目录》《蓝山县紧密型医共体绩效考核方案》等21个紧密型医共体建设方案，为县、乡、村一体化垂直管理提供理论支持。

所谓"五统一"模式，一是财务统一集中管理。成员单位财务实行"统一结算、独立核算、集中管理"模式，建立县域紧密型医共体内部财务监管机制。二是人员统一调配。统一岗位设置和人员调配，加强人才队伍建设。三是绩效统一考核。严格落实《蓝山县医共体内部绩效分配考核试行方案》，按方案实行统一督查、统一考核、统一发放绩效。四是医保基金统一预算。在县域医共体建立医保基金"总额预算、费用包干、超支不补、结余留用"的激励约束机制。五是药物、耗材、设备统一管理。实行县域医共体内各成员单位的药品、耗材等统一用药目录，统一采购配送，统一药事管理，仪器设备统一管理，调配使用。

有严格清晰的管理方案做保障，蓝山县全县得以推行以"整理、整顿、清扫、清洁、素养、安全"为主的"6S"精益化管理，全县医疗环境和服务得到大幅度改善，使当地居民切实享受到县域医共体的改革成果。蓝山县县域医共体首批打造竹市、楠市、祠市、土市、新圩五家样板医院，对各区域进行合理布局，力求提供安全、舒适、温馨的就医环境。从顶层设计到基层环境，蓝山县县域医共体设计了健全流畅的管理方案，层层推进管理措施，最终在较短时间内让当地居民切实感受到医共体的改革成果。

11.4.3 服务互动：上联与下转，分级诊疗初有成效

医共体的最终目的是实现长期、健康的分级诊疗。分级诊疗体系之中，各级医疗机构间的双向转诊依赖不同机构之间的上下联动和服务互动。

蓝山县县域医共体通过向上联系省市医院、向下精简乡村卫生室，落实了《蓝山县医共体分级诊疗实施方案》《乡镇卫生院病种目录》《县级医院下转病种目录》，使得转诊制度更加畅通，为服务互动提供制度保障。

同时，在实操层面，蓝山县积极推动公共服务均等化向基层延伸。2020年11月以来，全县先后投入约3.3亿元，建成了远程影像、检验、会诊、病理、心电、消毒供应中心及院前急救中心，基层中医馆实现标准化，预防接种实现数字化。在蓝山县积极推进医共体改革一年之后，医共体各成员单位均建立了双向转诊的台账，上转人次同比减少，下转人次同比增加，完成上转178人次，下转201人次。

11.5 蓝山县县域医共体建设的成效和问题

蓝山县县域医共体经过多年的实践探索，已经形成了较为成熟的建设框架，医疗卫生资源得到进一步统筹整合，基层医疗服务水平不断提高，群众就医更有"医靠"。

11.5.1 蓝山县县域医共体建设的成效

在医共体建设过程中，蓝山县始终坚持以县委和县政府为领导核心，扎实推进医共体改革进程。为提高医保基金使用效率，有效发挥"三医联动"作用，蓝山县人民政府以改革医保支付方式为抓手，积极探索实施与医共体建设相配套的医保支付方式改革，建立医保基金"总额预算、费用包干、超支不补、结余留用"的激励约束机制，推行"打包支付"医保付费方式改革，将医保费用由过去的"医院收入"变成现在的"医院预算"，医院成为"医保基金守门人"，医共体实行"抱团发展"，主动开展精细管理与成本控制，减少不必要的医疗资源浪费，减轻了患者的医疗负担，促进医共体建设有序推进和良性发展。数据显示，2021年蓝山全县医保统筹基金结余1 800余万元，医共体"打包基金"结余210余万元。初步实现了"医保基金平稳、医院能力提升、医生待遇增加、卫健事业发展、政府领导满意"的"五赢"效果。

除了协同改革的规模效应之外，蓝山县的资源优势和固有积累也不容忽视。早在医共体改革前的2018年，蓝山县就开展了大规模的乡村医生培训，实现县域内90%就诊率的目标。同时，湖南省较高的医疗水平也给蓝山县提供了资源支持，利于分级诊疗的顺利推进。

11.5.2 蓝山县医共体建设的问题

蓝山县医共体建设在取得成效的同时也存在着较多的问题，阻碍了医共体的良性运转，存在的主要问题具体如下：

一是分级管理具有显著的单向性，即高级别医疗机构到低级别医疗机构方向的沟通渠道相对通畅，而反向的通道却缺失。蓝山县 2021 年取得了"上转人次减少，下转人次增加"的成就，这固然是分级诊疗推进的成效体现，但这样的转诊结果对下级医疗机构来说是否合理，仍然需要一个更加科学的标准去评判，而非仅仅通过转诊人数来彰显改革成果。

二是医共体建设带有一些运动式的色彩，各种方案和管理模式是否能够长期可持续地运行有待进一步验证。诸多改革的措施依照颁布的行政命令进行，相对来讲缺乏基于公平的利益调节机制，这不由得使人产生了对该模式可持续性的疑问。

11.6　结论与建议

本书基于整合理论，从资源互动、管理互动和服务互动三个方面，构建了蓝山县县域医共体对基层医疗卫生资源整合机制的分析框架，分析了蓝山县医共体建设过程中对基层医疗卫生资源高效整合的体制机制。研究发现：①在资源互动方面，蓝山县县域医共体将技术与人才"引进来、沉下去"，提高了基层医疗机构的诊疗能力；②在管理互动方面，蓝山县县域医共体从县城到乡村，实行"垂直管理、共建共享"，提高了医共体的管理效率；③在服务互动方面，蓝山县县域医共体通过"上联与下转"，促进了分级诊疗就医格局的构建。总体而言，在实际建设过程中，蓝山县县域医共体取得了重要成效，基层医疗卫生资源得到高效统筹整合，优质医疗卫生资源的可及性不断提高，群众就医更有"医靠"。但分级管理存在的单向性和自身带有的运动式色彩，一定程度上阻碍了医共体的良性运转。因此，基于蓝山县县域医共体的建设经验，本书就加强医共体建设，提高基层医疗卫生资源整合效率提出以下政策建议：

第一，加强基层医疗卫生人才队伍建设。

基层医疗卫生服务能力很大程度上取决于医疗卫生人员的能力。蓝山县县域医共体通过医保基金"结余留用"政策，让人才能"进得来并留得住"。同时，蓝山县县域医共体以"下派院长+下沉专家"模式，下派资深主任担任分院院长，下沉优秀医疗人才定期帮扶分院，实现专家下沉常态化，让基层群众也能享受到优质的医疗卫生服务。因此，在医共体建设过程中，需要制定高质量的人才激励政策，同时定期安排培训，加强基层医疗卫生人才队伍建设。

第二，扎实推进特色专科下沉基层。

特色专科是衡量医疗机构医疗服务能力的重要标准。蓝山县县域医共体在各分院开展具有特色的五官科、口腔科、肛肠科、血透中心等特色专科，带动了基层医疗机构诊疗能力的提升。因此，在医共体建设的过程中，需要加大对基层医疗卫生机构的财政投入，加强特色专科的建设，进一步提高基层医疗机构的诊疗能力。

第三，构建科学合理的管理模式。

科学合理的管理架构是医共体高效运转的关键。蓝山县县域医共体采取"一套班子、两块牌子"的管理模式，建立"一园两区"，集约节约更大成本优势。蓝山县县域医共体同时精简院领导班子，强化医院现代化管理，逐步形成"资源共用、责任共担、利益共享、分工协作"的新格局。因此，在医共体建设的过程中，需要建立科学合理的管理模式，建立现代化的管理制度，加强医共体的一体化建设，实现医疗卫生资源的高度统筹整合，以"县级强带动基层强"，进而提升基层医疗卫生机构的服务能力。

参考文献

［1］曹嘉婧，张华，孙军卫.基于医共体的分级诊疗协作机制的探讨
［J］.江苏卫生事业管理，2018，29（9）：982-984.

［2］曹宇，温小霓.基于系统动力学模型的医疗资源配置与优化［J］.
现代医院管理，2012，10（1）：19-23.

［3］曾国华，蒋翠珍，吴雯雯，等.总额预付制对医疗供给行为的作
用效应研究述评［J］.中国卫生政策研究，2018，11（9）：8-14.

［4］查竞春，段振楠.古巴、巴西、阿根廷医疗卫生体制机制及启示
［J］.特区实践与理论，2019，（2）：116-120.

［5］常朝娣，陈敏.分级诊疗服务信息技术应用探讨［J］.中国医院
管理，2018，38（4）：50-52.

［6］常海月，湛欢，周良荣.基于TOPSIS法的湖南省基层医疗机构
医疗服务能力评价研究［J］.中国初级卫生保健，2021，35（9）：10-12.

［7］常笑，张海锋，王丽.基于速度特征的动态评价方法对我国基层
医疗卫生服务能力综合评价研究［J］.现代医院，2022，22（1）：13-18.

［8］沈春芳.市、区、镇、村一体化中医医共体对提升基层服务能力
的实践与思考［J］.中医药管理杂志，2022，30（12）：140-142.

［9］陈楚颖，魏来，周丽，等.医共体背景下基层卫生人力资源建设
阻碍因素及对策的质性研究［J］.中国卫生事业管理，2022，39（3）：180
-184.

［10］陈冠南，杨臻煌.基于DEA-Malmquist模型的我国公共医疗卫
生资源配置效率评价研究：以我国30个省市地区的数据为例［J］.福建医
科大学学报（社会科学版），2022，23（4）：14-22.

［11］陈洁瑜，余克强，孙晓敏，等.健康促进生活方式对亚健康状态
转化的影响［J］.南方医科大学学报，2017，37（2）：184-191.

［12］陈锦华，刘霞.我国医联体分级诊疗模式研究述评［J］.中国卫

生产业, 2019, 16 (7): 195-196.

[13] 陈柯羽, 韩优莉, 王亚东, 等. 我国分级诊疗理论架构、实现路径及评价体系 [J]. 中国公共卫生, 2019, 35 (4): 497-503.

[14] 陈秀芝, 李芬, 陈多, 等. 上海市慢性病单病种整合医疗卫生服务体系的实践探索: 以脑卒中、高血压、糖尿病为例 [J]. 中国卫生资源, 2019, 22 (6): 425-429.

[15] 陈志仙, 高山, 陈昭蓉, 等. 分级诊疗实施效果评价的理论框架 [J]. 卫生经济研究, 2017 (12): 25-27.

[16] 刘春晓. 医疗体制模式的国际比较与借鉴 [J]. 求知, 2011 (2): 42-43.

[17] 崔兆涵, 王虎峰. 整体性治理视角下紧密型医共体的构建逻辑与实施路径 [J]. 中国卫生政策研究, 2021, 14 (2): 1-7.

[18] 代明, 姜寒, 程磊. 分享经济理论发展动态: 纪念威茨曼《分享经济》出版30周年 [J]. 经济学动态, 2014, 641 (7): 106-114.

[19] 戴剑波. 中国健康转型研究 [J]. 宁夏社会科学, 2017 (3): 111-116.

[20] 戴莎白, 黄晓光. 德国全科医生的教育和就业情况及现存问题 [J]. 中国全科医学, 2013, 16 (10): 3519-3521.

[21] 戴悦, 林燕美, 吴韶嫣, 等. 福建省紧密型县域医共体绩效评价指标体系构建 [J]. 中国卫生经济, 2021, 40 (1): 75-80.

[22] 董寅, 张高峰, 黄月红, 等. 医保支付方式改革推进分级诊疗的实践与成效: 以玉环市人民医院健共体集团为例 [J]. 中国农村卫生事业管理, 2022, 42 (11): 791-795.

[23] 段纪俊, 曾晶, 孙惠玲. 全球疾病负担的环境因素归因研究 [J]. 中国社会医学杂志, 2008 (5): 301-303.

[24] 方少华. 全民医保背景下实现分级诊疗的路径研究 [J]. 卫生经济研究, 2014 (1): 18-21.

[25] 方鹏骞, 邹晓旭, 孙宇. 我国分级医疗服务体系建设的关键问题 [J]. 中国医院管理, 2014, 34 (9): 1-3.

[26] 费月. 整体性治理: 一种新的治理机制 [J]. 中共浙江省委党校学报, 2010, 30 (1): 67-72.

[27] 冯娟, 沈晓, 向清. 浅析医疗保险三方间的委托代理关系 [J].

中国卫生事业管理, 2009 (3): 171-173.

[28] 冯珊珊, 徐燎原, 刘韬, 等. 基层卫生服务整合模式的探索: 以广州市南沙区为例 [J]. 中国初级卫生保健, 2014, 28 (6): 12-15.

[29] 弗里曼. 战略管理: 利益相关者方法 [M]. 王彦华, 梁豪, 译. 上海: 上海译文出版社, 2006.

[30] 高晶磊, 赵锐, 刘春平, 等. "十三五"期间我国医疗联合体建设成效及发展建议 [J]. 中国医院管理, 2021, 41 (2): 23-26.

[31] 高孙玉洁, 卢耀勤, 郑玉建, 等. 基于 TOPSIS 法的乌鲁木齐市基层医疗机构服务能力评价 [J]. 医学动物防治, 2019, 35 (6): 553-555.

[32] 郭凤林, 顾昕. 激励结构与整合医疗的制度性条件: 兼论中国医联体建设中的政策思维模式 [J]. 广东行政学院学报, 2015 (5): 8-14, 28.

[33] 郭其友, 李宝良. 机制设计理论: 资源最优配置机制性质的解释与应用: 2007 年度诺贝尔经济学奖得主的主要经济学理论贡献述评 [J]. 外国经济与管理, 2007 (11): 1-8, 17.

[34] 郭潇雅. 医共体的铁力设计 [J]. 中国医院院长, 2018 (12): 80-81.

[35] 郭潇雅. 医联体·医共体: 从"德清经验"到"湖州样板" [J]. 中国医院院长, 2020 (16): 26-29.

[36] 马建根, 沈黎明. 德清: 医保流向和技术提升是导向 [J]. 中国卫生, 2018 (12): 58-59.

[37] 韩优莉, 常文虎. 区域医疗服务体系纵向整合效应研究: 不完全契约理论模型及应用 [J]. 中国行政管理, 2017 (11): 128-134.

[38] 何丽芳, 廖淑梅, 郑玉仁. 社区老年慢性病患者患病及卫生服务利用现状 [J]. 护理学杂志: 综合版, 2008, 23 (4): 3.

[39] 贺小林. "三医联动"下的上海家庭医生制度改革: 实践经验与政策思考 [J]. 中国医疗保险, 2018 (11): 31-35.

[40] 贺永莲, 杨立, 田先伶, 等. 探索双向转诊模式促进"分级诊疗"工作开展 [J]. 中国社区医师, 2017, 33 (2): 164-165.

[41] 洪梦园, 杨金侠. 安徽省阜南县医共体运行效果分析与评价 [J]. 卫生经济研究, 2022, 39 (3): 64-67.

[42] 胡坤. 卫生领域利益相关者分析：方法学和医药改革评价研究 [D]. 济南：山东大学, 2007.

[43] 胡梅玲, 陈少晖. 医疗卫生资源配置效率测度及时空演化分析 [J]. 统计与决策, 2023, 39 (1)：72-76.

[44] 黄二丹. "千县工程"：发挥县级医院"网底""龙头"作用 [J]. 中国卫生, 2021 (12)：70-72.

[45] 黄显官, 王林智, 余郭莉, 等. 医联体模式及其发展的研究 [J]. 卫生经济研究, 2016 (3)：10-12.

[46] 江蒙喜. 县域医共体改革发展效果的评价指标体系构建：基于浙江省德清县的案例研究 [J]. 卫生经济研究, 2018 (12)：11-13.

[47] 黄严, 张璐莹. 激励相容：中国"分级诊疗"的实现路径：基于S县医共体改革的个案研究 [J]. 中国行政管理, 2019 (7)：115-123.

[48] 贾昊男, 罗开富, 王亚蒙, 等. 利益相关者视角下的紧密型县乡村医疗服务一体化模式：基于云南省临沧市云县经验 [J]. 中国农村卫生事业管理, 2019, 39 (5)：309-314.

[49] 江蒙喜. 县域医共体改革发展效果的评价指标体系建构：基于浙江省德清县的案例研究 [J]. 卫生经济研究, 2018 (12)：11-13.

[50] 焦雅辉, 胡瑞荣. 看病难现状及其影响因素浅析 [J]. 中国医疗保险, 2012 (3)：35-37.

[51] 金红芳, 田军, 许冠华, 等. 县域医共体内慢性病患者"下转难"的调查研究 [J]. 卫生经济研究, 2022, 39 (7)：15-17.

[52] 克里斯托福. 以价值为导向的医疗服务 [M]. 吴明, 译. 北京：北京大学医学出版社, 2018.

[53] 匡莉, LI L. 全科医疗特征功能视角下分级诊疗的定义及制度层次 [J]. 中国卫生政策研究, 2016, 9 (1)：19-26.

[54] 李冰. 上海某社区就医居民签约家庭医生意愿及影响因素 [J]. 中国初级卫生保健, 2014, 28 (4)：27-30.

[55] 李超峰. 中国矿产资源整合与规制研究 [D]. 北京：中国地质大学（北京）, 2013.

[56] 李芬, 陆士辰, 顾淑玮, 等. 我国医共体医保制度改革进展及其影响分析 [J]. 卫生经济研究, 2020, 37 (8)：30-33.

[57] 李晶泉. 医联体视域下的分级诊疗制度建设研究：以浙江实践为

蓝本 [J]. 卫生经济研究, 2022, 39 (5): 49-52.

[58] 李岚兰, 汤质如, 颜理伦, 等. 安徽省县域医共体运行现状调查分析 [J]. 中国卫生事业管理, 2018 (10): 723-725.

[59] 李玲, 徐扬, 陈秋霖. 整合医疗: 中国医改的战略选择 [J]. 中国卫生政策研究, 2012, 5 (9): 10-16.

[60] 李玲. 分级诊疗的基本理论及国际经验 [J]. 卫生经济研究, 2018 (1): 7-9.

[61] 李玲. 全民健康保障研究 [J]. 社会保障评论, 2017, 1 (1): 53-62.

[62] 李睿. 医院和社区卫生机构间不同协作模式对连续性医疗服务的影响研究 [D]. 武汉: 华中科技大学, 2011.

[63] 李文敏, 程梦珍, 谭荧, 等. 基于知识图谱分析的国内外整合型医疗卫生服务体系研究 [J]. 中国医疗管理科学, 2022, 12 (4): 12-21.

[64] 李亚男, 雷涵, 吴海波. 国外分级诊疗及其对我国的启示 [J]. 国外医学卫生经济分册, 2017, 34 (2): 49-53.

[65] 李亚男, 吴海波. 中美医联体比较研究 [J]. 国外医学卫生经济分册, 2017, 34 (4): 152-156, 162.

[66] 李洋, 王辉. 利益相关者理论的动态发展与启示 [J]. 现代财经, 2004, 24 (7): 32-35.

[67] 李勇, 檀楠楠. 我国医疗卫生资源配置效率的实证 [J]. 统计与决策, 2021, 37 (13): 80-83.

[68] 李勇杰. 社会医疗保险制度创新的框架研究: 基于委托代理理论视角 [J]. 广西社会科学, 2009 (4): 48-51.

[69] 李珍. 论基本医保"二元向一体"渐进融合发展道路 [M]. 北京: 社会科学出版社, 2020.

[70] 李中凯, 李金叶. 中国医疗资源配置效率测度及影响因素分析 [J]. 统计与决策, 2021, 37 (19): 84-87.

[71] 梁朝金, 胡志, 秦侠, 等. 德国分级诊疗实践和经验及对我国的启示 [J]. 中国医院管理, 2016, 36 (8): 76-77.

[72] 林光汶, 郭岩, 吴群红. 中国卫生政策 [M]. 北京: 北京大学医学出版社, 2009.

[73] 林坤河, 刘宵, 钟正东, 等. 基于分享经济理论的社会办医参与

紧密型医共体协同发展研究［J］.中国卫生经济，2022，41（9）：5-8.

［74］林南.社会资本：关于社会结构与行动的理论［M］.上海：上海人民出版社，2005.

［75］林银章.凝心聚力促改革 用心用情惠民生：福建省闽清县紧密型医共体建设成效［J］.中国农村卫生，2022，14（3）：38-41.

［76］刘宝琴，赵莉娜，张宗久.多源流模型视域下县域医共体发展动力机制和路径探析［J］.中国医院，2023，27（1）：19-22.

［77］刘海兰，何胜红，陈德生，等.深圳市罗湖区医改的经验及启示［J］.医学与哲学（A），2018，39（3）：74-77.

［78］刘军.社会网络分析导论［M］.北京：社会科学文献出版社，2004.

［79］刘双，王芳，田森森，等.县域医共体对新农合参合居民就诊流向的影响分析：以安徽省定远县为例［J］.中国卫生政策研究，2018，11（4）：45-49.

［80］刘兴智.项目治理社会网络风险分析方法研究［D］.济南：山东大学，2011.

［81］刘有贵，蒋年云.委托代理理论述评［J］.学术界，2006（1）：69-78.

［82］鲁盛康，朱士俊，胡媛荣，等.基于沙堆模型的基层医疗机构服务能力提升路径探究［J］.中国卫生事业管理，2021，38（6）：430-432，458.

［83］陆琳，马进.公立医院与基层医疗卫生机构分工协作机制研究及政策建议［J］.中国医院管理，2011，31（11）：17-19.

［84］吕键.论深化医改进程中分级诊疗体系的完善［J］.中国医院管理，2014，34（6）：1-3.

［85］吕朋朋，杨风，罗光强，等.多中心治理理论视角下我国县域医共体建设发展研究［J］.中国医院，2022，26（8）：21-23.

［86］吕朋朋，杨风，罗光强，等.我国县域医共体建设利益相关者分析研究［J］.中国医院，2022，26（12）：9-11.

［87］马进.医疗服务供给侧改革之拙见［J］.中国卫生资源，2016，19（4）：261-263.

［88］马梦薇，曲慧敏，赵家慧，等.分级诊疗的SWOT分析：以上

海家庭医生模式为例 [J]. 卫生软科学, 2019, 33 (9): 20-23, 33.

[89] 马晴, 王高玲. 家庭医生制度思考与对策探讨: 以上海和厦门为例 [J]. 医学争鸣, 2019, 10 (3): 72-75.

[90] 马伟杭, 张俊华, 晏波. 美国管理型、整合型医疗卫生保健服务模式初探 [J]. 中国卫生人才, 2012 (1): 78-80.

[91] 孟群, 尹新. 互联网+分级诊疗模式的思考 [J]. 中国卫生信息管理杂志, 2016, 13 (2): 111-127.

[92] 孟群. 构建 "互联网+健康医疗" 服务新模式 打造分级诊疗就医新秩序 [J]. 中国卫生信息管理杂志, 2017, 14 (2): 101.

[93] 倪娟, 奥利弗·哈特. 对不完全契约理论的贡献: 2016 年度诺贝尔经济学奖得主学术贡献评介 [J]. 经济学动态, 2016 (10): 98-107.

[94] 聂辉华. 对中国深层次改革的思考: 不完全契约的视角 [J]. 国际经济评论, 2011 (1): 129-140.

[95] 裴俊巍, 曹逸涵, 尹西明. 博弈论视角下政府采购寻租研究: 基于政府采购医疗器械的分析 [J]. 中国政府采购, 2015 (3): 68-73.

[96] 彭博, 王博文. 紧密型县域医共体建设中分级诊疗实施效果的主导作用分析 [J]. 中国卫生经济, 2022, 41 (12): 89-93.

[97] 彭仁贤, 韩江波. 分享经济理论的演化: 维度、路径与逻辑 [J]. 江淮论坛, 2013, 259 (3): 49-55.

[98] 彭雅睿, 施楠, 陶帅, 等. 分级诊疗实施中家庭医生团队建设现状及对策研究 [J]. 中国全科医学, 2020, 23 (1): 14-18.

[99] 任海波, 张家墁, 吴震, 等. 县域医共体建设实施宏观影响因素的情景分析 [J]. 中国农村卫生事业管理, 2021, 41 (5): 341-345.

[100] 任勇, 朱丽. 整体性动态治理视角下的县域医共体建设: 以 Z 县为研究对象 [J]. 国家现代化建设研究, 2022, 1 (5): 73-86.

[101] 申红娟, 崔兆涵, 史二敏, 等. 紧密型医共体推动县域医疗卫生高质量发展案例研究 [J]. 中国医院管理, 2022, 42 (5): 16-20.

[102] 申丽君, 黄成凤, 李乐乐, 等, 县域医共体模式的探索与实践: 以安徽省天长市为例 [J]. 卫生经济研究, 2018 (12): 7-10.

[103] 申曙光, 马颖颖. 新时代健康中国战略论纲 [J]. 改革, 2018 (4): 17-28.

[104] 史云贵, 周荃. 整体性治理: 梳理、反思与趋势 [J]. 天津行

政学院学报, 2014, 16 (5): 3-8.

[105] 司俊霄, 柯雄. 整体性治理语境下紧密型县域医共体改革研究 [J]. 中国农村卫生事业管理, 2020, 40 (8): 562-567.

[106] 宋涛, 宋毅, 鲁盛康, 等. 论疾病预防控制体系整体性治理的路径与策略 [J]. 卫生软科学, 2022, 36 (10): 86-90.

[107] 孙欢欢, 林建潮. 浅谈县域医共体内人事档案同质化管理 [J]. 办公室业务, 2019 (15): 132-133.

[108] 谭光明, 谢春燕, 徐舒曼, 等. 前馈控制在医疗保健服务质量管理中的作用 [J]. 现代医院, 2017, 17 (9): 1266-1268.

[109] 谭玲琳, 汤春红, 张建梅, 等. 基于家庭医生 "1+1+1" 签约的分级诊疗实践与思考 [J]. 上海医药, 2018, 39 (2): 14-17.

[110] 谭申生, 范理宏, 周晓辉. 医疗资源纵向整合的实践与体会 [J]. 中华医院管理杂志, 2006, 22 (11): 761-762.

[111] 陶然, 吴华章. 国外医疗联合体模式研究概述 [J]. 国外医学 (卫生经济分册), 2015, 32 (3): 97-100.

[112] 陶生生, 梅光亮, 白忠良, 等. 基于社会网络理论的县域医共体建设思考 [J]. 卫生经济研究, 2018 (9): 21-23.

[113] 万笑笑, 潘作成. 史家明: 让医院充满人情味儿 [J]. 健康中国观察, 2020 (7): 90-92.

[114] 汪炜, 叶驰宇, 徐校平, 等. TOPSIS 法在区域基本公共卫生服务项目评价中的应用 [J]. 预防医学, 2017, 29 (4): 424-426.

[115] 王丹若. 大医院与 CHS 互动模式对双向转诊影响研究 [D]. 重庆: 重庆医科大学, 2009.

[116] 王红波, 龚曦. 国外整合型医疗研究: 演变、进展与启示 [J]. 卫生经济研究, 2022, 39 (9): 15-19.

[117] 王敏, 李鹏, 何志宏, 等. 北京市西城区社区居民签约家庭医生式服务的现状及影响因素分析 [J]. 中国社会医学杂志, 2016, 33 (2): 162-165.

[118] 王明珠, 卢子芳, 常家宝, 等. 基于 GCRA-DEA 方法的医疗资源配置优化 [J]. 物流技术, 2021, 40 (12): 65-69.

[119] 王前强. 激励相容与中国医改 [J]. 中国医院管理, 2009, 29 (3): 1-5.

[120] 王清波, 胡佳, 代涛. 建立分级诊疗制度的动力与阻力分析: 基于利益相关者理论 [J]. 中国卫生政策研究, 2016, 9 (4): 9-15.

[121] 王绍敏, 陶群山. 德国分级诊疗制度及其对我国的启示 [J]. 现代医院管理, 2021, 19 (3): 19-21.

[122] 王思琦, 原效国, 关超, 等. 紧密型县域医共体信息化建设对乡镇卫生院服务能力的影响: 基于 DID 的实证研究 [J]. 中国医院, 2021, 25 (11): 43-45.

[123] 王文婷, 陈任, 马颖, 等. 分级医疗背景下的安徽县域医疗服务共同体实施路径 [J]. 中国卫生资源, 2016, 19 (6): 470-474.

[124] 王秀萍, 尚晓鹏, 陈定湾, 等. 县域医共体公共卫生工作绩效评价指标体系构建 [J]. 预防医学, 2020, 32 (9): 869-872.

[125] 王雅俊, 王书斌. 分享经济理论进展与中国模式选择 [J]. 经济论坛, 2010, 474 (2): 46-49.

[126] 魏东海, 曹晓雯, 周其如, 等. 医养护一体化分级诊疗模式的实践与探索: 基于医疗网络平台 [J]. 卫生经济研究, 2018 (3): 51-54.

[127] 魏剑锋. 马克思分工协作理论视角下的产业集群竞争优势 [J]. 中国社会科学院研究生院学报, 2007 (5): 65-70.

[128] 魏来, 刘岚. 医疗服务纵向整合的理论基础研究 [J]. 医学与哲学 (A), 2014, 35 (8): 53-56, 71.

[129] 吴佳男. 新时代打造新的医疗"命运共同体" [J]. 中国医院院长, 2018 (18): 36-39.

[130] 吴建, 杜晓楠, 付晓丽, 等. 医共体组织脆弱性形成机制及"十四五"期间的关键治理策略分析 [J]. 中国医院, 2022, 26 (2): 21-23.

[131] 吴金华. 县域医共体如何开展公共卫生工作: 以慈溪市为例 [J]. 卫生经济研究, 2020, 37 (10): 27-29.

[132] 吴军, 史庆. 家庭医生签约服务与医保支付方式改革工作的思考 [J]. 中国全科医学, 2013, 16 (34): 3346-3350.

[133] 吴素雄, 余潇, 杨华. 医疗卫生服务体系整合的过程、结构与治理边界: 中国实践 [J]. 浙江学刊, 2022, 254 (3): 54-63.

[134] 吴晓隽, 沈嘉斌. 分享经济内涵及其引申 [J]. 改革, 2015, 262 (12): 52-60.

[135] 吴悦, 张亮. 基于整合理论的农村地区医疗机构层级间的良性互动探讨 [J]. 中国卫生经济, 2017, 36 (3): 8-11.

[136] 吴忠, 栾东庆. 上海家庭医生制度实施状况评估调查报告 [J]. 科学发展, 2015, (12): 101-105.

[137] 夏甫开提·阿力甫, 周京涛, 努尔比亚·吾素因, 等. 基于边缘计算的医疗资源配置重构优化模型构建 [J]. 中国医学物理学杂志, 2022, 39 (11): 1407-1411.

[138] 肖筱, 袁立, 周昌明, 等. 推行家庭医生签约对社区卫生服务利用的影响 [J]. 中国卫生资源, 2015, 18 (1): 64-67.

[139] 谢金亮, 方鹏骞. 我国医疗卫生资源省际间的配置公平性和利用效率研究 [J]. 中国卫生经济, 2013, 32 (1): 60-62.

[140] 徐书贤. 家庭医生签约制之"上海模式" [J]. 中国医院院长, 2017, (14): 49-52.

[141] 徐霞. 县域医共体慢性病分级诊疗体系建设的探讨 [J]. 中国农村卫生, 2022, 14 (2): 14-17.

[142] 徐烨云, 郁建兴. 医保支付改革与强基层战略的实施: 浙江省县域医共体的经验 [J]. 中国行政管理, 2020 (4): 102-108.

[143] 薛晓, 杨继瑞, 李孜. 基层医疗卫生机构服务能力提升的创新路径: 基于"合作金融"理论的重庆彭水"资金池"制度的思考 [J]. 农村经济, 2018, 433 (11): 118-122.

[144] 严俊, 兰雅心. 不完全信息与无序自选择: 对"就医分流"困境的理论解释 [J]. 浙江学刊, 2019 (2): 185-194, 2.

[145] 杨坚, 谢添, 张亮, 等. 我国各省分级诊疗政策分析 [J]. 中国卫生经济, 2016, 35 (1): 14-17.

[146] 杨俊刚, 王明霞, 代德惠, 等. 社区卫生工作"四定服务"模式对慢病管理的探讨 [J]. 重庆医学, 2011, 40 (30): 3110-3111.

[147] 杨莉, 程伟, 张云, 等. 区域"医疗联合体"几个机制建设问题的实践与研究 [J]. 重庆医学, 2015, 44 (24): 3450-3451.

[148] 杨叔禹, 陈粮. 慢病先行 三师共管 分级诊疗改革让群众得实惠: 厦门市推进分级诊疗改革探索之路 [J] 现代医院管理, 2016, 14 (4): 2-6, 1.

[149] 杨孝灯, 黄晨晶. 县域紧密型医共体运行机制研究报告: 以三

明市尤溪县为例 [J]. 现代医院管理, 2022, 20 (3)：19-21.

[150] 杨兴怡, 方子, 方鹏骞, 等. 我国分级诊疗制度评价体系研究 [J]. 中国医院管理, 2017, 37 (5)：1-4.

[151] 姚水龙. 德清县医保助推分级诊疗的实践探索 [J]. 中国医疗保险, 2020 (7)：45-48.

[152] 姚银鋆, 熊季霞. 基于博弈论与激励相容理论的我国分级诊疗体系分析 [J]. 中国医院管理, 2017, 37 (12)：6-8.

[153] 叶江峰, 姜雪, 井淇, 等. 整合型医疗服务模式的国际比较及其启示 [J]. 管理评论, 2019, 31 (6)：199-212.

[154] 尹红燕, 谢瑞瑾, 马玉龙, 等, 安徽省医共体模式的探索和实践 [J]. 中国卫生政策研究, 2017 (7)：28-32.

[155] 于德志, 中国医改安徽模式推行之路 [J]. 卫生经济研究, 2015 (11)：3-7.

[156] 于亚敏, 代涛, 杨越涵, 等, 天长市县域医共体内医保预付制对医疗费用控制研究 [J]. 中国医院管理, 2018 (4)：55-57.

[157] 余红星, 冯友梅, 付旻, 等. 医疗机构分工协作的国际经验及启示：基于英国、德国、新加坡和美国的分析 [J]. 中国卫生政策研究, 2014, 7 (6)：10-15.

[158] 袁浩文, 杨莉. 国内外整合医疗理论、实践及效果评价 [J]. 中国循证医学杂志, 2020, 20 (5)：585-592.

[159] 詹林城. 国内县域医共体建设研究进展 [J]. 现代医院管理, 2021, 19 (5)：20-24.

[160] 詹祥, 许兴龙, 王安琪. 基层医疗卫生服务能力提升研究：基于社会资本嵌入视角 [J]. 中国卫生事业管理, 2022, 39 (4)：241-244, 249.

[161] 张亮, 张研, 唐文熙, 等. 健康整合：引领卫生系统改革 [M]. 北京：科学出版社, 2014.

[162] 张宁. 上海某社区开展家庭医生制工作的实践与思考 [J]. 健康教育与健康促进, 2017, 12 (4)：387-388.

[163] 张培林, 阳光, 潘金国, 等. "四定模式"在促进紧密型医联体分级诊疗中的地位与作用 [J]. 中国医院, 2018, 22 (3)：15-18.

[164] 张平, 徐兵, 甘筱青. 市场结构、医疗保险与医疗费用的关系

研究 [J]. 管理工程学报, 2018 (2)：53-57.

[165] 张平. 县域医共体建设的浙江承载 [J]. 卫生经济研究, 2018 (12)：3-6.

[166] 张瑞华, 赵大仁, 何思长, 等. 我国医联体实践的问题探析与思考 [J]. 卫生经济研究, 2016 (6)：12-15.

[167] 张书凡, 韩翔, 吴丹红, 等. 基于智慧医联体平台的脑卒中区域性管理新模式的建立 [J]. 复旦学报（医学版）, 2018, 45 (6)：805-810.

[168] 张卫东, 李华. 基于双层多任务委托代理模型的公立医院公益性研究 [J]. 中国医院管理, 2014 (4)：21-23.

[169] 张霄艳, 王静. 推拉理论视角下县域医共体强基层的策略分析 [J]. 赤峰学院学报（自然科学版）, 2022, 38 (12)：59-62.

[170] 张研, 张亮. 健康中国背景下医疗保障制度向健康保障制度转型探索 [J]. 中国卫生政策研究, 2018, 11 (1)：2-5.

[171] 张怡青, 王高玲. 基于熵权-TOPSIS法的我国基层医疗卫生机构服务能力差异性分析 [J]. 中国卫生事业管理, 2018, 35 (7)：509-512.

[172] 赵凌波. 宁波市县域医共体治理机制改革实践及优化策略分析：基于新公共服务理论视角 [J]. 中国卫生质量管理, 2021, 28 (6)：102-105.

[173] 赵敏捷, 贾梦, 王芳, 等. 浙江省德清县县域医共体改革措施与效果分析 [J]. 中国卫生政策研究, 2019, 12 (11)：53-58.

[174] 赵云. 我国分级医疗体系建构路径比较 [J]. 中国卫生事业管理, 2013, 30 (4)：244-246, 250.

[175] 郑大喜, 戴小喆, 雷勇恒, 等. 医共体财务管理与会计核算特点、难点及其突破 [J]. 现代医院管理, 2021, 19 (6)：65-68, 72.

[176] 郑大喜. 公立医院与基层医疗机构分工协作的难点及其突破 [J]. 现代医院管理, 2011 (1)：21-24.

[177] 郑英, 李力, 代涛. 我国部分地区分级诊疗政策实践的比较分析 [J]. 中国卫生政策研究, 2016, 9 (4)：1-8.

[178] 周良荣, 怀银平, 喻小倩, 等. 博弈论视角下的医保定点医疗机构监管分析 [J]. 中国中医药现代远程教育, 2016, 14 (3)：34-36.

[179] 周蒙. 县域医共体绩效评价体系研究 [D]. 青岛：青岛大学，2019.

[180] 周倩，鞠珂，赵晓恒，等. 我国紧密型县域医共体典型模式比较及实现条件分析：基于"三圈理论"视角 [J]. 卫生软科学，2022，36 (1)：12-16.

[181] 周志强，李舜，王洁莹. 民营企业参与国有企业混合所有制改革的协同治理研究：基于分享经济理论的视角 [J]. 江淮论坛，2020，302 (4)：126-131.

[182] 朱国泉，赵幼儿，韩帅，等. 浙江慈溪：医共体医保支付闭环管理 [J]. 中国卫生，2022 (4)：80-82.

[183] 朱静敏，段晖. 县域医共体何以实现卫生绩效：政策企业家、再组织化联盟与激励兼容 [J]. 公共管理学报，2021，18 (3)：125-138，174-175.

[184] 朱有为，柏涌海，刘宇，等. 国外双向转诊制度的启示 [J]. 中国卫生资源，2014，17 (3)：244-246.

[185] 朱振国. 县域医共体框架下推进家庭医生签约服务的做法和初步成效 [J]. 中国乡村医药，2019，26 (21)：57-58，60.

[186] 朱振国. 县域医共体下两慢病全周期健康管理推进分级诊疗的做法和初步成效 [J]. 中国乡村医药，2021，28 (15)：60-61.

[187] 邹晓旭，高昭昇，姚瑶，等. 基于社会分工理论的分级医疗服务体系理论研究 [J]. 中国医院管理，2015，35 (7)：21-23.

[188] 邹晓旭，姜橙，张微微，等. 基于博弈论的我国分级医疗服务体系构建策略分析 [J]. 中国医院管理，2015，35 (7)：24-26.

[189] ADJEI M T, NOBLE S M, NOBLE C H. The influence of C2C communications in online brand communities on customer purchase behavior [J]. Journal of the Academy of Marketing Science, 2010, 38 (5)：634-653.

[190] AFRAZ F C, VOGLE A, DREHER C, et al. Promoting integrated care through a global treatment budget：a qualitative study in German Mental Health Care using Rogers' Diffusion of Innovation Theory [J]. International Journal of Integrated Care, 2021, 21 (4)：27.

[191] AJZEN I. From intentions to actions：a theory of planned behavior [M]. Berlin：Springer-Verlag, 1985.

[192] ALCHIAN A, DEMSETZ H. Production, information costs, and e-conomic organization [J]. The American Economic Review, 1972, 62 (5): 777-795.

[193] ANTIA K D, FRAZIER G L. The severity of contract enforcement in interfirm channel relationships [J]. Journal of Marketing, 2001, 65 (4): 67-81.

[194] BURT R S. Structural holes the social structure of competition [M]. Cambridge: Harvard University Press, 1992.

[195] CATHY S, ROBIN O, MICHELLE M D, et al. A survey of primary care physicians in eleven countries, 2009: perspectives on care, costs, and ex-periences [J]. Health Affairs, 2015, 28 (6) : 1171-1183.

[196] DAHL N. Social inclusion of senior citizens in Japan: an investiga-tion into the community based Integrated Care System' [J]. Contemporary Ja-pan, 2018, 30 (1): 43-59.

[197] DANIELS N. Justice, fair procedures, and the goals of medicine [J]. Hastings Center Report, 2012, 26 (6): 10-12.

[198] DECIE L, RYAN R M. The 'what' and 'why' of goal pursuits: human needs and the self-determination of behavior [J]. Psychological Inquiry, 2000 (11): 227-268.

[199] ENGERT E B, EMERY D W. Integrated delivery systems: non fait accompli [J]. Managed Care Quarterly, 1999, 7 (1): 29.

[200] ENTHOVEN A C. Integrated delivery systems: the cure for fragmen-tation. [J]. American Journal of Managed Care, 2009, 15 (10): 284-90.

[201] FESER E J. Old and new theories of industry cluters [M]. Lon-don: Point Limited, 1998.

[202] FRIEDMAN J R. Regional development policy: a case study of ven-ezuela [M]. Cambridge: MIT Press, 1996.

[203] GAGNE M, DECIE L. Self-determination theory and work motiva-tion [J]. Journal of Organizational Behavior, 2005 (26): 331-362.

[204] GROSSMAN S J, HART O. The costs and benefits of ownership: a theory of verticaland later a integration [J]. Journal of Political Economy, 1986, 94 (4): 691-719.

［205］HART O, MOORE J. Contracts as reference points ［J］. Quarterly Journal of Economics, 2008, 123 （1）: 1-48.

［206］HOREV T, PESIS K I, MUKAMEL D B. Trends in geographic disparities in allocation of health care resources in the US ［J］. Health Policy, 2004, 68 （2）: 223-232.

［207］HUMPHRIES R. Integrated health and social care in England-Progress and prospects ［J］. Health Policy, 2015, 119 （7）: 856-859.

［208］KLEIN R. The Twenty-Year War over England's national health service: a report from the battlefield ［J］. Journal of Health Politics Policy & Law, 2013, 38 （4）: 849-869.

［209］LAUGESEN M J, FRANCE G. Integration: the firm and the health care sector ［J］. Health Economics, Policy and Law, 2014, 9 （3）: 295-312.

［210］LGA F. Organisational design for health integrated delivery systems: theory and practice ［J］. Health Policy, 2007, 81 （2）: 258-279.

［211］LEIBERT M. Performance of integrated delivery systems: quality, service and cost implications ［J］. Leadership in Health Services, 2011, 24 （3）: 196-206.

［212］LEUTZ W. Policy choices for Medicaid and Medicare waivers. ［J］. Gerontologist, 1999, 39 （1）: 86-93.

［213］LINDEN M, GOTHE H, ORMEL J. Pathways to care and psychological problems of general practice patients in a gate keeper and an open access healthcare system: a comparison of Germany and the Netherlands ［J］. Soc Psychiatry Psychiatr Epidemiol, 2003 （38）: 690-697.

［214］MACREADYN. Reforming the US health care system ［J］. Lancet Neurology, 2008, 17 （11） : 986-987.

［215］MUR-VEEMAN I, HARDY B, STEENBERGEN M, et al. Development of integrated care in England and the Netherlands: managing across public-private boundaries ［J］. Health Policy, 2003, 65 （3） : 227-241.

［216］Nuria T. Who global strategy on integrated people-centred health services （IPCHS） ［J］. International Journal of Integrated Care, 2015, 15 （8）: 327-328.

[217] PETERSEN T. The economics of organizations: the principal agent relationship [J]. Acta Sociological, 1993 (36): 277-293.

[218] RODRIGUEZ-CLARE A. The division of labor and economic development [J]. Journal of Development Economics, 1996, 49 (1) : 3-32.

[219] SANDHU S, SHARMA A, CHOLERA R, et al. Integrated health and social care in the United States: a decade of policy progress [J]. International Journal of Integrated Care (IJIC), 2021, 21 (4): 1-15.

[220] SIRGY M J. Measuring corporate performance by building on the stakeholder model of business ethics [J]. Journal of Business Ethics, 2002, 35 (3): 401-404.

[221] SPENCER H. First principles [M]. New York: Harper Collins Publishers, 1986.

[222] UZZI B. Social structure and competition in interfirm networks: the paradox of embeddedness [J]. Administrative Science Quarterly, 1997, 42 (1): 35-67.

[223] ZHANG Y W, YIN Y, Yan Y, et al. The willingness of the first consultation in primary health care institutions of the residents in China: a meta-analysis [J]. Chinese Journal of Evidence-Based Medicine, 2021 (7): 796 -802.

后 记

医共体与分级诊疗是现阶段落实"健康中国"战略和深化医疗卫生体制改革的重要路径和关键举措。受新型冠状病毒感染疫情影响，原定调研活动受到诸多影响，本书稿两年以来历经多次修改和校正，终于在 2022 年年底完成，回顾写作的点点滴滴，感慨良多。

"路漫漫其修远兮，吾将上下而求索"。我立志成为一名优秀的人民教师，教书育人，科研报国，一直秉承"为天地立心，为生民立命"的信念从事社会保障制度与医疗卫生体制改革等领域的研究。本书得以问世，离不开中国人民大学劳动人事学院的领导和同事的大力支持，离不开中国人民大学劳动人事学院学生们的帮助，特别感谢王曦、田梦怡、李怡璇、徐莹、罗甜、杜奕等同学在文献查阅、资料收集和文字编校等方面做出的贡献。同时，本书的如期出版得到了国家自然科学基金项目"标尺竞争机制、DRG/DIP 支付方式改革与医疗服务定价"（项目编号：72204251）的资助和西南财经大学出版社的支持，在此表示诚挚的感谢！

本书的顺利出版是对我学术研究的充分肯定和极大激励，我将在前期研究的基础上，不忘初心，牢记使命，秉持一颗"为人民服务"的赤子之心，以增进和改善人民群众的民生福祉为使命，为推动我国医疗卫生体制的完善与发展，建设具有中国特色的社会保障制度贡献自己的力量！

李乐乐

2023 年 8 月 30 日